实验口腔颌面解剖学

何宏文　主编

中山大学出版社
SUN YAT-SEN UNIVERSITY PRESS

·广州·

图书在版编目（CIP）数据

实验口腔颌面解剖学/何宏文主编．—广州：中山大学出版社，2020.6
ISBN 978 - 7 - 306 - 06826 - 2

Ⅰ. ①实…　Ⅱ. ①何…　Ⅲ. ①口腔科学—人体解剖学—医学院校—教材
Ⅳ. ①R322.4

中国版本图书馆 CIP 数据核字（2020）第 005753 号

SHIYAN KOUQIANG HEMIAN JIEPOUXUE

出　版　人：王天琪
策划编辑：吕肖剑　谢贞静
责任编辑：谢贞静
封面设计：刘　犇
责任校对：梁嘉璐
责任技编：何雅涛
出版发行：中山大学出版社
电　　话：编辑部 020 - 84111996，84113349，84111997，84110779
　　　　　发行部 020 - 84111998，84111981，84111160
地　　址：广州市新港西路 135 号
邮　　编：510275　传　　真：020 - 84036565
网　　址：http://www.zsup.com.cn　E-mail：zdcbs@ mail. sysu. edu. cn
印　刷　者：广州市友盛彩印有限公司
规　　格：787mm×1092mm　1/16　15.75 印张　370 千字
版次印次：2020 年 6 月第 1 版　2020 年 6 月第 1 次印刷
定　　价：58.00 元

本书编委会

编　委
（以姓氏笔画为序）

叶秉坤　　田荣波　　李泽良

李春阳　　成家茂　　何宏文

冷水龙　　初国良　　张福萍

范文国　　黄　芳　　董卫国

秘　书

张福萍　　江柳霖　　郑苗苗

前　言

　　《实验口腔颌面解剖学》是根据我校口腔医学专业培养目标，针对我国口腔医学人才培养模式存在的课程体系割裂、以院系管理为基本格局的分段式教学管理模式，利用口腔颌面解剖学是基础医学与口腔临床医学课程间的桥梁科学，将口腔颌面解剖学按照实验教学内容的有机联系，遵循认知规律，以模块的形式逐渐地整合到口腔医学专业的医学基础课程、口腔基础医学课程和口腔临床医学课程中，为实现培养"基础宽厚，知识面广，专业能力强，综合素质高，具有可持续发展潜能，能适应社会发展需要的高素质口腔医学专门人才"的本科生的培养目标服务。

　　本书的编写基于口腔专业学生在一年级的"系统解剖学"、二年级的"局部解剖学"、三年级的"口腔解剖生理学"及四年级的"口腔颌面外科学"实验教学内容，在有机结合和承接传统的教学模式的基础上，实现了将完整口腔基础医学课程向渐进式教学模式的改变，加强实践性教学的教学方法，起到承接基础和辐射临床的作用。相关学科恰当联系，既体现知识的融会贯通，又注意避免课程之间的重复。

　　本书分 3 编共 13 章：第一编"口腔颌面颈部器官和系统"共 6 章，系统介绍了头面颈部器官形态结构；第二编"口腔颌面部的局部解剖"共 5 章，介绍头面颈部器官的配布位置关系、结构层次及解剖方法；第三编"口腔颌面部的临床解剖"共 2 章，以口腔专业学生临床应用为目标，介绍雕堆牙技术和口腔颌面部常见外科手术方法及解剖结构层次。第一编和第二编为口腔专业学生在一年级的"系统解剖学"和二年级的"局部解剖学"实验教学使用，第三编为三年级的"口腔解剖生理学"和四年级的"口腔颌面外科学"实验教学使用。

　　本书秉承我校口腔医学专业教学长期以来形成的特点，引用了以前我校人体解剖学和口腔解剖生理学的大量资料，也参考了人民卫生出版社出版的《口腔解剖生理学实验教程》部分资料，保留具有教学特色的部分，创新性编写了用于口腔专业一至四年级学生的口腔颌面解剖学实验教学用书。

　　本书由长期从事人体解剖学和口腔解剖生理学教学、科研和临床一线的作者编写，凝结着他们的艰辛劳动，其中有许多专业心得和教学经验。

　　限于水平，错误疏漏之处在所难免，敬请读者指正。

何宏文

2019 年 6 月

目　录

第一编

口腔颌面颈部器官和系统

人体的结构是由最基本的形态和功能单位——细胞构成的。相似功能的细胞由细胞间质组合在一起，构成一个细胞群体，称为组织。几种组织结合组成一定形态和功能的结构，称为器官，如心、肺、肾、唾液腺等。若干的器官组合起来完成某一生理功能，构成系统。口腔头面颈部由多个功能系统组成，包括运动、呼吸、消化、循环、神经等系统及感觉器官。在实验教学过程中，学生可借助于人体解剖标本、模型、图谱和虚拟仿真软件等解剖学实验教学工具进行学习。

第一章 运 动 系 统

运动系统是由骨、关节和肌肉组成的。口腔头面颈部骨借直接连结或关节连接，形成人体口腔头面颈部的基本轮廓，起着保护、支持和运动的作用。肌肉在神经系统的支配下，收缩时牵引骨和皮肤等改变位置而产生运动。肌肉是运动的主动部分，而骨和骨关节是运动的被动部分。

第一节 骨   学

一、总论

骨主要由骨组织构成。成人除牙齿和听小骨外，口腔头面颈部共有 30 块骨，包括 8 块脑颅、15 块面颅和 7 块颈椎。它们均属于人体的中轴骨。

（一）骨的形态

骨有各种各样的形态，骨的不同形态反映骨的不同功能。根据骨的形态，可把骨分为长骨、短骨、扁骨和不规则骨四种（图 1–1）。

1. 长骨

长骨呈长管状，分布于四肢。分为一体两端。体又称骨干，呈柱状，中空的管腔称为髓腔，内含骨髓。两端膨大称为骺，具有光滑的关节面，活体时被关节软骨覆盖。骨干与骺相邻的部分称为干骺端。幼年时有一层软骨将骨干和骺分隔，称为骺软骨板。成人后，骺板骨化，骨干和骺融合为一体，形成骺线。

2. 短骨

短骨近似立方形，主要位于既稳固又有一定活动的部位，如腕骨和跗骨。

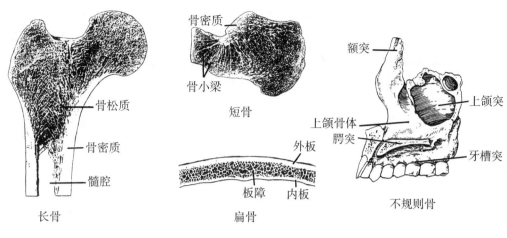

图 1-1　骨的形态

3. 扁骨

扁骨呈板状，主要构成颅腔、胸腔和盆腔的壁，以保护腔内器官，如颅盖骨、肋骨等。

4. 不规则骨

不规则骨形状不规则，如上颌骨、蝶骨、颞骨等。有些不规则骨内具有含气的腔，称为含气骨，如蝶骨、上颌骨等。含气骨内的空腔通常称为窦。

骨表面由于肌、腱和韧带附着而形成明显高起的称为突；较尖锐的小突起称为棘；基底较广的突起称为隆起；粗糙的隆起称为粗隆；圆形的隆起称为结节；细长的锐缘称为嵴；一般低而粗涩的嵴则称为线。骨表面由于受邻近器官压迫而形成的凹陷，大的凹陷称为窝，小的称为凹；长形的凹陷称为沟；浅的凹陷称为压迹；骨边缘的缺损则称为切迹。

（二）骨的构造

骨由骨质、骨膜、骨髓和神经、血管等构成。

1. 骨质

骨质是骨的主要部分，由坚硬的骨组织构成，分骨密质和骨松质两种。骨密质质地坚实致密，能耐受很大的压力，主要配布于长骨骨干，以及短骨、扁骨、不规则骨和长骨两端的表面。骨松质由相互交织的骨小梁排列而成。骨小梁的排列方式与骨承受压力或张力的方向相适应。骨小梁之间的许多细小的间隙，在活体充满着骨髓。骨松质配布于长骨两端和短骨、扁骨、不规则骨的内部。扁骨的松质称为板障。

2. 骨膜

骨膜除关节面以外，新鲜骨的内、外表面均被覆一层骨膜，分别称为骨内膜和骨外膜。

3. 骨髓

骨髓位于骨髓腔和骨松质间隙内，是人体最大的造血器官。分红骨髓和黄骨髓两种。胎儿及婴幼儿时期的骨髓都是红骨髓，具有造血机能，主要生成红细胞、粒细胞、单核细胞和血小板等。大约从 5 岁开始，长骨干的骨髓腔内出现脂肪组织，并随年龄增长而增多，其内的红骨髓逐渐为脂肪组织所代替，呈黄色，成了黄骨髓。人体短骨、扁骨、不规则骨和长骨骺的红骨髓一般是终生存在的。

4. 神经、血管

骨的血管滋养骨组织、骨髓、骺（软骨）板及骨膜。因骨的种类不同，其血管的分布也有所不同，主要有骨膜的动脉、滋养动脉、骨端的动脉等。神经伴随动脉进入骨内，内含血管运动纤维和躯体感觉纤维。

二、颈椎骨

椎骨在幼年时期有 32 ～ 34 块，包括颈椎 7 块，胸椎 12 块，腰椎 5 块，骶椎 5 块及尾椎 3 ～ 5 块。随着年龄增长，5 块骶椎融合成 1 块骶骨，尾椎骨也合成 1 个尾骨，因此，成人一般为 26 块。

（一）椎骨的一般形态

椎骨由前方的椎体和后方的椎弓两部分组成。椎体呈短圆柱形，是椎骨承重的主要部分。椎弓呈弓状，位于椎体后方，与椎体共同围成椎孔。各椎骨的椎孔连接起来，构成椎管，内容脊髓。椎弓与椎体连接的缩窄部分，称为椎弓根。根的上、下缘各有一切迹，分别称为椎上切迹和椎下切迹。相邻椎骨的上、下切迹，共同围成椎间孔，有脊神经和血管通过。椎弓根后方板状部分，为椎弓板。从椎弓伸出 7 个突起，向后方伸出的 1 个为棘突，向两侧伸出的称为横突，向上和向下各伸出 1 对关节突，每个关节突均有一关节面与相邻椎骨的关节突相关节（图 1 - 2）。

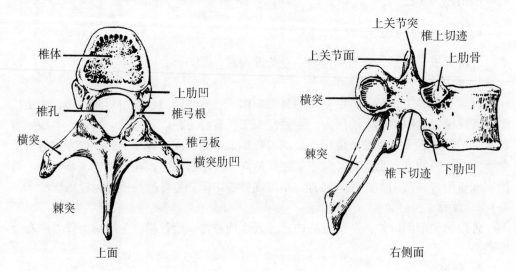

图 1 - 2　椎骨形态

（二）各部颈椎的特征

颈椎椎体较小，横切面呈椭圆形。椎孔大，呈三角形。横突根部具有横突孔，为椎动、静脉穿行；横突末端分为前、后结节（图1-3）。第6颈椎横突的前结节较大，颈总动脉经其前面上行，故称为颈动脉结节，当头部受伤严重出血时，可在此压迫颈总动脉暂时止血。第2～6颈椎棘突短而分叉。第7颈椎棘突则长而水平，末端不分叉，可在活体上摸出，因此其又称为隆椎，是临床上计算椎骨数目和针灸取穴的重要标志。

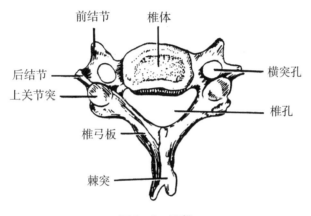

图1-3 颈椎

第1颈椎又称为寰椎，呈环状，主要由前弓、后弓及侧块组成（图1-4）。侧块上面有椭圆形的上关节面，与枕骨髁相关节；下面有稍凹的圆形的下关节面，与第2颈椎相关节。前弓后面有齿突凹，与第2颈椎的齿突相关节。

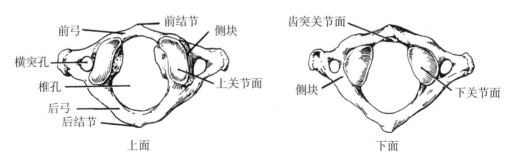

图1-4 寰椎

第2颈椎又称为枢椎，椎体向上有指状突起，称为齿突。齿突的前、后有关节面，前关节面与寰椎的齿突凹相关节，后关节与韧带相接（图1-5）。

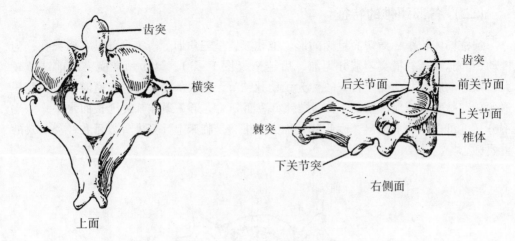

图1-5 枢椎

三、颅骨

颅由23块形状和大小不同的扁骨和不规则骨组成（听小骨除外）。颅分脑颅和面颅两部分。脑颅位于颅的后上部，内有颅腔，容纳脑。面颅为颅的前下部分，包含眶、鼻腔、口腔等结构。颅骨彼此借缝或软骨牢固连结，对脑、感觉器官以及消化系统和呼吸系统的起始部分起着保护和支持作用。下颌骨与颞骨唯一形成关节连接，舌骨与其他颅骨无连接。

（一）脑颅

脑颅骨共有8块，其中，不成对的有额骨、筛骨、蝶骨和枕骨，成对的有顶骨和颞骨。它们共同围成颅腔。颅腔的顶是颅盖，由前方的额骨、后方的枕骨和二者之间的顶骨构成。颅腔的底前部中央由筛骨组成，两侧由额骨组成；后部由位于中央的蝶骨、后方的枕骨以及两侧的颞骨构成。

1. 额骨

额骨位于颅的前上方。其下部中线两旁的骨质内，左右各有一空腔，称为额窦。额骨下缘两侧，有转折向后且呈水平位的薄骨板，构成眼眶的上壁。

2. 枕骨

枕骨位于颅骨的后下部，呈瓢状。其前下部有枕骨大孔。

3. 顶骨

顶骨为外隆内凹的四边形扁骨，位于颅顶的中部，左右各一。

4. 筛骨

筛骨位于两眶之间，组成颅腔的底和鼻腔的顶。此骨在额状切面上呈"巾"字形，分为3个部分，分别是筛板、垂直板和筛骨迷路。

5. 蝶骨

蝶骨形似蝴蝶，位于颅底中央，分为蝶骨体、大翼、小翼和翼突（图1-6）。中间为蝶骨体，内有含气空腔，称为蝶窦。由体向前外伸出1对蝶骨小翼；向两侧伸出蝶骨大翼；从体和大翼相交处向下伸出1对翼突。每对翼突包含2个骨板，分别称为翼突内侧板和翼突外侧板。内板下端有钩状突起，称为翼钩。

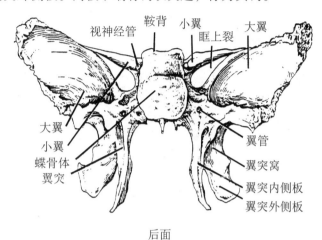

后面

上面

图1-6　蝶骨

6. 颞骨

颞骨左右各一，介于蝶骨和枕骨之间，参与构成颅底和颅腔的侧壁（图1-7）。以外耳道为中心，颞骨可分为鳞部、岩部和鼓部。

（1）鳞部。鳞部为外耳道上方的鱼鳞状骨片。

（2）岩部。岩部又称为锥体，呈三面锥体形，伸向前内方，插入枕骨与蝶骨之间，内藏位听器。锥体的后面中央有内耳门，通入内耳道。锥体的底部向下伸出乳突。

（3）鼓部。鼓部为一方形骨板，组成外耳道的前壁和下壁。

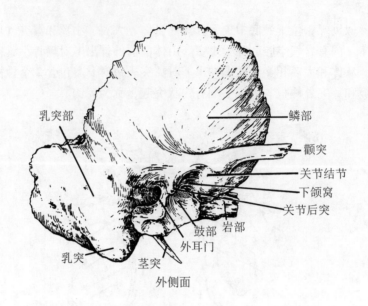

乳突部　　　　　　　　　　　鳞部
　　　　　　　　　　　　　颧突
　　　　　　　　　　　　关节结节
　　　　　　　　　　　　　下颌窝
　　　　　　　　　　　　关节后突
　　　　　　　鼓部　岩部
　　　　　外耳门
乳突　　　茎突
　　　　外侧面

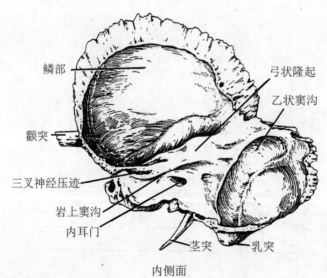

鳞部　　　　　　　　　　　弓状隆起
　　　　　　　　　　　　乙状窦沟
颧突
三叉神经压迹
岩上窦沟
内耳门
　　　茎突　　乳突
　　内侧面

图 1-7　颞骨

（二）面颅

面颅由 15 块骨组成，其中，成对的有上颌骨、颧骨、鼻骨、泪骨、腭骨及下鼻甲；不成对的有下颌骨、犁骨和舌骨。

1. 上颌骨

上颌骨成对，位于颜面的中央部，构成鼻腔的侧壁、口腔的顶以及眶下壁的大部。它可分为 1 个体和 4 个突起。上颌体为上颌骨的中央部，呈三面锥体形，其内的空腔称为上颌窦。自体的前面向上的突起称为额突，接额骨；向外侧的突起称为颧突，接颧骨；向下的突起称为牙槽突，呈弓形，下缘有牙槽；自体的内侧面水平向内伸出的突起，称为腭突，近似三角形，参与构成骨腭的前份（图1-8）。

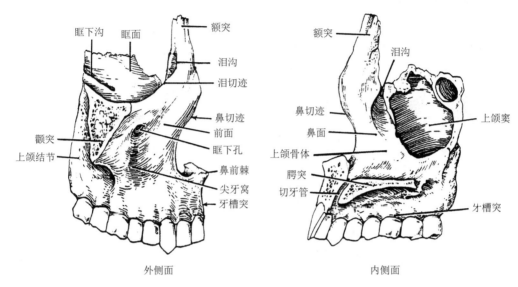

图1-8 上颌骨

2. 鼻骨
鼻骨位于鼻背，为成对的长方形骨板，上窄下宽。

3. 泪骨
泪骨为成对的小方形薄骨板，位于眶内侧壁的前部。

4. 颧骨
颧骨位于眶的外下方，菱形，形成面颊部的骨性突起。

5. 下鼻甲
下鼻甲近似长方形，骨质薄而卷曲。位于鼻腔的外侧壁，在中鼻甲下方，附着于上颌体的鼻面。

6. 犁骨
犁骨为斜方形骨板，位于鼻腔正中的后下方，与筛骨垂直板共同构成骨性鼻中隔。

7. 腭骨
腭骨位于上颌骨的后方，呈"L"形，构成骨腭和鼻腔外侧壁的后份（图1-9）。

8. 下颌骨
下颌骨呈马蹄铁形，分一体两支（图1-10）。

（1）下颌体。下颌体呈凸向前的弓形，居下颌骨的中间部。下缘圆钝，上缘构成牙槽弓，有容纳下颌牙的牙槽。体外面的正中有凸向前的颏隆突，为人类所特有。靠外侧约第二前磨牙牙根的下方有颏孔。体内面的正中处有几个小突起，称为颏棘。

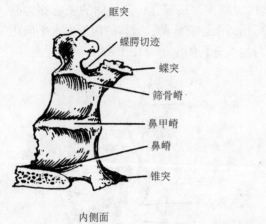

内侧面   后面

图 1-9　腭骨

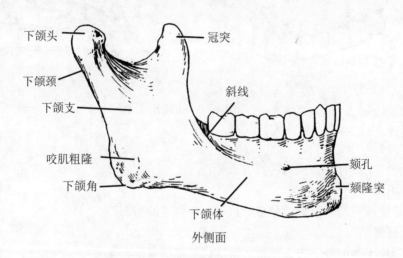

外侧面

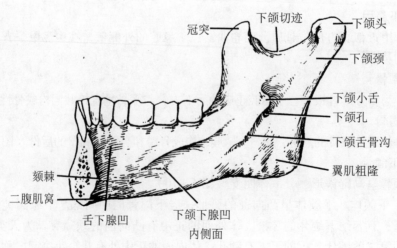

内侧面

图 1-10　下颌骨

（2）下颌支。下颌支是由体两侧的后方向上后伸出的骨板。下颌支后缘与下颌体下缘相交处形成的角，称为下颌角。支的上端有 2 个向上的突起，前方的称为冠突，后方的称为髁状突。髁状突上端膨大为下颌头，与颞骨下颌窝相关节。下颌支内面中部有下颌孔，由此通入下颌体内的下颌管，向前通颏孔。下牙槽血管和神经经下颌孔入下颌管，再经颏孔浅出。

9. 舌骨

舌骨位于下颌骨的下后方和喉的上方，呈马蹄铁形，是一块游离的面颅骨，仅借韧带和肌肉与颅骨相连。其中间较宽的部分为舌骨体，由体向后外伸出的长突为大角，向上后伸出的短小突起为小角。

（三）颅的整体观

1. 颅的前面观

颅的前面，中央有骨性鼻腔。骨性鼻腔的外上方为左、右眶（腔），下方为骨性口腔（图 1 - 11）。

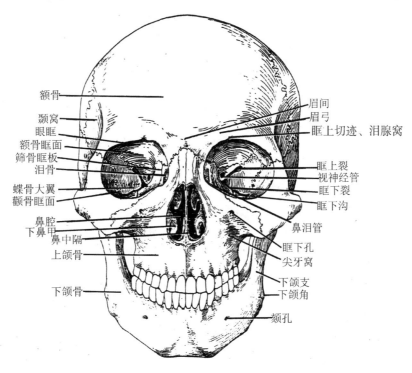

图 1 - 11　颅的前面观

（1）眶容纳眼球及其附属结构，呈四面锥体形的腔。可分底、尖，以及上、下、内、外四壁。

底：即眶口，略呈四边形，朝向前外方。眶上缘的内侧 1/3 与外侧 2/3 交界处有眶上孔（有时为眶上切迹）；眶下缘中点下方约 0.5 cm 处有眶下孔。尖：指向后内方，尖端有一圆形的视神经管，通入颅腔。

上壁：薄而光滑，是颅前窝的底，其前外侧份有泪腺窝，容纳泪腺。下壁：邻接上颌窦，其中部有前后纵走的眶下沟，沟向前通眶下管，管开口于眶下孔。内侧壁：与筛窦和鼻腔相邻。外侧壁：斜向后内，其后部与上、下壁之间分别有眶上裂和眶下裂。

（2）骨性鼻腔。骨性鼻腔位于面颅中央。上方以筛板与颅腔相隔；下方以硬腭与口腔分界；两侧邻接筛窦、眶和上颌窦。骨性鼻腔的前口称为梨状孔，后口为鼻后孔，内腔借骨鼻中隔分为左右两半。

（3）骨性口腔。骨性口腔由上颌骨、腭骨及下颌骨围成。顶为骨腭，前壁及外侧壁由上、下颌骨的牙槽突及牙齿围成。

骨性口腔顶组成硬腭，由上颌体腭突和腭骨为水平板组成，与对侧在中线相接，形成腭中缝，参与构成鼻腔底部和口腔顶部。下面略凹陷形成腭穹隆。该面有不少小孔，有小血管通过。在上颌中切牙的腭侧、腭中缝与两侧尖牙连线的交点上有切牙孔或称腭前孔，向上后通入切牙管，管内有鼻腭神经、血管通过。在麻醉鼻腭神经时，麻醉药物可注入切牙孔或切牙管内。上颌体腭突下面后外侧与腭骨水平板外侧缘及上颌骨牙槽突共同构成腭大孔。近牙槽突处，有纵行的沟或管，腭大血管及腭前神经在沟内穿行。硬腭的后 1/4 腭骨为水平板构成，腭突后缘呈锯齿状与腭骨水平部相接。

2. 颅的侧面观

颅的侧面中部下方有外耳门。外耳门后方为乳突，前方是颧弓，二者在体表均可摸到，是重要的标志。颧弓下缘近中点处的隆起，称为关节结节，其后方有下颌窝，接下颌头，形成下颌关节。颧弓将颅侧面分为上方的颞窝和下方的颞下窝（图 1 -12）。

（1）颞窝。颞窝窝底（内侧壁）的前下部较薄，其中以额、顶、颞、蝶四骨的会合处最薄弱，此处常构成"H"形的缝，称为翼点。

（2）颞下窝。颞下窝颧弓平面以下、上颌体和颧骨后方的不规则间隙，容纳咀嚼肌等。此窝向内侧经上颌骨与蝶骨翼突之间的纵形裂隙通翼腭窝。翼腭窝为上颌体、蝶骨翼突和腭骨之间的小间隙，深藏于颞下窝内侧，是许多神经血管经过的重要通道。

3. 颅的上面观

颅的上面观呈卵圆形，前狭后宽，光滑隆凸。在额骨与顶骨之间有横位的冠状缝。左右顶骨之间有矢状缝。顶骨和枕骨之间有"人"字缝。

4. 颅底外面观

颅底外面高低不平，结构复杂，有许多神经血管通过的孔裂（图 1 - 13）。颅底外面前部有由两侧上颌骨牙槽突合成的牙槽弓和由两侧上颌骨腭突与腭骨水平板构成的骨腭。牙槽弓容纳上颌牙齿。骨腭中缝的前端有切牙孔，此孔向上经切牙管通入鼻腔。在骨腭外侧近后缘处有腭大孔，向上通翼腭窝。骨腭后缘上方的鼻后孔，被鼻中

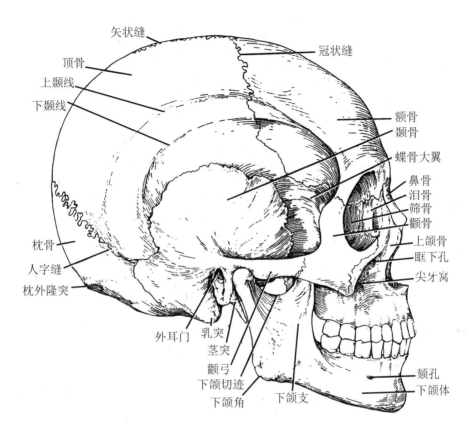

图1-12 颅的侧面观

隔后缘（犁骨）分为左、右两半。鼻后孔的外侧壁是蝶骨的翼突内侧板。在翼突内侧板根部的后方有破裂孔，活体时，此孔为软骨封闭。在翼突外侧板根部后外方，有前方较大的卵圆孔和后方较小的棘孔。颅底外面后部，中央有一大孔，即枕骨大孔。孔的前方为枕骨基底部；后方正中有枕外隆凸；两侧有椭圆形关节面，称为枕髁。枕髁前外侧的上方有舌下神经管外口。髁的外侧有一形状不规则的颈静脉孔。孔的前方是一圆形的颈动脉管外口；后外侧有一细长突起，称为茎突。茎突根部后方与乳突之间有茎乳孔。

5. 颅底内面观

颅底内面呈三级阶梯状的窝。前部最高，后部最低，分别称为颅前窝、颅中窝和颅后窝（图1-14）。

（1）颅前窝。颅前窝位于鼻腔和眶的上方，筛板及其两侧的额骨水平板骨质甚薄。筛板正中有高耸的鸡冠；两侧有15～20个筛孔。

（2）颅中窝。颅中窝主要由蝶骨和颞骨岩部构成。蝶骨体位于中央，称为蝶鞍。蝶鞍中央凹陷，容纳垂体，故称垂体窝。垂体窝前方两侧有视神经管，是视神经由眶入颅腔的通道。蝶鞍两侧紧靠垂体窝处，左右各有矢状位的浅沟，称为颈动脉沟，沟

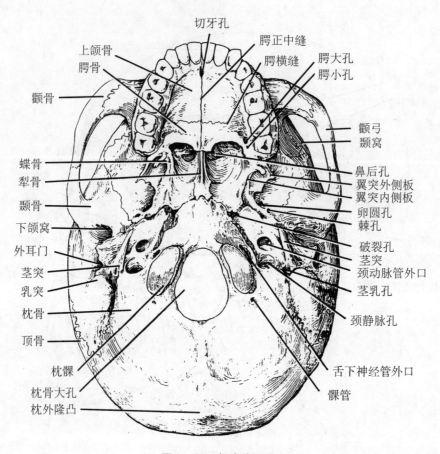

图 1-13　颅底外面观

向前外侧有眶上裂；沟外侧，由前向后依次为圆孔、卵圆孔和棘孔。前两对孔有三叉神经和上、下颌神经通过。在颞骨岩部前面近尖端处有一浅窝，称三叉神经压迹，是三叉神经节所在部位。

（3）颅后窝。颅后窝最深，主要由枕骨和颞骨岩部后面构成。窝的中央有枕骨大孔。孔的两侧缘前部有舌下神经管内口。颞骨后面中央有内耳门，向外通入内耳道，有面神经和前庭蜗神经通过。

（四）新生儿颅的特征及生后的变化

新生儿颅由于脑和感觉器官发育较快，而咀嚼功能尚未发达，因此脑颅远大于面颅，新生儿面颅是脑颅的 1/8，而成人面颅却是脑颅的 1/4。新生儿颅的额结节、顶结节和枕鳞都是骨化中心部位，发育明显，故从上面观察，颅顶呈"五角形"。

新生儿有许多颅骨尚未发育完全，骨与骨之间的间隙很大，在颅盖各骨之间仍为结缔组织膜连结，这些颅骨交接处的间隙，称颅囟。最大的颅囟位于矢状缝的前端，呈菱形，称前囟（额囟）。此外，在矢状缝与"人"字缝相交处，有三角形的后囟

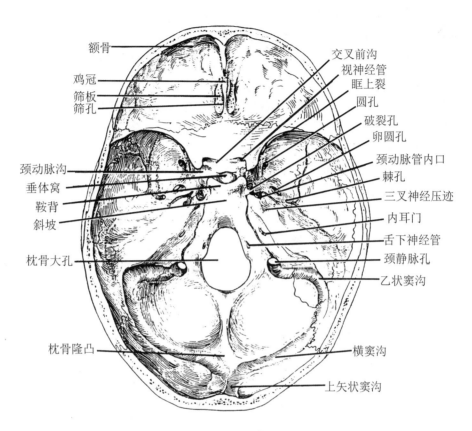

图 1-14 颅底内面观

（枕囟）。顶骨前下角处有前外侧囟（蝶囟）。在顶骨后下角处为后外侧囟（乳突囟）。前囟在出生后 1～2 年闭合，其余各囟都在出生后不久闭合。

第二节 关 节 学

一、总论

骨与骨之间借纤维结缔组织、软骨或骨组织相连，称为关节或骨连结。按连结的方式可分为直接连结与间接连结。

1. 直接连结

两骨之间借结缔组织、软骨或骨组织直接相连，其间无间隙，不活动或仅有少许活动。直接连结分为 3 种类型。

（1）纤维连结。两骨之间借纤维结缔组织相连，常有 2 种形式：韧带连结，如棘间韧带，小腿骨间膜等；缝，相邻两骨边缘借薄层纤维结缔组织相连，多见于颅骨。

（2）软骨连结。骨与骨之间借纤维软骨相连，如椎体之间的椎间盘及耻骨之间的耻骨联合，有一定的活动度。两骨间借透明软骨相连，如蝶枕骨连结。

（3）骨性连结。两骨相对面以骨组织连结，它常由软骨连结或纤维连结骨化而成，如颅骨缝的骨化。

2．间接连结

间接连结名为滑膜关节，简称关节，由 2 块或 2 块以上的骨构成，相对骨面之间有间隙，仅借其周围的纤维结缔组织膜相连。滑膜关节是骨连结的主要形式，具有很大的活动性。

（一）滑膜关节的基本结构

滑膜关节的基本结构包括关节面、关节囊和关节腔。

1．关节面

两骨或数骨相关节的面即关节面。其表面覆有一层透明软骨，少数为纤维软骨，称关节软骨，如颞下颌关节。

2．关节囊

关节囊呈袖筒状，附着关节面周缘的骨面，将相关节的骨连结起来。关节囊分内、外两层，外层为纤维层，内层为滑膜层。

3．关节腔

关节腔是由关节软骨和关节囊滑膜层共同围成的密闭的腔隙。在正常状态下，腔内含少量滑液。关节腔内为负压，对维持关节的稳固性有一定作用。

（二）滑膜关节的辅助结构

关节除具备上述基本结构外，某些关节为适应其特殊功能的需要而分化出一些特殊结构，如韧带、关节盘、关节唇和滑膜襞等。它们可增加关节的灵活性或增强关节的稳固性。

1．韧带

韧带是连于相邻两骨之间的致密纤维结缔组织束或膜。位于关节囊外或关节囊内，分别称为囊外韧带或囊内韧带，对关节的稳固性有重要作用。

2．关节盘

关节盘是位于两关节面之间的纤维软骨板，其周缘附着于关节囊的内面，把关节腔分为两部分。关节盘多呈圆盘状，中央稍薄，周缘略厚。此外，它将关节腔分隔成为两部分，使关节运动的形式和范围得以进一步扩大。

3．关节唇

关节唇是附着于关节窝周缘的纤维软骨环。它加深关节窝并增大关节面，可增加关节的稳固性。

4. 滑膜襞

滑膜襞是关节囊滑膜层突向关节腔内的皱襞，内藏疏松结缔组织及血管。若有脂肪聚积，则称为滑膜脂垫。

（三）滑膜关节的运动

关节的运动可分为 4 种基本形式。

1. 滑动运动

滑动运动是一骨的关节面在另一骨的关节面上滑动。

2. 角度运动

角度运动是相关节的两骨之间角度减少或加大的运动，通常有屈、伸和收、展两组形式。

3. 旋转运动

旋转运动是环绕骨本身的长轴进行的运动。

4. 环转运动

骨的一端在原位转动，另一端做圆周运动，整块骨运动的轨迹是一个圆锥体，这种运动称环转运动。凡能做屈、伸、收、展运动的关节都能做环转运动。

（四）滑膜关节的分类

关节按运动轴的数目和关节面的形状可分为 3 类。

1. 单轴关节

只有 1 个运动轴，关节仅能沿此轴做运动。此类关节有：

（1）屈戌关节。屈戌关节的关节面呈滑车状，故又名滑车关节。只能沿冠状轴做屈、伸运动。

（2）车轴关节。车轴关节的关节头的关节面呈圆柱状，关节窝常由骨和韧带连成的环构成，此关节沿垂直轴做旋转运动。

2. 双轴关节

能绕 2 个互相垂直的轴进行运动，也可进行环转运动，包括 2 种形式。

（1）椭圆关节。椭圆关节的关节头呈椭圆形凸面，关节窝呈相应的凹面。可沿冠状轴做屈、伸运动；沿矢状轴做收、展运动，并可做环转运动。

（2）鞍状关节。鞍状关节相对的两关节面都呈马鞍状，可绕 2 个轴做屈、伸、收、展和环转运动。

3. 多轴关节

具有 3 个互相垂直的运动轴，可做多种方向的运动，包括 3 种形式。

（1）球窝关节。球窝关节的关节头大，呈球形，而关节窝浅小，面积不及关节头的1/3。可做多种多样运动，包括屈伸、收展、旋转和环转等。

（2）杵臼关节。杵臼关节与球窝关节相似，唯关节窝很深，包绕关节头一半以上。其运动形式与球窝关节相同，但运动幅度较小。

（3）平面关节。平面关节的关节面接近平面，只能做范围较小的滑动运动，其运动形式也是多轴性的。

此外，2个或2个以上结构完全独立的关节，在运动时必须同时进行活动的关节，称为联合关节，如颞下颌关节。

二、头颈部骨的连结

头颈部骨的连结包括颈椎骨间的连结、颈椎与颅骨间的连结和颅骨间的连结。

（一）颈椎骨间的连结

各颈椎骨之间，借椎间盘、韧带和关节相连结。

1. 椎间盘

椎间盘位于椎体之间。由两部分构成，中央部分是柔软而富有弹性的胶状物质，称为髓核；周围部分是环形的纤维软骨层，称纤维环，可限制髓核向周围膨出。

2. 韧带

连结椎骨的韧带很多，在椎体和椎间盘前面和后面，分别有纵贯脊柱全长的前纵韧带和后纵韧带（图1-15）。连结颈椎棘突尖并向后扩展成板状的韧带，称为项韧带；椎弓之间有黄韧带；横突之间有横突间韧带。

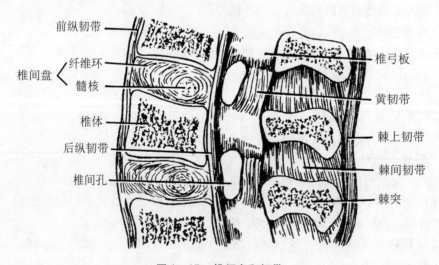

图1-15 椎间盘和韧带

3. 关节

关节包括关节突关节和寰枢关节。

（1）关节突关节。关节突关节由相邻椎骨的上、下关节突构成。

（2）寰枢关节。寰枢关节包括3个独立的关节，即由寰椎下关节凹和枢椎上关节突构成的 2 个寰枢外侧关节，以及由枢椎齿突与寰椎前弓后面的后关节面和寰椎横韧带之间构成的寰枢正中关节。寰枢关节只能使头连同寰椎绕齿突做旋转运动（图 1 - 16）。

（二）颈椎与颅骨间的连结

寰枕关节是由寰椎两侧侧块的上关节凹与相应的枕骨髁构成的椭圆关节。两侧关节联合运动，使头部俯仰和侧屈。寰枕关节和寰枢关节构成联合关节，使头部能做多轴运动（图 1 - 16）。

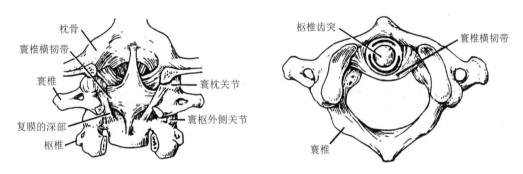

图 1 - 16 寰枢关节和寰枕关节

（三）颅骨间的连结

颅骨间大多数为纤维连结、软骨连结和骨性连结，颅骨间活动度低，形成头颅骨性形态。只有颞骨和下颌骨间构成关节，即颞下颌关节（图 1 - 17）。

颞下颌关节又称为颞颌关节、下颌关节、颌关节或颅下颌关节，是颌面部唯一的动关节。颞下颌关节虽然分左、右两侧，但下颌骨将左、右侧髁突连为一体，因此，颞下颌关节左右联动，支持咀嚼、吞咽、言语以及形成部分面部表情等下颌功能活动。

1. 颞下颌关节的构成

颞下颌关节由颞骨关节窝及关节结节、下颌骨髁突和两者之间的关节盘，以及包绕的关节囊和囊内外韧带构成。

1）颞下颌关节关节面。

颞下颌关节上关节面由颞骨关节窝及关节结节组成，颞下颌关节下关节面由髁突构成。

（1）颞下颌关节窝。颞下颌关节窝位于颞骨鳞部下表面，呈三角形，其底是在前的关节结节嵴，其内后边是鼓鳞裂和岩鳞裂，外边是颧弓。内外两边相交于后方三角形关节窝的顶点。关节窝的前缘低于后缘，外缘低于内缘。

（2）关节结节。关节结节为颞骨颧突根部，侧面观略呈圆丘形，分为前、后两斜面。后斜面构成关节窝的前壁，向前下倾斜，与眶平面的夹角称为结节后斜面斜度。关节结节后斜面及关节结节顶为颞下颌关节的功能区。

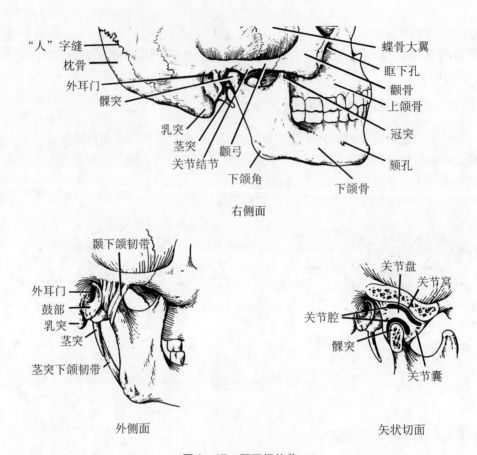

右侧面

外侧面　　　　　　　　　　　　矢状切面

图1-17　颞下颌关节

2）髁突。

髁突是下颌骨的下颌支，呈梭形，为颞下颌关节下关节面。其前后径较短，内外径较长。髁突内、外两侧的突起为内极和外极。在髁突顶内外向走行的骨性隆起，称为横嵴。横嵴前面称为髁突前斜面，后面称为髁突后斜面。髁突前斜面与关节结节后斜面构成1对负重区，其表面覆盖厚的纤维软骨。

2. 关节囊

颞下颌关节的关节囊由纤维性结缔组织构成，呈袖套状，上面附着于关节结节前斜面的前缘和鼓鳞裂及岩鳞裂的前方，内外侧附着于关节窝的边缘。关节囊连于关节盘的周缘后，向下附着于髁突颈部。

3. 关节腔

关节上腔由关节盘上表面、颞骨关节窝及关节结节以及关节囊构成，相对宽大，称为盘-颞关节，以滑动运动为主。关节下腔由关节盘下表面、髁突关节面及关节囊构成，相对窄小，称为盘-髁关节，主要做前后向的转动运动。

4. 颞下颌关节辅助结构

颞下颌关节是机体较为复杂的关节之一，包括多种辅助结构，如关节盘、关节内外侧韧带等。

1）关节盘。

（1）关节盘的形态。关节盘位于颞骨关节面与髁突之间，椭圆形，内外径长于前后径。其上表面与颞骨关节面形态相适应，断面呈波浪形。关节盘下表面与髁突外形契合，呈凹形。

矢状方向根据厚度将关节盘分为前、中、后三带，前带和后带的胶原纤维呈多向排列，而中带的胶原纤维以前后向走行为主。在前带和后带，可有少许弹力纤维、神经、血管分布，中带没有血管神经分布。另外，冠状方向上关节盘呈凹向下的"C"形，内侧较厚，外侧较薄。

（2）关节盘附着颞下颌关节盘四周，均与骨关节面周围的骨组织有附着关系。关节盘与周边组织的关系在矢状方向上较为疏松，称为附着，包括颞前附着、颞后附着、下颌前附着和下颌后附着；在冠状方向上者较为致密，称为韧带。颞前附着和下颌前附着之间有翼外肌肌腱附着，翼外肌纤维与局部关节囊以及关节盘前部相融合。颞后附着与下颌后附着之间夹杂着丰富的神经、血管等疏松结缔组织，通常把包括颞后附着、下颌后附着及二者之间神经、血管等疏松组织结构在内的区域称为双板区。颞前附着附着于关节结节前斜面前缘处，下颌前附着附着于髁突前斜面前缘髁突颈部，颞后附着附着于关节窝后缘鼓鳞裂和岩鳞裂附近，下颌后附着附着于髁突后斜面下缘髁突颈部。

（3）关节盘内、外侧韧带。关节盘内、外侧韧带将关节盘的内、外缘与髁突的内、外极紧密联系在一起，使关节盘与髁突紧密连接成一个功能整体，即盘–髁复合体。

2）颞下颌关节囊外韧带。

颞下颌关节囊外韧带的主要功能为悬吊下颌，并限制下颌在正常范围内进行运动。颞下颌关节囊外韧带每侧各有3条，分别是颞下颌韧带、蝶下颌韧带和茎突下颌韧带。

（1）颞下颌韧带。颞下颌韧带位于关节囊的外侧，由关节囊外壁增厚形成。分为浅、深两层，浅层斜向后下附着于髁突颈的外侧面，深层水平向后附着于髁突外极和关节盘的后部。

（2）蝶下颌韧带。蝶下颌韧带位于下颌升支的内侧，又称内侧韧带，起于蝶骨角棘，止于下颌升支的下颌小舌和下颌孔下缘。在迅速大张口时，具有悬吊下颌、防止张口过大的作用。

（3）茎突下颌韧带。茎突下颌韧带位于下颌升支后方，又称后韧带，起于茎突，向前下止于下颌角和下颌支后缘。张口时该韧带松弛，前伸时被牵拉，可限制下颌过度前伸。

第三节 肌 学

一、总论

人体的肌根据其组织结构不同，可分为平滑肌、心肌和骨骼肌。运动系统的肌肉属骨骼肌，一般均附着在骨骼上，因为可随人的意志而收缩，因此，又称为随意肌。也有的肌肉附着于皮肤，如面肌。

（一）肌的形态和结构

根据外形，肌可分为长肌、短肌、阔肌和轮匝肌（图1-18）。长肌呈长条状，肌纤维束的排列多与肌的长轴平行，多见于四肢。短肌较短，收缩的幅度不大，但收缩力强大和持久，多见于椎骨之间。阔肌宽扁呈薄片状，多见于胸腹壁。轮匝肌的肌纤维环行，位于孔裂周围，收缩时可关闭孔裂，如口轮匝肌。

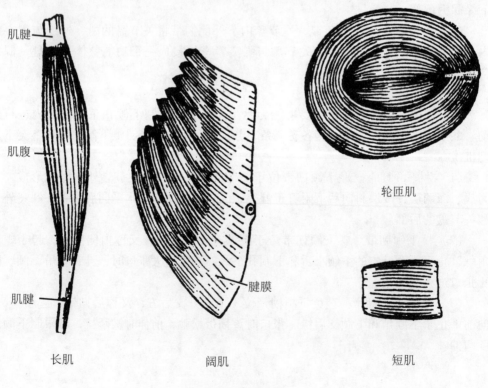

肌腱

肌腹

肌腱

腱膜

轮匝肌

短肌

长肌   阔肌

图1-18 肌的形态

每一块骨骼肌都由肌腹和肌腱两部分组成。肌腹柔软，色红，呈带状或阔片状，有收缩能力。肌腱位于肌腹的两端，由致密结缔组织构成，色白，强韧而无收缩能力。呈圆索状的称为腱，呈扁平的膜状物称为腱膜。

（二）肌的起止和作用

骨骼肌通常以两端附着于相关节的两骨或数骨上，中间跨过1个或多个关节。肌在固定骨上的附着点称为定点，即此肌的起点；在移动骨上的附着点称为动点，即此肌的止点。由于运动的复杂多样化，因此在某种情况下，肌的起点和止点可互相转化。

在通常情况下，各肌都有少数的运动单位在轮流收缩，使肌处于一种轻度持续收缩状态，保持一定的肌力，称为肌张力。肌张力不产生动作，但对维持身体姿势有重要的作用。

一个动作通常由很多肌参加完成。发起和完成动作的主要肌，称为原动肌。与原动肌功能相反的肌，称为拮抗肌。此外，还有一些肌协助配合原动肌，这些肌称为协同肌。一些肌起固定附近一些关节的作用，使原动肌更有效地工作，称为固定肌。

（三）肌的辅助装置

在肌的周围有辅助装置协助肌的活动，具有保护肌肉和辅助肌肉工作的作用。辅助装置包括筋膜、腱鞘、滑液囊和籽骨等。

1. 筋膜

（1）浅筋膜。浅筋膜又称为皮下组织，紧位于皮肤深面，由疏松结缔组织构成，对深部组织具有保护和缓冲作用。

（2）深筋膜。深筋膜又称为固有筋膜，由致密结缔组织构成，位于浅筋膜的深面，分布全身。深筋膜与肌的关系非常密切，它包被肌群、肌层或一块肌肉间，形成鞘状结构、肌间隔、骨纤维鞘及血管神经鞘等。

2. 腱鞘

腱鞘是包裹在某些长肌腱外面的鞘管，由纤维层和滑膜层组成。

3. 滑膜囊

滑膜囊为圆形或椭圆形的膜性囊，内有滑液，多位于肌或肌腱与骨面相接之处。

4. 籽骨

籽骨位于某些肌腱与关节表面之间，有减少肌腱与骨面摩擦的作用。全身最大的籽骨是髌骨。

二、全身肌配布概况

全身的骨骼肌按其配布可分为头肌、躯干肌和四肢肌。每一部分肌肉又分为若干肌群，每一肌群包括若干块肌肉。头肌可分为面肌和咀嚼肌。面肌位于浅层，分布在面部孔裂周围，活动面部皮肤、裂孔，司表情，故又称表情肌。咀嚼肌位于深层，在下颌关节的周围，参与咀嚼运动。

躯干肌附着于躯干骨，使脊柱与胸廓活动，并协助内脏工作，包括颈肌、胸肌、背肌、膈肌、腹肌和会阴肌。

四肢肌包括上肢肌和下肢肌。上肢肌分为上肢带肌、臂肌、前臂肌和手肌；下肢肌分为髋肌、大腿肌、小腿肌和足肌。下肢肌比上肢肌粗壮强大，这与下肢维持直立姿势、支持体重和行走有关。

三、口颌面颈部肌

口颌面颈部肌主要包括颌面部的表情肌、咀嚼肌、颈部肌，以及口腔内的舌、腭、咽、喉部肌。

（一）表情肌

1. 表情肌的特点

（1）表情肌属于皮肌，位置较浅，起于骨骼止于皮肤，甚至完全不附着于骨骼上。

（2）表情肌表面不覆盖深筋膜（颊肌除外），肌纤维直接连于皮肤，当其收缩时，引起皮肤的运动，受面神经支配。

（3）当表情肌收缩时，使面部皮肤拉紧，改变其形状和外观，产生喜、怒、哀、乐各种表情。当其松弛时，有弹性的皮肤就返回原来的状态，故在表情肌中的对抗作用较弱。

（4）表情肌主要集中于面部的眼、耳、鼻、口周围，这些肌有些是环行的，具有括约作用；有些呈辐射状，具有开大作用。人类由于语言关系，口周围的肌出现了高度的分化。

2. 表情肌的分群

按表情肌的位置，可分为六群（图1-19）。

1）颅顶肌：枕额肌、颞顶肌、项横肌。

2）外耳肌：耳上肌、耳前肌、耳后肌。

3）眼周围肌：眼轮匝肌、皱眉肌、降眉肌。

4）鼻肌：横部、翼部、降鼻中隔肌。

5）口周围肌：包括辐射状肌和环形肌，按解剖位置深浅可分为浅层、中层、深层。

（1）浅层：口轮匝肌、提上唇肌、颧肌、笑肌、降口角肌。

（2）中层：提口角肌、降下唇肌。

（3）深层：切牙肌、颏肌、颊肌。

6）颈浅部肌：颈阔肌。

（二）咀嚼肌

咀嚼肌共有4对，强而有力，作用于下颌关节，其排列与下颌关节的运动特点相适应。它们均由三叉神经运动纤维支配，可分为浅层及深层肌群（图1-19）：浅层包括颞肌和咬肌，深层包括翼内肌和翼外肌。

1. 颞肌

颞肌是扇形的扁肌，起自颞窝及颞筋膜的深面。前部肌纤维向下，后部肌纤维向前，逐渐集中，通过颧弓的深面，移行于肌腱，止于下颌骨冠状突。当此肌收缩时，前部肌纤维上提下颌骨，后部肌纤维向后拉下颌骨，使下颌关节做前移及后退运动。颞肌受下颌神经的颞深神经支配。

2. 咬肌

咬肌是长方形扁肌，分深浅两部，两部肌纤维分别借肌腱起自颧弓前2/3和1/3。浅部肌纤维斜向后下方，深部肌纤维垂直下降，二部会合，止于下颌支外面的咬肌粗隆。其作用为上提下颌骨，同时向前牵引下颌骨。咬肌受下颌神经的咬肌神经支配。

3. 翼外肌

翼外肌位于颞下窝内，上、下二头分别起自蝶骨大翼的下面和翼突外侧板的外面，肌纤维向后外方逐渐集中，止于下颌颈、下颌关节囊及关节盘。此肌单侧收缩使下颌骨向对侧移动；双侧收缩使下颌骨向前移动。翼外肌受下颌神经的翼外神经支配。

4. 翼内肌

翼内肌位于颞下窝，起自翼突外侧板的内侧面及翼突窝，肌纤维方向与咬肌相同，斜向后外下方，止于下颌角内侧面的翼肌粗隆。当此肌收缩时，上提下颌骨，并使其向前移动。翼内肌受下颌神经的翼内神经支配。

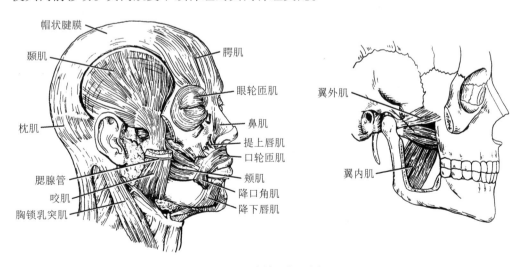

图1-19 表情肌与咀嚼肌

（三）腭肌

腭部肌位于软腭内，主要有腭帆提肌、腭帆张肌、咽腭肌、舌腭肌和悬雍垂肌（图1-20）。

1. 腭帆提肌

腭帆提肌起自颞骨岩部下面和咽鼓管。纤维向下前内。前份参与形成腭腱膜。中份横越中线形成提腭吊带。后份与悬雍垂肌相汇合。两侧腭帆提肌在正中线与对侧同名肌交织。有上提软腭的作用，并参与腭咽闭合。

2. 腭帆张肌

腭帆张肌位于腭帆提肌外侧，起自翼突内侧板及咽鼓管软骨附近骨面。垂直下行并汇聚成一小肌腱，绕过翼突钩移行于腭腱膜。有拉紧软腭的作用。

3. 舌腭肌

舌腭肌位于舌腭弓深面。起自舌侧缘，止于腭腱膜。有上提舌根，下降腭帆和缩小咽门的作用。

4. 咽腭肌

咽腭肌位于咽腭弓深面。起自甲状软骨后缘及咽侧壁，止于硬腭后缘和腭腱膜。有缩小咽门、下降软腭、上提咽喉的作用。

5. 悬雍垂肌

悬雍垂肌起自腭骨鼻后棘及腭腱膜，向下止于悬雍垂黏膜下。其作用是牵拉悬雍垂向上。

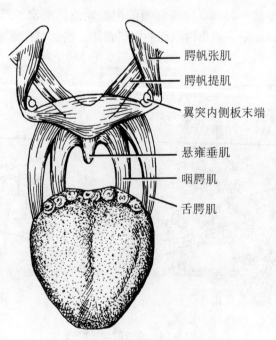

腭帆张肌
腭帆提肌
翼突内侧板末端
悬雍垂肌
咽腭肌
舌腭肌

图1-20 腭肌

（四）咽部肌

咽部肌包括3对咽缩肌和3对咽提肌（图1-21），它们分别是：咽上缩肌、咽中缩肌、咽下缩肌，以及腭咽肌、茎突咽肌和咽鼓管咽肌（图1-21未显示此肌）。咽肌的神经支配主要来自迷走神经的咽支，而咽鼓管咽肌由舌咽神经支配。

1．咽上缩肌

咽上缩肌起自翼钩、翼突下颌缝和舌侧方，两侧肌纤维汇合于中线的咽缝，以及附着在枕骨基部咽结节的腱膜。

2．咽中缩肌

咽中缩肌起自舌骨大角、小角、茎突舌骨韧带下部，与对侧肌共同止于后方中线的咽缝。

3．咽下缩肌

咽下缩肌起自甲状软骨及环状软骨，分为环咽肌和甲咽肌两部分。环咽肌位于咽与食管相连接处，稍向下的弓形，与食管的环形纤维相连；甲咽肌的纤维斜行向上，中缝处与对侧交叉。

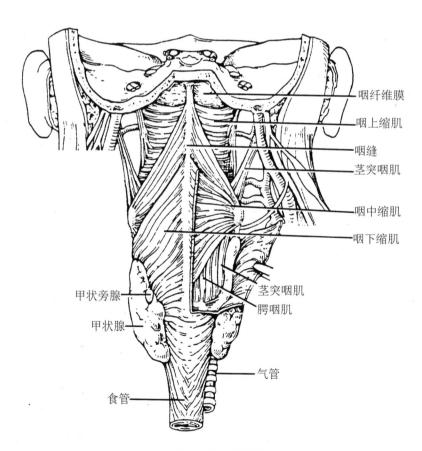

咽纤维膜
咽上缩肌
咽缝
茎突咽肌
咽中缩肌
咽下缩肌
甲状旁腺
甲状腺
茎突咽肌
腭咽肌
气管
食管

图1-21　咽部肌

4. 腭咽肌

腭咽肌起自腭的前下面向前延伸至骨性腭的后缘，其肌纤维下行与起自于腭后部上面的另一部分肌纤维汇合，逐渐发散变薄，同表面的黏膜皱襞一起形成腭咽弓，部分附着咽基部筋膜，部分附着于甲状软骨后缘。

5. 咽鼓管咽肌

咽鼓管咽肌起自咽鼓管咽口周围的软骨下部，行向下与腭咽肌融合，止于咽壁。

6. 茎突咽肌

茎突咽肌起自茎突基部内侧，沿咽侧壁在咽上缩肌和咽中缩肌之间下行，分散于咽的纤维膜。

（五）舌肌

舌肌可分为内、外两群。肌纤维起自舌外，止于舌内者，称为舌外肌；起、止均在舌内者，称为舌内肌（图1-22）。

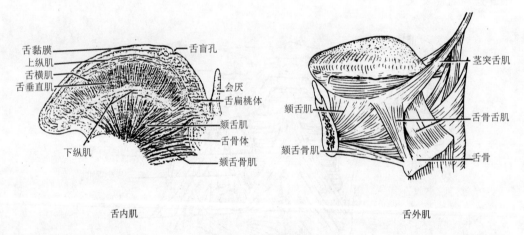

图1-22　舌肌

1. 舌外肌

舌外肌包括颏舌肌、舌骨舌肌、茎突舌肌、小角舌肌。

（1）颏舌肌。颏舌肌起于下颌骨后面的颏棘，肌纤维向后上做扇形延伸，由舌的下面入舌，从舌根到舌尖，与舌内肌混合交织。两侧颏舌肌同时收缩，可牵引舌向前下方，即伸舌，单侧收缩，使舌伸向对侧。

（2）舌骨舌肌。舌骨舌肌起于舌骨大角全长和舌骨体侧部的前面，向上前方斜行，经茎突舌肌（在外）与下纵肌（在内）之间进入舌的侧部。该肌收缩有降低舌的作用。

（3）小角舌肌。小角舌肌起于舌骨小角及舌骨体，向上编入舌内肌。该肌被认为是舌骨舌肌的一部分。有协助舌骨舌肌的降舌作用。

（4）茎突舌肌。茎突舌肌起自茎突，向下前方行于舌骨舌肌上段的外侧进入舌内，收缩时可将舌拉向后上方。

2．舌内肌

舌内肌主要由3种互相垂直的肌束在舌内相互交织而成，包括上、下纵肌，舌横肌和舌垂直肌。

（1）上纵肌。上纵肌位于舌背黏膜下方，由许多细小的纵行和斜行的肌纤维束组成。

（2）下纵肌。下纵肌位于舌下面黏膜深处，颏舌肌和舌骨舌肌之间。肌束呈圆柱形。

（3）舌横肌。舌横肌位于上、下纵肌之间，由许多横行的肌束组成。

（4）舌垂直肌。舌垂直肌肌纤维起自舌背腱膜，直贯舌质，达舌下面黏膜，与舌横肌和上、下纵肌纤维相互垂直交错。

由于舌内、外肌束以不同方向互相交织，因此，舌的活动非常灵活。舌内肌运动，决定着舌的形态变化，而舌外肌负责舌的伸缩等运动。例如，上、下纵肌同时收缩，可使舌体缩短；而上纵肌单独收缩，使舌尖及其两侧缘上卷，舌背凹陷；两侧颏舌肌同时收缩，舌伸向前下方。

全部舌内外肌均由舌下神经支配。

（六）颈部肌

颈部肌分为颈浅肌群，舌骨上、下肌群及颈深肌群（图1-23）。

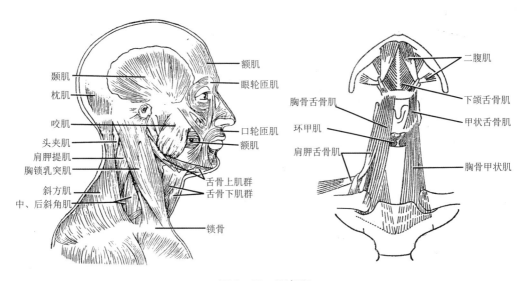

图1-23 颈部肌

1．颈浅肌群

颈浅肌群包括颈阔肌和的胸锁乳突肌。

（1）颈阔肌。颈阔肌位于颈前外侧部皮下，呈一菲薄宽阔的长方形肌，与皮肤密切结合，属于皮肌，受面神经颈支支配。

（2）胸锁乳突肌。胸锁乳突肌下端起始部有两头，即内侧的胸骨头和外侧的锁骨头，行向上后方，止于颞骨乳突和枕骨上项线。胸锁乳突肌的主要作用是维持头的端正姿势。胸锁乳突肌受副神经支配，还接受来自第2、3颈神经前支的支配。

2. 舌骨上、下肌群

1）舌骨上肌群。

舌骨上肌连于舌骨与下颌骨或颅底之间，其中，直接参与下颌骨运动的有二腹肌、下颌舌骨肌、颏舌骨肌及茎突舌骨肌。

（1）二腹肌。二腹肌位于下颌骨下，呈向下的弓形。有两腹及中间腱。后腹起自颞骨乳突切迹，前腹起自下颌骨二腹肌窝，两腹向下移行于中间腱。中间腱附着于舌骨体与舌骨大角的交界处，由拉颏部向后下，参与开口活动作用。

（2）下颌舌骨肌。下颌舌骨肌与对侧同名肌共同构成肌性口底。肌束起自下颌舌骨肌线，纤维向后内，两侧肌束在正中线互相汇合，其后分纤维止于舌骨体。参与口底的构成，有支持舌的作用。该肌收缩时抬高口底，在舌骨固定时，下拉下颌骨。

（3）颏舌骨肌。颏舌骨肌位于舌下方与下颌舌骨肌上方，借一薄层结缔组织与对侧同名肌分隔。起自颏棘，纤维向后止于舌骨上部。有牵引舌骨向前移动，从而缩短口底的作用，在舌骨固定时，下拉下颌骨。

（4）茎突舌骨肌。茎突舌骨肌位于二腹肌后腹的上缘处。起于茎突，止于舌骨体与舌骨大角连接处。有牵引舌骨向后移动，从而拉长口底的作用。

2）舌骨下肌群。

舌骨下肌群的共同作用为下拉舌骨，在用力张口时舌骨下肌群固定及下拉舌骨以帮助舌骨上肌群下接下颌。甲状舌骨肌在吞咽时可提喉使其靠近舌骨。此群肌由颈部脊神经分支支配。

（1）胸骨舌骨肌。胸骨舌骨肌为薄片带状肌，起自胸骨柄的后面，止于舌骨体下缘。

（2）胸骨甲状肌。胸骨甲状肌位于胸骨舌骨肌的深面，起自胸骨柄的后面，止于甲状软骨的斜线。

（3）甲状舌骨肌。甲状舌骨肌下接胸骨甲状肌，起自甲状软骨斜线，止于舌骨体和舌骨大角下缘。

（4）肩胛舌骨肌。肩胛舌骨肌为细长带状肌，分为上腹和下腹，下腹起自肩胛骨的上缘，前行至胸锁乳突肌下部的深面，止于中间腱；上腹自中间腱起始，稍垂直上行，止于舌骨体下缘。

3. 颈深肌群

颈深肌群位于脊柱颈段的前外侧和前方，分为椎外侧肌群和椎前肌群。

（1）椎外侧肌群。椎外侧肌群位于颈段的两侧，包括前、中、后斜角肌。这些肌肉可认为是肋间肌在颈区的延续部分。该组肌群的主要作用为上提1、2肋骨，参与呼吸运动；若胸廓固定，则单侧收缩使颈向同侧屈，双侧收缩使颈前屈。

（2）椎前肌群。椎前肌群位于脊柱前面，颈正中线两侧，包括头长肌、颈长肌、头前直肌及头侧直肌。其主要作用是屈头、屈颈。

（中山大学光华口腔医学院　何宏文）

第二章　呼吸系统

　　呼吸系统由呼吸道和肺组成。呼吸道包括鼻、咽、喉、气管和各级支气管（图2-1）。临床上把鼻、咽、喉称为上呼吸道，把气管和各级支气管称为下呼吸道。肺由肺实质和肺间质组成，其表面被覆脏胸膜。呼吸系统的主要功能是进行气体交换。鼻还有嗅觉功能，喉有发音功能。

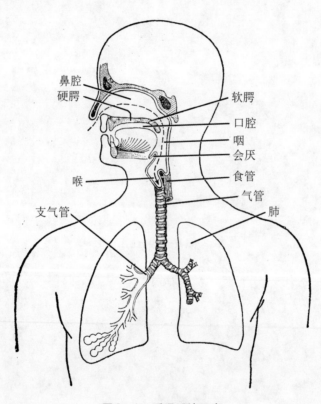

鼻腔
硬腭
软腭
口腔
咽
会厌
喉
食管
气管
支气管
肺

图2-1　呼吸系统示意

第一节 呼 吸 道

一、鼻

鼻是呼吸道的起始部，又是嗅觉器官，由外鼻、鼻腔和鼻旁窦组成。

（一）外鼻

外鼻以骨和软骨为支架，表面被覆皮肤。外鼻的上端为鼻根，下延为鼻背，其下端为鼻尖。鼻尖两侧膨出部分为鼻翼。

（二）鼻腔

鼻腔以骨和软骨为基础，内衬黏膜和皮肤。鼻中隔将鼻腔分为左、右二腔，各腔向前以鼻孔通外界，向后经鼻后孔通鼻咽。鼻腔分为鼻前庭和固有鼻腔。

1. 鼻前庭

鼻前庭为鼻腔的前下部，由鼻翼和鼻中隔的前下部围成。它内衬皮肤，生有鼻毛，借以过滤、净化空气。

2. 固有鼻腔

固有鼻腔为鼻腔的后上部，由上、下、内侧和外侧壁围成。上壁为筛板，邻颅前窝。下壁为腭即口腔的顶。内侧壁为鼻中隔。鼻腔的外侧壁凹凸不平，自上而下有突向内下的上鼻甲、中鼻甲和下鼻甲，各鼻甲下方的裂隙分别称上鼻道、中鼻道和下鼻道（图2-2）。

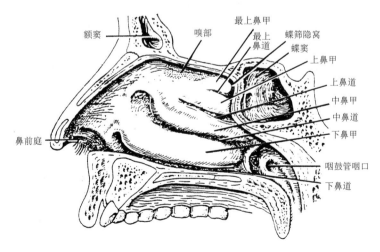

图2-2 鼻腔外侧壁

（三）鼻旁窦

鼻旁窦是鼻腔周围颅骨内一些与鼻腔相通的含气空腔，内衬黏膜，并与鼻黏膜相延续。鼻旁窦包括上颌窦、额窦、筛窦和蝶窦（图2-3）。

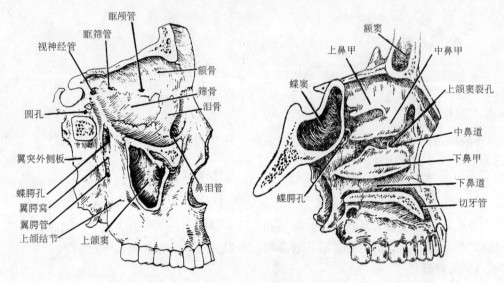

图2-3　鼻旁窦

1. 上颌窦

上颌窦位于上颌骨内，是鼻旁窦中最大的一对，几乎占整个上颌骨的体部。上颌窦一般由前、后、内侧、上、下等5个壁围成。后壁较厚，与翼腭窝毗邻；下壁即窦底，与上颌磨牙牙根紧邻，牙根感染可波及上颌窦。

2. 额窦

额窦位于额骨内，两侧眉弓的深面，左、右各一，开口于中鼻道的前部。眶的内上角为额窦的底部，骨质薄弱，当发生急性额窦炎时，此处压痛明显。

3. 筛窦

筛窦由大小不一、形态不规则的小气房组成，介于鼻腔上部和眼眶之间的筛骨迷路内，分为前、中、后三组。前、中组开口于中鼻道，后组开口于上鼻道。

4. 蝶窦

蝶窦位于蝶骨体内，左、右各一，开口于蝶筛隐窝。

二、咽

见消化系统。

三、喉

喉既是呼吸道，又是发音器官。它位于颈前区的中部，上连舌骨，下接气管。

（一）喉的构造

喉以软骨为基础，关节、韧带和膜为连结，喉肌作动力，喉黏膜内衬喉腔。

（二）喉的软骨

喉软骨是喉的支架，主要有不成对的甲状软骨、会厌软骨、环状软骨和成对的杓状软骨（图2-4）。

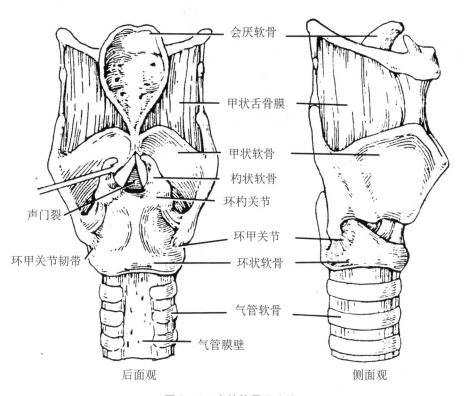

图2-4　喉的软骨及连结

（三）喉的连结

喉的连结包括喉软骨间的连结和喉软骨与舌骨及气管的连结，主要有环甲关节、环杓关节、方形膜、弹性圆锥、甲状舌骨膜和环状软骨气管韧带（图2-4）。其中，弹性圆锥为弹性纤维构成的膜状结构，其纤维起于甲状软骨前角后面，呈扇形，向下后附着于环状软骨上缘内面及杓状软骨声带突，此膜上缘游离增厚，称为声韧带。弹性圆锥前部正中增厚，紧张于甲状软骨下缘和环状软骨弓上缘中部之间，称为环甲正中韧带，在急性喉阻塞时，可在此行喉腔穿刺，建立暂时通气道，以抢救病人的生命。

（四）喉肌

喉肌属横纹肌，包括环甲肌、甲杓肌、环杓后肌、环杓侧肌、杓横肌和杓斜肌（图2-5），其主要功能是通过作用环甲关节和环杓关节使声带紧张或松弛，声门裂开增大或缩小。

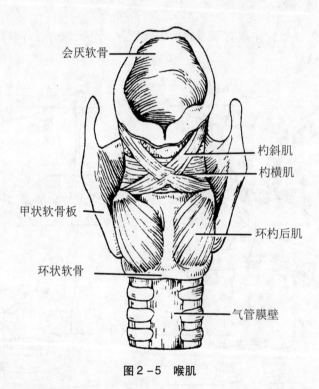

会厌软骨

杓斜肌

杓横肌

甲状软骨板

环杓后肌

环状软骨

气管膜壁

图2-5　喉肌

（五）喉腔和黏膜

喉的内腔称为喉腔，向上经喉口通咽，向下通气管。喉口朝向后上方，由会厌上缘、杓会厌襞和杓间切迹围成。喉腔内衬黏膜，并与咽和气管的黏膜相延续。喉腔两侧壁的中部可见上、下两对前后方向的黏膜皱襞前庭襞和声襞。喉腔借前庭裂和声门裂平面分为上、中、下三部分（图2-6）。前庭裂平面以上的部分称喉前庭，前庭裂和声门裂之间的部分称为喉中间腔，其向两侧突出的隐窝称为喉室。声门裂平面以下的部分称为声门下腔。

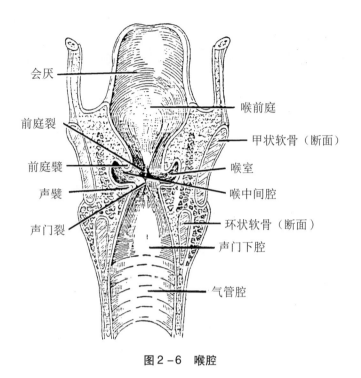

会厌
前庭裂
前庭襞
声襞
声门裂

喉前庭
甲状软骨（断面）
喉室
喉中间腔
环状软骨（断面）
声门下腔
气管腔

图2-6 喉腔

四、气管和主支气管

气管和主支气管是连结喉和肺之间的管道（图2-7），由"C"字形的软骨环以及连结各环之间的结缔组织和平滑肌构成，内衬黏膜。

气管位于食管前方，上端于第6颈椎平面接环状软骨，经颈部正中，下行入胸腔。在平对第4胸椎下缘分为左、右主支气管，分杈处称为气管杈。

左、右主支气管是气管分出的第1级支气管。左主支气管细长，走向较水平。右主支气管粗短，走向较垂直，故误吸入的气管异物多坠入右侧。

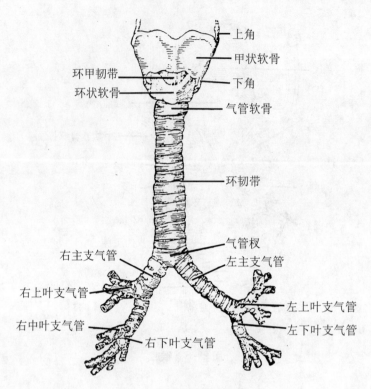

图2-7 气管和主支气管

第二节 肺

一、肺的位置

肺位于胸腔内，纵隔的两侧，膈的上方，左、右各一。由于右膈穹隆较高以及心脏位置偏左，故右肺较宽短，左肺较细长。

二、形态和分叶

肺表面有脏胸膜被覆，光滑而润泽。幼儿的肺淡红色，成人的肺因吸入的尘埃积聚而呈暗红或深灰色甚至有散在的黑斑。肺由于内含空气，能浮于水中，而未经呼吸的肺则在水中下沉，法医可借此鉴别生前死亡或生后死亡的胎儿。

左肺由斜裂分为上、下二叶。右肺除有相应的斜裂外，尚有一水平裂；右肺由斜裂和水平裂分为上、中、下三叶（图2-8）。

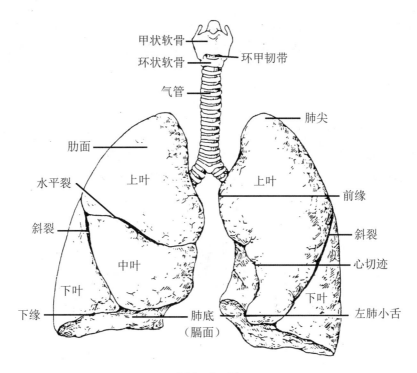

图2-8　肺

（大理大学基础医学院　成家茂）
（中山大学光华口腔医学院　何宏文）

第三章　消化系统

消化系统由消化管和消化腺所组成。消化管是一条从口腔到肛门的粗细不等的管道，从上而下依次为：口腔、咽、食管、胃、小肠（包括十二指肠、空肠、回肠）及大肠（包括盲肠、阑尾、结肠、直肠、肛管）（图3－1）。在临床上，通常把从口

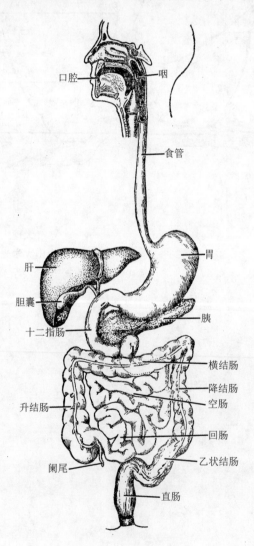

口腔　　咽

食管

肝　　胃

胆囊

十二指肠　　胰

横结肠

降结肠

升结肠　　空肠

回肠

阑尾　　乙状结肠

直肠

图3－1　消化系统

腔至十二指肠的一段称为上消化道，空肠以下的部分称为下消化道。消化腺包括大消化腺和小消化腺。大消化腺位于消化管壁外，构成器官，如唾液腺、肝、胰。小消化腺分布于消化管壁内，如胃腺、肠腺等。本章主要描写上消化道和唾液腺。

第一节　消　化　管

一、口腔

口腔是消化管的起始部。口腔的前壁为上、下唇，两侧壁为颊，上壁为腭，下壁为封闭口腔底的软组织。口腔向前经由上、下唇围成的口裂通向外界，向后经咽峡与咽相通。

口腔被上、下牙列和牙龈分成口腔前庭和固有口腔。口腔前庭是上、下唇和颊与上、下牙弓和牙龈之间的狭窄空隙；固有口腔为上、下牙和牙龈的后内侧部空间，其顶为腭，底由黏膜、肌和皮肤等构成。

（一）口腔前庭

1. 口唇

口唇可分为上唇和下唇，内面为黏膜，外面为皮肤和皮下组织，中间有口轮匝肌。在上唇外面中线处有一纵行浅沟，称为人中，为人类特有的结构。上唇两侧与颊的交界处为鼻唇沟。上、下唇在两侧的结合处为口角，口角约平对第一磨牙。在上、下唇内面正中线处，与牙龈基部间各有一小黏膜皱襞相连，分别称为上、下唇系带。

2. 颊

颊位于口腔两侧，为口腔前庭的侧壁，由黏膜、颊肌及颊脂体和皮肤构成，在平对上颌第2磨牙牙冠的颊黏膜上有腮腺管乳头，为腮腺管的开口处。

3. 牙列

牙列是人体最坚硬的器官，嵌于上、下颌骨的牙槽内，排列成弓状，分别称为上牙槽弓和下牙槽弓。牙是对食物进行机械加工的重要器官，并对语言和发音有重要辅助作用。在外形上，每个牙都可分为牙冠、牙颈和牙根。牙冠是露在牙龈以外的部分；牙根是嵌在上、下颌牙槽的部分；牙颈是牙冠与牙根之间的缩窄部分，被牙龈所包绕。根据牙的形态和机能可将牙分为切牙、尖牙、前磨牙和磨牙。牙列详细形态结构将在第六章进行描述。

（二）固有口腔

1. 腭

腭构成口腔的顶，分隔鼻腔与口腔，分为前2/3的硬腭和后1/3的软腭。

　　硬腭主要由骨性腭覆以黏膜构成。在两中切牙之间的后方黏膜突起的深面有切牙孔，正对上颌第三磨牙的内侧黏膜深面有腭大孔，有神经血管经二孔分布于腭及牙龈，局部阻滞麻醉常用此处。

　　软腭主要是由肌肉和黏膜构成，软腭的后部向后下倾斜的部分称腭帆。腭帆后缘游离，其中央向下的突起，称腭垂。自腭帆向两侧有 2 条弯向下的黏膜皱襞，前皱襞称为腭舌弓，后皱襞称为腭咽弓。由腭垂、腭帆游离缘、两侧的腭舌弓及舌根共同围成的狭窄部，称为咽峡，是口腔和咽的分界处（图 3 - 2）。

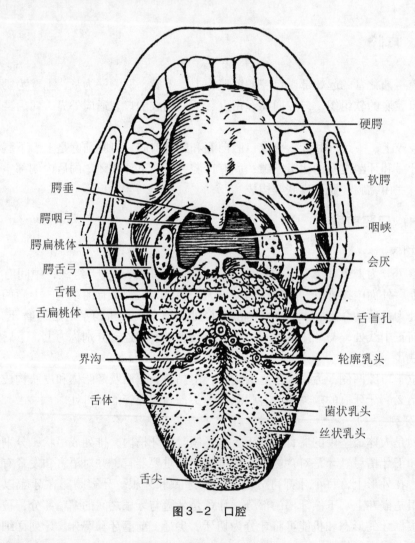

图 3 - 2　口腔

2. 舌

　　舌是位于口腔底部，是被覆黏膜而形成的肌性器官。

　　1）舌的形态。

　　舌分为上、下两面，舌的上面又称舌背，借 "V" 形的界沟，将舌分为前 2/3 的舌体和舌尖与后 1/3 的舌根。界沟的尖端有一小凹，称舌盲孔。舌体的前端为舌尖。

舌下面的正中线上有 1 条纵行的黏膜皱襞，称舌系带。若舌系带过短，会影响舌的运动，从而妨碍发音。舌系带根部的两侧各有 1 个小的圆形隆起，称舌下阜，有下颌下腺及舌下腺大管的开口。在舌下阜的两侧有向外侧延续的舌下襞，其深面有舌下腺，舌下腺的小管散在地开口于此。

舌肌属横纹肌。舌肌被纤维结缔组织所形成的中隔分为左、右对称的两半，每侧舌肌又可分为舌内肌和舌外肌（第一章已叙述）。

2）舌的黏膜。

舌根部黏膜内有许多由淋巴组织组成的小结节，称为舌扁桃体。在舌体和舌尖的黏膜形成许多乳头状隆起，称为舌乳头。舌乳头有 4 种（图 3 - 2）。

（1）丝状乳头。丝状乳头遍布于舌背各处，数量最多，体形最小，乳头呈圆锥形，尖端略向咽部倾斜，浅层上皮细胞角化脱落，形成舌苔，外观白色。

（2）菌状乳头。菌状乳头数量较少，散在于丝状乳头之间，在舌的侧缘与舌尖部较多。呈红色钝圆蘑菇状的突起，外观呈红色，上皮不角化，含有味蕾。

（3）轮廓乳头。轮廓乳头排列在界沟的前方，有 7～11 个，是乳头中最大的一种，乳头中央隆起，顶端平坦，乳头周围的黏膜凹陷形成环沟，沟两侧的上皮内有多个味蕾。

（4）叶状乳头。叶状乳头位于舌侧缘的后部，呈皱襞状，每侧有 4～8 条，形如叶片整齐排列。乳头间沟的沟底也有味腺开口，两侧上皮中富有味蕾。在人类不发达，小儿较为清楚。

在菌状乳头、轮廓乳头、叶状乳头以及软腭、会厌等处的黏膜上皮中，含有味觉感受器，称为味蕾，具有感受酸、甜、苦、咸等味觉功能。

二、咽

咽是漏斗形的肌性管道，位于第 1～6 颈椎前方。咽上端附着于颅底；下端平第 6 颈椎下缘处与食管相延续；咽前壁分别借鼻后孔、咽峡和喉口与前方的鼻腔、口腔和喉腔相通。咽腔以软腭和会厌上缘为界，分为鼻咽、口咽和喉咽三部（图 3 - 3）。咽为消化系及呼吸系所共有的通道。

（一）鼻咽

鼻咽为咽腔的上部，介于颅底与软腭后缘水平之间的部分，向前经鼻后孔与鼻腔相通。鼻咽的顶与后壁互相移行，呈倾斜的圆拱形，此处的黏膜下有丰富的淋巴组织，称为咽扁桃体，在小儿时期较发达，至 6 岁左右开始萎缩，10 岁以后则完全退化。有的儿童咽扁桃体可出现异常的增大，叫增殖腺（腺样体），可使咽腔变窄，影响呼吸，可出现熟睡时张口呼吸。

在鼻咽的侧壁上，约平下鼻甲的后方处，有一咽鼓管咽口，此口呈镰状，鼻咽腔由此口经咽鼓管通达中耳的鼓室。在咽鼓管咽口的前、上、后方有明显的隆起，称为咽鼓管圆枕，是寻找咽鼓管咽口的标志。在咽鼓管咽口附近的黏膜内有淋巴组织，称

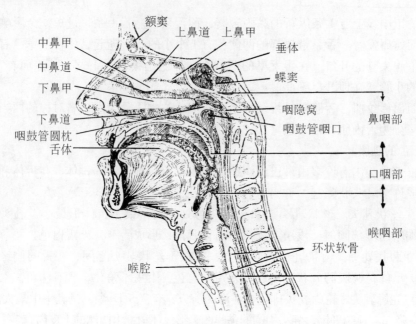

图3-3　头部正中矢状切面

为咽鼓管扁桃体。咽鼓管圆枕的后方有一纵行的凹陷，称为咽隐窝。

（二）口咽

口咽为咽腔的中部，介于软腭后缘与会厌上缘平面之间，向前经咽峡与口腔相通。口咽的前壁主要为舌根后部，舌根后部正中有1条矢状位的黏膜皱襞连至会厌，称为舌会厌正中襞，该襞两侧的凹陷称为会厌谷，异物可停留于此处。在口咽外侧壁的腭舌弓与腭咽弓之间有一凹窝，称为扁桃体窝，窝内容纳腭扁桃体。

咽淋巴环由咽后上方的咽扁桃体、两侧的咽鼓管扁桃体、腭扁桃体和前下方的舌扁桃体组成。咽淋巴环位于咽的上端，是消化道和呼吸道的上端的防御组织。

（三）喉咽

喉咽为咽下部最狭窄的部分，介于会厌上缘与第6颈椎下缘平面之间，向前借喉口与喉腔相通。在喉腔部喉口的两侧各有1个深凹的梨状隐窝，是异物易于滞留的部位。

三、食管

食管为前后扁的长管状肌性器官，上端平第6颈椎下缘处与咽相延续，下端平第11胸椎平面终于贲门。食管沿脊柱的前方向下，经颈部、胸部，穿膈的食管裂孔进入腹腔。食管可分为颈部、胸部和腹部。颈部介于起始部至颈静脉切迹水平之间；胸部自颈静脉切迹至膈的食管裂孔；腹部由食管裂孔至胃的贲门。食管全长有3处生理性狭窄：第一狭窄在食管的起始部；第二狭窄位于左主支气管跨过其前方处，相当于胸骨角或第 4、第 5 胸椎之间的椎间盘平面；第三狭窄位于食管穿经膈的食管裂孔处，约平第 10 胸椎平面。

四、胃

胃是消化管的膨大部分，上连食管，下续十二指肠，有收纳和消化食物的作用，胃还有内分泌功能（图 3 − 1）。

五、小肠

小肠是食物消化与吸收的主要场所，盘曲于腹腔内，为消化管的最长部分，上续于幽门，下接盲肠，分为十二指肠、空肠和回肠三部分（图 3 − 1）。

六、大肠

大肠是消化管的下段，起自盲肠，终于肛门，分盲肠、阑尾、结肠、直肠和肛管（图 3 − 1）。

第二节　消　化　腺

一、唾液腺

唾液腺由 3 对大唾液腺和许多散在分布于口腔及口咽等部位黏膜下的小唾液腺组成。大唾液腺包括腮腺、下颌下腺以及舌下腺，其分泌的唾液通过各自的导管排入口腔；其他小唾液腺通过口腔黏膜将液体分泌入口腔（图 3 − 4）。

（一）腮腺

腮腺形状不规则，腺体分为浅部、深部和峡部。浅部略呈三角形，覆盖于咬肌的浅面。深部伸入到下颌支与胸锁乳突肌之间的下颌后窝内，腮腺浅部和深部的连接部分为峡部。腮腺管自腮腺前部发出，在颧弓下方一横指处，横过咬肌浅面，穿颊肌，开口于与上颌第二磨牙相对的颊黏膜上的腮腺管乳头。腮腺管起始部的上方，可有副腮腺，多呈椭圆形，出现率为 35%。

（二）下颌下腺

下颌下腺位于下颌骨下缘及二腹肌前、后腹间的下颌下三角内，其导管沿口腔底

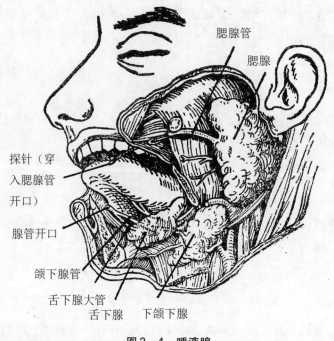

腮腺管

腮腺

探针（穿入腮腺管开口）

腺管开口

颌下腺管

舌下腺大管

舌下腺　　下颌下腺

图3-4　唾液腺

黏膜的深面前行，开口于舌下阜。

（三）舌下腺

舌下腺呈长扁圆形，位于口腔底部舌下襞深面，有大、小导管，大管与下颌下腺管共同开口于舌下阜，小管有多条，分别开口于舌下襞。

二、肝

肝是人体最大的消化腺，大部分位于右季肋区和腹上区，小部分位于左季肋区，被胸廓掩盖，仅在腹上区左、右肋弓之间露出，并直接接触腹前壁。肝在活体上呈红褐色，不规则的楔形，可分隔面、脏面和前、后、左、右四缘。

三、胰

胰是人体仅次于肝的第二大消化腺，位于胃的后方，横贴于腹后壁上部，相当于第1～2腰椎的水平。胰是一个狭长棱柱形的腺体，呈灰红色，可分为头、体、尾三部，各部之间无明显界限。

（顺德职业技术学院医药卫生学院　李泽良）

（中山大学光华口腔医学院　何宏文）

第四章　循 环 系 统

循环系统包括心血管系统和淋巴系统两部分，是一套密闭的连续的管道系统，分布于全身。心血管系统由心脏、动脉、静脉和毛细血管所组成。淋巴系统包括淋巴管道、淋巴器官和散在的淋巴组织。

第一节　心血管系统

一、心血管系统组成

心血管系统包括心脏、动脉、毛细血管和静脉。

（一）心脏

位于胸腔内，处于两肺及胸骨与脊柱间的纵隔内。心脏主要由心肌组成，分为右心房、右心室、左心房和左心室 4 个腔，同侧心房与心室之间有房室口相通，但左右心房、左右心室之间正常情况下互不相通，分别有房间隔、室间隔分隔。心房有静脉的入口，心室有动脉的出口。在房室口和动脉口处均有瓣膜。

（二）动脉

动脉是心室发出的血管，运送血液离开心脏至肺和身体各部。在行程中不断分支，越分越细，管壁逐渐变薄，最后移行于毛细血管。动脉内血液压力较高，流速较快，因此动脉管壁较厚，富有弹性和收缩性。在活体的某些部位还可扪到动脉随心脏跳动而搏动。

（三）毛细血管

毛细血管是连接动脉和静脉之间的微细血管。分布很广，几乎遍布全身各器官内。

（四）静脉

静脉是输送血液回心的血管，起自毛细血管的静脉端，它在向心汇集的过程中不断接受属支。静脉的管壁较薄，收缩力较弱，故其血压较低而血流缓慢。静脉壁内有静脉瓣，形似袋口朝向心脏的半月状小袋，有防止血液逆流和促使静脉向心回流的作用。四肢静脉瓣的数目较多，头颈部的静脉瓣膜甚少。

二、血液循环的途径

血液由心脏射出，经动脉、毛细血管、静脉，再返回心脏，如此循环不止。根据其循环途径可分为体循环和肺循环（图4-1）。两种循环同时进行。

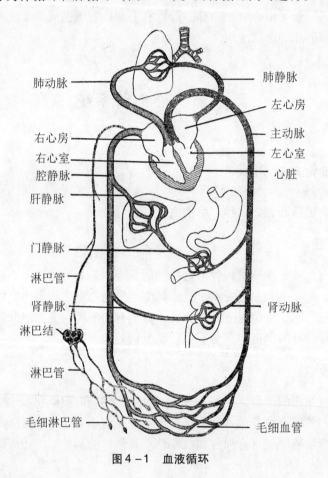

图4-1 血液循环

（一）体循环

当左心室收缩时，动脉血自左心室射出，经主动脉及其各级分支，到达全身各部的毛细血管。血液在此与周围的组织和细胞进行物质交换和气体交换，再经各级静脉，最后经上、下腔静脉流回右心房。血液沿上述途径的循环称为体循环。

（二）肺循环

体循环返回心脏的血液从右心房流入右心室。当右心室收缩时，血液从右心室射入肺动脉，经反复分支最后到达肺泡壁的毛细血管网。在此进行气体交换，排出二氧化碳，吸进氧气，使静脉血变成含氧丰富的动脉血，经肺静脉回流入左心房，再至左心室。血液沿上述途径称为肺循环。

三、头颈部血管

头颈部的血液供应来自颈总动脉和锁骨下动脉的分支。

（一）全身大血管

1. 主动脉

主动脉为体循环的动脉主干，由左心室发出，先向右前上方行走，继续弯向左后方，至第4胸椎左侧，沿脊柱下降，穿膈肌主动脉裂孔入腹腔，继续下行，至第4腰椎体下缘分为左、右髂总动脉。根据行程，主动脉可分为升主动脉、主动脉弓和降主动脉（图4-2）。

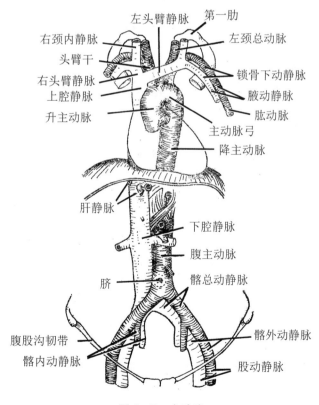

图4-2 主动脉

1）升主动脉。升左心室向右前上方斜行，达右侧第 2 胸肋关节高度移行为主动脉弓。

2）主动脉弓。主动脉弓续升主动脉，弓形弯向左后方，达第 4 胸椎体下缘处移行为降主动脉。从弓的凸侧发出 3 条较大的动脉，自右向左依次为：

（1）头臂干（无名动脉）。头臂干很短，起于主动脉弓上缘右侧，向右上方斜升，达右胸锁关节的后方分为右颈总动脉及右锁骨下动脉。前者布于右侧头颈，后者到达右侧上肢。

（2）左颈动脉。左颈动脉起自主动脉弓上缘中部，向上到左侧头颈。

（3）左锁骨下动脉。左锁骨下动脉起自主动脉弓上缘左侧，呈弓状向左到左侧上肢。

3）降主动脉。降主动脉起自第 4 胸椎体下缘续自主动脉弓，向下至第 4 腰椎下缘。经过胸腔和腹腔，又分为胸主动脉和腹主动脉，二者以膈肌的主动脉裂孔为界。

2. 上腔静脉

上腔静脉是 1 条粗短的静脉干，由左右头臂静脉在右侧第 1 肋骨结合处的后方汇合而成，沿升主动脉右侧垂直下降，注入右心房。

上腔静脉收集头、颈、上肢、胸壁和部分胸腔脏器的静脉血。头颈部的静脉大部分集合于颈内静脉；上肢、胸前壁及颈部的浅静脉则最后汇流于锁骨下静脉。颈内静脉与锁骨下静脉汇合，左右各成 1 条头臂静脉（无名静脉），左、右头臂静脉汇合构成上腔静脉。颈内静脉和锁骨下静脉汇合处所成的夹角称为静脉角（图 4 -3）。

3. 下腔静脉

下腔静脉是人体最大的静脉，在第 5 腰椎体的右前方由左、右髂总静脉汇合而成。沿腹主动脉右侧上行，穿膈肌的腔静脉孔到达胸腔，注入右心房。

（二）颈总动脉

颈总动脉是头颈部的动脉主干。左侧的起自主动脉弓，右侧的起自头臂干（图 4 -4）。经胸锁关节后方入颈部，沿食管、气管和喉的两侧上行，至甲状软骨上缘高度分为颈内动脉和颈外动脉。颈总动脉、颈内静脉和迷走神经共同包于颈动脉鞘内。

颈总动脉末端和颈内动脉起始部膨大，称为颈动脉窦，壁内有压力感受器。颈内、外动脉分叉处的后方有一扁椭圆形小体，借结缔组织连于动脉，称为颈动脉小球，为化学感受器。

1. 颈外动脉

颈外动脉先位于颈内动脉的前内侧，后经其前方转至外侧，上行穿腮腺，至下颌颈处分为颞浅动脉和上颌动脉。颈外动脉前壁在甲状软骨上缘与舌骨大角之间由下而上发出甲状腺上动脉、舌动脉和面动脉，内侧壁发出咽升动脉，后壁发出枕动脉（图 4 -4）。

1）甲状腺上动脉。甲状腺上动脉起自颈外动脉，伴喉上神经外支呈弓形弯向前

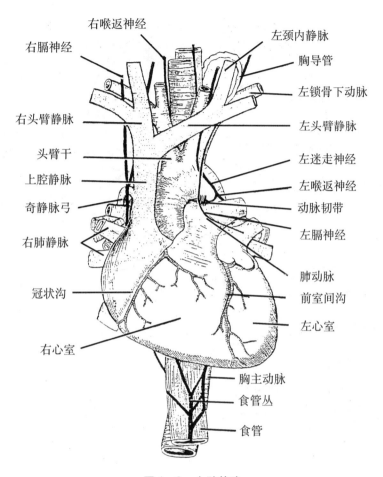

右喉返神经
右膈神经
右头臂静脉
头臂干
上腔静脉
奇静脉弓
右肺静脉
冠状沟
右心室

左颈内静脉
胸导管
左锁骨下动脉
左头臂静脉
左迷走神经
左喉返神经
动脉韧带
左膈神经
肺动脉
前室间沟
左心室
胸主动脉
食管丛
食管

图4-3　上腔静脉

下，沿甲状软骨外侧下行，达甲状腺侧叶上极上方处分为前、后腺支。

2）舌动脉。舌动脉自平舌骨大角高度发出，经舌骨舌肌深面行向前内侧，至舌骨舌肌前缘垂直上行入舌，分布于舌、舌下腺和腭扁桃体等。在舌骨舌肌前缘处分成舌下动脉和舌深动脉两终支。舌动脉发出分支有舌骨上支、舌背动脉、舌下动脉和舌深动脉。

3）面动脉。面动脉平下颌角高度，在颈动脉三角内起自颈外动脉，向前内经二腹肌后腹和茎突舌骨肌的深侧进入下颌下三角，沿下颌下腺浅部深面的沟内向前上行，于咬肌止点前缘处绕过下颌骨下缘进入面部。面动脉在面部行程迂曲，斜向内上方，经口角和鼻翼的外侧至内眦，改称为内眦动脉。面动脉搏动在下颌骨下缘与咬肌前缘相交处可以触及，面部出血时可在此处压迫止血。面动脉发出分支有腭升动脉、扁桃体动脉、腺支、颏下动脉、下唇动脉、上唇动脉、鼻外侧动脉和内眦动脉。

4）枕动脉。枕动脉在二腹肌后腹下缘处起自颈外动脉。除有小支分布于二腹肌、茎突舌骨肌和夹肌头等外，枕动脉还发出胸锁乳突肌支、乳突支、耳支、降支、

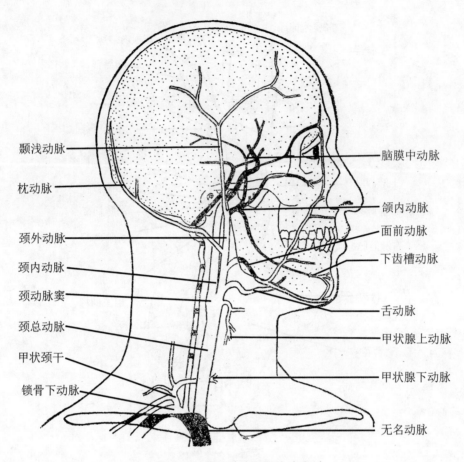

图4-4　颈总动脉和颈外动脉

脑膜和枕支。

5）耳后动脉。耳后动脉在二腹肌后腹和茎突舌骨肌上缘处，于乳突前方上行，经腮腺深侧至耳廓软骨与乳突之间，分为耳支和枕支。主要分支有茎乳动脉、耳支和枕支。

6）咽升动脉。咽升动脉起自颈外动脉，沿咽侧壁上行至颅底。咽升动脉的主要分支有咽支、鼓室下动脉和脑膜后动脉。

7）颞浅动脉。颞浅动脉是颈外动脉的终支之一，起始下颌颈稍后方，向上穿腮腺，经颧弓根部表面、腮腺和耳前肌的深侧至颞部，多平眶上缘，分为额支和顶支。主要分支有腮腺支、面横动脉、咬肌动脉、颞中动脉、颧眶动脉、耳前动脉、耳上动脉、额支和顶支。

8）上颌动脉。上颌动脉是颈外动脉的终支之一，在下颌颈后方与颞浅动脉呈直角发出，经下颌颈与蝶下颌韧带之间入颞下窝，按行程可将上颌动脉分为三部（图4-5）。

（1）下颌部。下颌部自起始端至翼外肌处，经下颌颈与蝶下颌韧带之间，向内

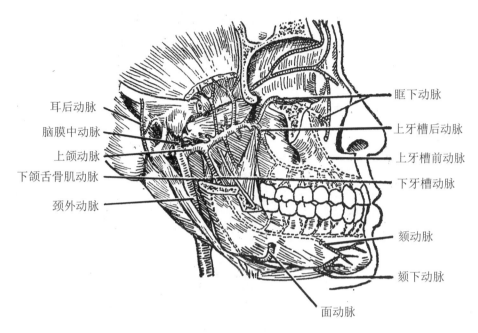

耳后动脉
脑膜中动脉
上颌动脉
下颌舌骨肌动脉
颈外动脉

眶下动脉
上牙槽后动脉
上牙槽前动脉
下牙槽动脉
颏动脉
颏下动脉
面动脉

图 4 - 5　上颌动脉

侧经耳颞神经和翼外肌下方，横过下牙槽神经前方。此部发出的分支有耳深动脉、鼓室前动脉、脑膜中动脉、脑膜副动脉和下牙槽动脉。下牙槽动脉起自下颌动脉的下颌部，向前下方经下颌孔与下颌管，再经颏孔穿出下颌管，成为颏动脉。行程中发出下颌舌骨肌支、牙支、牙周支和颏动脉。

（2）翼肌部。翼肌部位于翼外肌下头浅面，行向前上方。行程中发出咬肌动脉、翼肌支、颞深前动脉、颞深后动脉和颊动脉。

（3）翼腭部。翼腭部从翼外肌上、下头之间经翼上颌裂入翼腭窝，至蝶腭神经节前方分为上牙槽后动脉、腭降动脉、蝶腭动脉、翼管动脉和眶下动脉。蝶腭动脉在翼腭窝起自上颌动脉，伴腭神经沿翼腭管下行，分为腭大动脉和腭小动脉。眶下动脉在眶下管发出上牙槽前动脉和上牙槽中动脉。

2. 颈内动脉

颈内动脉先在颈外动脉后外侧，继而转至其内侧，沿咽侧壁上行至颅底，经颞骨岩部的颈动脉管入颅腔。颅外段无分支。颅内段分支分布于大脑半球大部分和视器，并有小支分布于额部和鼻部。

眼动脉在颈内动脉穿出海绵窦处发出，伴视神经经视神经管入眶，先在视神经外侧，然后在上直肌下方越至眶的内侧前行，终于滑车上动脉。眼动脉在行程中发出泪腺动脉、视网膜中央动脉、睫状后短动脉、睫状后长动脉、睫状前动脉、眶上动脉、滑车上动脉、筛前动脉和筛后动脉。

（三）锁骨下动脉

锁骨下动脉是颈部和上肢的动脉主干。颈部的分支有椎动脉、甲状颈干、甲状腺最下动脉和肋颈干（图4-6）。

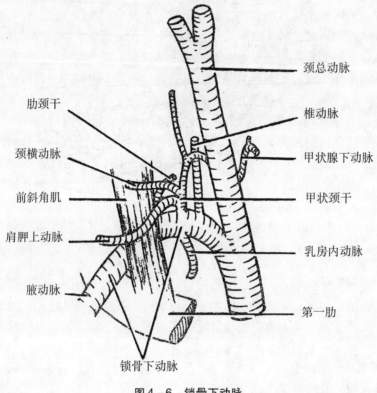

肋颈干

颈横动脉

前斜角肌

肩胛上动脉

腋动脉

锁骨下动脉

颈总动脉

椎动脉

甲状腺下动脉

甲状颈干

乳房内动脉

第一肋

图4-6　锁骨下动脉

1. 椎动脉

椎动脉是最大的分支，起自锁骨下动脉的第1段，穿经第1～6颈椎横突孔，达寰椎横突上方，弯向后内，沿椎动脉沟绕过寰椎侧块后方，转向前上，穿过寰枕后膜和硬脊膜，经枕骨大孔入颅腔，分支分布于脊髓、脑和内耳。椎动脉在颈部的分支有肌支和脊支。

2. 甲状颈干

甲状颈干为一短干，在椎动脉外侧、前斜角肌内侧缘处起自锁骨下动脉的第1段，立即分为甲状腺下动脉、肩胛上动脉和颈横动脉，分布于颈部器官、颈和肩部肌、脊髓及其被膜等。

3. 甲状腺最下动脉

甲状腺最下动脉可起自颈总动脉、锁骨下动脉、甲状颈干、胸廓内动脉或头臂干等，经气管前方上升，分布于甲状腺峡。

4. 肋颈干

肋颈干在甲状颈干外侧起自锁骨下动脉第 1 段或第 2 段，在胸膜顶上方呈弓形向后，至第 1 肋颈处分为颈深动脉和肋间最上动脉。

四、静脉

头颈部的静脉血液主要由颈内静脉和锁骨下静脉收集。颈内静脉和锁骨下静脉在胸锁关节后方汇合成头臂静脉（图 4-7）。两静脉汇合部形成向外上开放的静脉角，左、右两侧分别有胸导管和右淋巴导管注入。

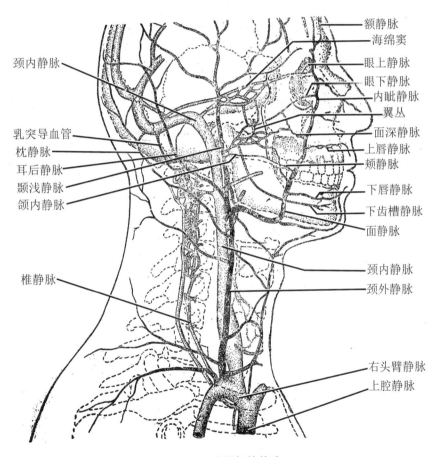

图 4-7　头颈部的静脉

（一）颈内静脉

颈内静脉于颈静脉孔处续于乙状窦，在颈动脉鞘内沿颈内动脉和颈总动脉的外侧下行，至胸锁关节后方与锁骨下静脉汇合成头臂静脉。颈内静脉的颅内属支有乙状窦和岩下窦，收集颅骨、脑膜、脑、视器和前庭蜗器等处的静脉血，颅外属支自上而下为面静脉、舌静脉、咽静脉、甲状腺上静脉和甲状腺中静脉等。

1. 面静脉

面静脉起自内眦静脉，在面动脉后方下行，越下颌骨下缘进入下颌下三角。经下颌下腺浅面，在下颌角下方接受下颌后静脉的前支，跨过颈内、外动脉的表面，下行至舌骨大角附近注入颈内静脉。面静脉通过眼上静脉和眼下静脉与颅内的海绵窦交通，并通过面深静脉与翼静脉丛交通，继而与海绵窦交通。

2. 下颌后静脉

下颌后静脉由颞浅静脉和上颌静脉在腮腺内汇合而成，向下分为前、后两支，前支注入面静脉，后支与耳后静脉和枕静脉汇合成颈外静脉。

3. 翼丛

翼丛位于颞下窝内，翼内、外肌与颞肌之间。翼丛接受与上颌动脉分支伴行的静脉，汇合成上颌静脉。

（二）锁骨下静脉

锁骨下静脉在第1肋外侧缘续自腋静脉，经锁骨外1/3的后方进入锁骨上三角，弓形向内侧经锁骨下动脉前下方、膈神经和前斜角肌的前面，在胸锁关节后方与颈内静脉汇合成头臂静脉。

1. 颈外静脉

颈外静脉是颈部最大的浅静脉，由下颌后静脉的后支、耳后静脉和枕静脉在下颌角处汇合而成，经胸锁乳突肌表面下行至该肌后缘，穿深筋膜注入锁骨下静脉或静脉角，其末端接受颈前静脉。

2. 颈前静脉

颈前静脉起自颏下方的浅静脉，沿颈前正中线两侧下行，注入颈外静脉末端或锁骨下静脉。

第二节 淋巴管和淋巴结

头颈部的淋巴结在头、颈部交界处呈环状排列，在颈部沿静脉纵向排列，少数淋巴结位于消化道和呼吸道周围。头颈部淋巴结的输出淋巴管下行，直接或间接地注入颈外侧下深淋巴结。颈根部有胸导管末端和右淋巴导管及其所属的淋巴干。

一、头部淋巴结

头部淋巴结多位于头、颈部交界处，主要引流头面部淋巴，输出淋巴管直接或间接注入颈外侧上深淋巴结（图4-8）。

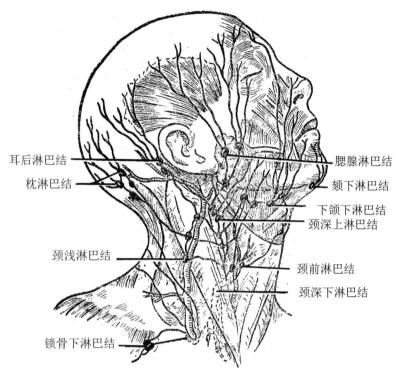

图4-8 头部淋巴结

(一) 枕淋巴结

枕淋巴结分浅、深两群，分别位于斜方肌起点表面和头夹肌深面，引流枕部和项部的淋巴。

(二) 乳突淋巴结

乳突淋巴结又称耳后淋巴结，位于胸锁乳突肌止点表面，引流颅顶、颞区和耳廓后面皮肤的淋巴。

(三) 腮腺淋巴结

腮腺淋巴结分浅、深两群，分别位于腮腺表面和腮腺实质内，引流额、颅顶、颞区、耳廓、外耳道、颊部和腮腺等处的淋巴。

(四) 下颌下淋巴结

下颌下淋巴结位于下颌下腺附近和实质内，引流面部和口腔器官的淋巴。

(五) 颏下淋巴结

颏下淋巴结位于左、右二腹肌前腹与舌骨体之间，引流舌尖、下唇中部和颏部的淋巴。

二、颈部淋巴结

颈部淋巴结主要包括颈前淋巴结和颈外侧淋巴结（图4-9）。

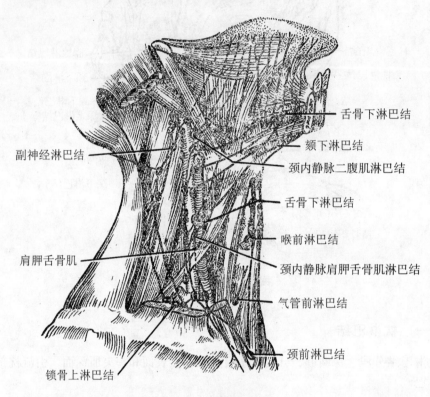

图4-9 颈部淋巴结

（一）颈前淋巴结

1. 颈前浅淋巴结

颈前浅淋巴结沿颈前静脉排列，引流颈前部浅层结构的淋巴，输出淋巴管注入颈外侧下深淋巴结。

2. 颈前深淋巴结

颈前深淋巴结位于喉、甲状腺和气管颈部的前面，引流相应器官的淋巴，输出淋巴管注入颈外侧深淋巴结。

（1）喉前淋巴结。喉前淋巴结位于喉前面，引流喉和甲状腺的淋巴，输出淋巴管注入气管前淋巴结、气管旁淋巴结和颈外侧下深淋巴结。

（2）甲状腺淋巴结。甲状腺淋巴结位于甲状腺峡部前面，引流甲状腺的淋巴，输出淋巴管注入气管前淋巴结、气管旁淋巴结和颈外侧上深淋巴结。

（3）气管前淋巴结。气管前淋巴结位于气管颈部前面，引流喉、甲状腺和气管颈部的淋巴，输出淋巴管注入气管旁淋巴结和颈外侧下深淋巴结。

（4）气管旁淋巴结。气管旁淋巴结位于气管和食管之间的侧沟内，沿喉返神经排列，引流喉、甲状腺、气管和食管的淋巴，输出淋巴管主要合成支气管纵隔干，一部分注入颈外侧下深淋巴结。感染或肿瘤转移可引起气管旁淋巴结肿大，压迫喉返神经，出现声音嘶哑。

（二）颈外侧淋巴结

1. 颈外侧浅淋巴结

颈外侧浅淋巴结沿颈外静脉排列，引流颈外侧浅层结构的淋巴，并收纳枕淋巴结、乳突淋巴结和腮腺淋巴结的输出淋巴管，其输出淋巴管注入颈外侧深淋巴结。

2. 颈外侧深淋巴结

颈外侧深淋巴结主要沿颈内静脉排列，部分淋巴结沿副神经和颈横血管排列。以肩胛舌骨肌为界，分为颈外侧上、下深淋巴结两群。

（1）颈外侧上深淋巴结。颈外侧上深淋巴结主要沿颈内静脉上段排列。位于面静脉、颈内静脉和二腹肌后腹之间的淋巴结称为颈内静脉二腹肌淋巴结，引流鼻咽部、腭扁桃体和舌根的淋巴。鼻咽癌和舌根癌常首先转移至该淋巴结。位于颈内静脉与肩胛舌骨肌中间腱交叉处的淋巴结称为颈内静脉肩胛舌骨肌淋巴结，引流舌尖的淋巴。舌尖癌常首先转移至该淋巴结。沿副神经排列的淋巴结称为副神经淋巴结。颈外侧上深淋巴结引流鼻、舌、咽、喉、甲状腺、气管、食管、枕部、项部和肩部等处的淋巴，并收纳枕、耳后、腮腺、下颌下、颏下和颈外侧浅淋巴结等的输出淋巴管，其输出淋巴管注入颈外侧下深淋巴结或颈干。咽后淋巴结位于咽后壁和椎前筋膜之间，引流鼻腔后部、鼻旁窦、鼻咽部和喉咽部的淋巴，输出淋巴管注入颈外侧上深淋巴结。

（2）颈外侧下深淋巴结。颈外侧下深淋巴结主要沿颈内静脉下段排列。沿颈横血管分布的淋巴结称为锁骨上淋巴结，其中，位于前斜角肌前方的淋巴结称为斜角肌淋巴结。左侧斜角肌淋巴结又称为魏尔啸淋巴结（Virchow node）。

三、胸导管

胸导管沿食管左侧出胸廓上口至颈部，平第 7 颈椎高度向左呈弓形跨越胸膜顶，经颈动脉鞘后方和椎血管、膈神经、交感干和锁骨下动脉的前方，弯向前内下方，注入左静脉角。胸导管末端收纳左颈干、左锁骨下干和左支气管纵隔干。

四、右淋巴导管

右淋巴导管由右颈干、右锁骨下干和右支气管纵隔干汇合而成，多数注入右静脉角。

（广州医科大学基础医学院　叶秉坤 冷水龙）

第五章 神经系统

第一节 总 论

神经系统是人体最主要的功能系统，它控制和调节其他系统器官的活动，使机体适应内、外环境的各种变化，保证生命活动的正常进行。

神经系统由中枢神经系统和周围神经系统两部分组成。但在结构和功能上，二者是密不可分的整体。

中枢神经系统由脊髓和脑两部分组成，分别位于椎管内和颅腔内。周围神经系统包括与脊髓相连的脊神经和与脑相连的脑神经。脊神经有 31 对，主要分布于躯干和四肢；脑神经有 12 对，主要分布于头、颈部。

第二节 中枢神经系统

中枢神经系统由位于颅腔内的脑和位于椎管内的脊髓组成。两者之间没有明显的界线，通常在平枕骨大孔处，以第 1 颈神经根丝的上缘为界。脑分为延髓、脑桥、中脑、小脑、间脑和端脑，其中，延髓、脑桥和中脑合称为脑干。

一、脊髓

脊髓是中枢神经系统中分化较少、功能较低级的部分，仍保留着明显的节段性。脊髓与 31 对脊神经相连，后者分布到躯干和四肢。脊髓与脑的各部之间有着广泛的联系，来自躯干、四肢的各种刺激只有通过脊髓传导到脑才能产生感觉，脑也要通过脊髓来完成复杂的功能。

脊髓位于椎管内，全长 40～45 cm，上端于枕骨大孔处与脑相连；下端变细，形成脊髓圆锥，第 1 腰椎体下缘与终丝延续止于尾骨背面。脊髓全长粗细不等，有 31 节段，分别为颈节 8 个、胸节 12 个、腰节 5 个、骶节 5 个和尾节 1 个。有 2 处明显膨大的部位，即颈膨大和腰骶膨大，前者自第 4 颈节至第 1 胸节，后者自第 2 腰节至第 3 骶节。每个节段有对应脊神经相连，共有 31 对脊神经（图 5 - 1）。

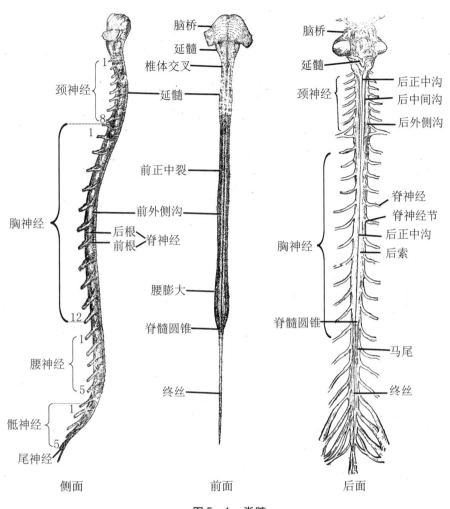

图 5-1　脊髓

二、脑

脑位于颅腔内，表面凹凸不平，与颅腔内面的形态相适应。脑一般可分为端脑、间脑、中脑、脑桥、延髓和小脑，其中，中脑、脑桥、延髓通常合称为脑干（图 5-2）。脑是神经系统最发达，也是最复杂的部分，对于成人，其平均质量约 1 400 g。除第 1 和第 2 脑神经分别与端脑和间脑相连外，其余脑神经连于脑干。

脑干上与间脑相连，下接脊髓，自上而下由中脑、脑桥和延髓组成。脑桥和延髓腹侧与颅后窝的斜坡相贴，背面通过小脑脚与小脑相连，它们之间的室腔为第四脑室。此室向上连通中脑水管，向下与延髓和脊髓的中央管相续，还可经第四脑室正中孔和外侧孔通蛛网膜下隙。

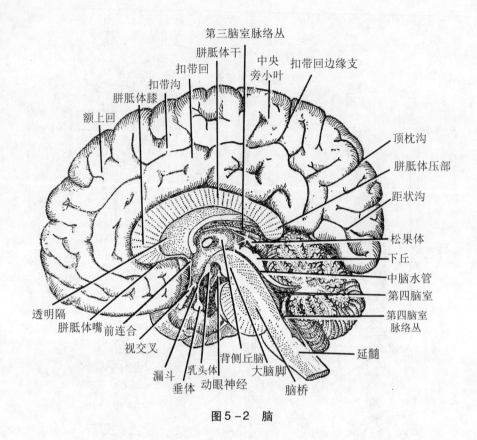

图 5 - 2 脑

第三节　周围神经系统

　　周围神经系统包括除脑和脊髓以外的神经细胞和神经纤维，由神经、神经节、神经丛和神经终末装置组成，起着使神经中枢与外界相联系的作用，一端连于中枢神经系统的脑或脊髓，另一端借各种末梢装置连于身体各系统、器官。其中，与脑相连的有 12 对脑神经，与脊髓相连的为脊神经，共 31 对。若以周围神经系统在身体各系统、器官中的不同分布对象来区分，则周围神经系统可分成躯体神经和内脏神经。为了叙述简便，一般把周围神经系统分为脑神经、脊神经和内脏神经。

一、脊神经

（一）脊神经概述

脊神经共 31 对，分别为颈神经 8 对、胸神经 12 对、腰神经 5 对、骶神经 5 对和

1 对尾神经。每对脊神经连于 1 个脊髓节段，脊神经前根连于脊髓前外侧沟，脊神经后根在椎间孔附近有椭圆形的膨大，称为脊神经节，内含假单极的感觉神经元，其中，枢突构成了脊神经后根，连于脊髓后外侧沟，周围突则随脊神经分支分布至感受器。前、后根在椎间孔处合成 1 条脊神经。脊神经通过同序数椎体上方或下方的椎间孔穿出椎管或骶管。例如，第 1 颈神经干经寰椎上方穿出椎管，第 2～7 颈神经干均经同序数颈椎上方的椎间孔穿出，而第 8 颈神经干经第 7 颈椎下方的椎间孔穿出。

脊神经前根属运动性，后根属感觉性，因此脊神经既有感觉纤维，又有运动纤维，是混合性的，含有 4 种纤维成分：①躯体感觉纤维，来自脊神经节，其中枢突构成脊神经后根进入脊髓，周围突入脊神经分布于皮肤、骨骼肌、肌腱和关节。将皮肤浅感觉（痛、温触觉）和肌、关节的深感觉（运动觉、位置觉等）冲动传入中枢。②内脏感觉纤维，也来自脊神经节的假单极神经元，其中枢突构成后根进入脊髓，其周围突分布于内脏、心血管和腺体，将这些结构的感觉冲动传入中枢。③躯体运动纤维，发自脊髓前角运动细胞，分布于骨骼肌，支配其随意运动。④内脏运动纤维，发自胸 1 至腰 3 段脊髓侧角（交感中枢）或骶 2 至 4 副交感核（副交感中枢），分布于内脏、心血管和腺体，支配心肌、平滑肌的运动，控制腺体的分泌。

（二）脊神经的分支

脊神经干由脊神经前后根汇合而成，较短，出椎间孔后立即分为 4 支，分别为前支、后支、脊膜支和交通支。

1. 脊膜支
脊膜支是脊神经干发出的经椎间孔返入椎管的细小分支，分布于脊髓被膜、椎管骨膜、椎间盘等处。

2. 后支
后支为混合性，较细，经相邻椎骨横突之间或骶后孔向后走行，其肌支分布于项、背、腰骶部深层肌，皮支分布于枕、项、背、腰、骶、臀部的皮肤。

3. 交通支
交通支为连于脊神经与交感干之间的细支，有灰、白交通支之分。

4. 前支
前支为脊神经干最粗大的分支，为混合性，分布于躯干前外侧和四肢的肌肉和皮肤。除胸神经前支外，其余各部脊神经前支分别交织成丛，形成颈丛、臂丛、腰丛和骶丛，由各丛再发出分支至相应的区域。

（三）颈丛

1. 颈丛的组成和位置
颈丛位于胸锁乳突肌上部的深面，中斜角肌和肩胛提肌起始端的前方，由第 1～4 颈神经前支相互交织而成。

2. 颈丛的分支
颈丛分支包括有浅支、深支两组（图 5-3）。

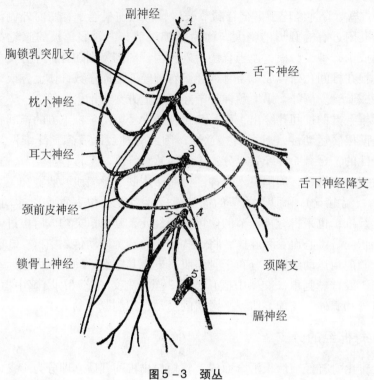

副神经

胸锁乳突肌支

枕小神经

耳大神经

颈前皮神经

锁骨上神经

舌下神经

舌下神经降支

颈降支

膈神经

图 5 – 3　颈丛

1）颈丛浅支。

颈丛浅支较集中，于胸锁乳突肌后缘中点附近穿出颈深筋膜，后再散开向上、向下或横行，其浅出位置是颈部浅层结构浸润麻醉的一个阻滞点。

（1）枕小神经纤维。枕小神经纤维来自第 2 或第 3 颈神经，沿胸锁乳突肌后缘上行，到头的侧面，与枕大神经、耳大神经及面神经的耳后支相交通，分布于枕部外侧及耳廓背面上部的皮肤。

（2）耳大神经。耳大神经起于第 2 或第 3 颈神经，向前上方，斜越沿胸锁乳突肌表面向耳垂方向上行，至腮腺下方分为 2 支：前支分布于腮腺咬肌区皮肤；后支分布于耳廓后面及乳突部皮肤。耳大神经位置浅表，易于寻找，是可供移植的神经干之一。

（3）颈横神经。颈横神经也称为颈前皮神经，来自第 2 或第 3 颈神经，在胸锁乳突肌后缘中点浅出后，沿该肌浅面横向内侧，经颈外静脉深面至该肌前缘，分支呈扇形散开，分布于颈前部的皮肤。其上部的分支常与面神经颈支有交通支。

（4）锁骨上神经。锁骨上神经起于第 3 或第 4 颈神经，自胸锁乳突肌后缘中点向后下浅出，行于颈阔肌深面，有 2～4 支辐射状行向下、外方，到锁骨附近后穿出颈阔肌，分布于颈侧区、胸壁上部和肩部的皮肤。

2）颈丛深支。

颈丛深支包括 2 种，一种是支配颈部肌群和膈肌的肌支，另一种是与其他神经的交通支。

（1）膈神经。膈神经是颈丛中最重要的分支，起于第 3～5 颈神经，其中含有大量运动纤维及少量感觉纤维；运动纤维支配膈肌，感觉纤维分布于胸膜、心包、膈下面的部分腹膜。膈神经先位于前斜角肌上部外侧，椎前筋膜深面，继而沿该肌前面下降至肌内侧，在锁骨下动、静脉之间经胸廓上口进入胸腔。在颈根部，膈神经被胸锁乳突肌和颈内静脉遮蔽，有肩胛舌骨肌中间腱和颈横动脉横过其表面。在左膈神经的前面，还有胸导管经过。

（2）副膈神经。副膈神经是颈丛的一个不恒定的分支，副膈神经出现率约为48%，常见于一侧，可发自第 4、第 5 或第 6 颈神经，多先位于膈神经外侧下行，于锁骨下静脉上、下方加入膈神经内。

（3）颈丛交通支。颈丛与其他神经之间存在一些交通支，包括颈丛与副神经、迷走神经和交感神经之间的交通支等。其中最重要的是颈丛与舌下神经之间的交通联系。第 1 颈神经前支的部分纤维随舌下神经走行，在颈动脉三角内离开舌下神经，形成颈袢上根。第 2、第 3 颈神经前支的纤维经过颈丛联合发出降支，称为颈袢下根。在平环状软骨弓处，颈袢上、下两根在颈动脉鞘浅面合成颈袢，也称为舌下神经袢；自颈袢发支支配肩胛舌骨肌上腹、胸骨舌骨肌、胸骨甲状肌及肩胛舌骨肌下腹。

二、脑神经

脑神经是指与脑相连的周围神经，它将脑与各部的感受器和效应器联系起来。脑神经共 12 对，其排列顺序一般用罗马数字表示。

每对脑神经含有的纤维成分从 1 种到数种不等，因此单一的脑神经既可以是单纯感觉性的（Ⅰ、Ⅱ、Ⅷ）或单纯运动性的（Ⅲ、Ⅳ、Ⅵ、Ⅺ、Ⅻ），也可以是感觉纤维和运动纤维共同存在的混合性神经（Ⅴ、Ⅶ、Ⅸ、Ⅹ）。脑神经中的内脏运动纤维，属于副交感成分，存在于Ⅲ、Ⅶ、Ⅸ、Ⅹ四对脑神经。副交感纤维，在到达所支配的器官前，需在副交感神经节中交换神经元，节后纤维支配效应器。脑神经中的感觉纤维（躯体感觉和内脏感觉纤维）的神经元多为假单极神经元，在脑外集聚形成感觉性脑神经节，包括Ⅴ的三叉神经节，Ⅶ的膝神经节，Ⅸ和Ⅹ的上神经节、下神经节；但是，Ⅷ的前庭神经节和蜗神经节，由双极神经元聚集而成。

（一）嗅神经

嗅神经为单纯感觉性脑神经，内含特殊内脏感觉纤维，由位于鼻腔嗅区黏膜内的嗅细胞中枢突聚集而成，形成 20 多条嗅丝，穿过筛孔入颅前窝，经嗅球、嗅束传导嗅觉。

（二）视神经

视神经是单纯感觉性脑神经，由特殊躯体感觉纤维组成，传导视觉冲动。视网膜节细胞的中枢突在视神经乳头处聚集后穿过巩膜筛板，形成视神经。视神经行向后内，穿视神经管入颅中窝，向后内走行于垂体前方连于视交叉，再经视束连于间脑。

（三）动眼神经

动眼神经为单纯运动性脑神经，从中脑脚间窝出脑，沿海绵窦外侧壁上部前行，经眶上裂入眶。在眶内分成上、下两支，支配除外直肌、上斜肌外的眼外肌。动眼神经中的内脏运动纤维由下斜肌支单独以小支分出，称睫状神经节短根，进入视神经后段外侧的睫状神经节交换神经元，节后纤维进入眼球，分布于睫状肌和瞳孔括约肌，参与调节反射和瞳孔对光反射。

（四）滑车神经

滑车神经含一般躯体运动纤维，起于中脑对侧的滑车神经核，自中脑背侧下丘下方出脑，自脑发出后，绕过大脑脚外侧前行，沿海绵窦外侧壁向前，经眶上裂入眶，支配上斜肌。

（五）三叉神经

三叉神经为最粗大的脑神经，属混合性脑神经，含一般躯体感觉和特殊内脏运动两种纤维。其特殊内脏运动纤维起于脑桥的三叉神经运动核，纤维组成三叉神经运动根，由脑桥基底部与脑桥臂交界处出脑，连于三叉神经节，由该节发出眼神经、上颌神经和下颌神经（图5-4）。

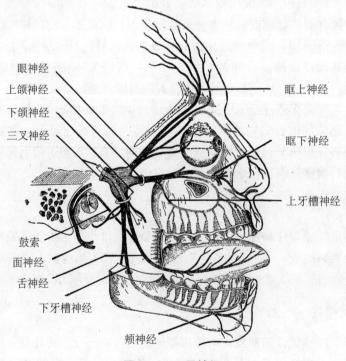

图5-4 三叉神经

三叉神经节位于颅中窝颞骨岩部近尖端处前面的三叉神经压迹。该神经节包被于硬脑膜两层间的裂隙内，近侧2/3尚有蛛网膜下隙。神经节上方为大脑颞叶，深面有三叉神经运动根及岩大神经走行，内缘邻接海绵窦后部和颈内动脉，外侧有卵圆孔和棘孔。

1. 眼神经

眼神经仅含躯体感觉纤维，自三叉神经节发出后，穿行海绵窦外侧壁，后经眶上裂入眶，分支分布于眼裂以上的皮肤及泪腺、结膜、硬脑膜等处。

（1）额神经。额神经是眼神经分支中最上面的一支，在眶顶与上睑提肌之间前行，分2～3支，其中，眶上神经经眶上切迹伴同名血管穿出者，分布于额顶、上睑部皮肤。另一支滑车上神经向内前方经滑车上方出眶分布于鼻背及内眦附近皮肤。

（2）泪腺神经。泪腺神经沿眶外侧壁、外直肌上方行向前外，主要分布于泪腺，有细小分支分布于上睑、外眦部皮肤。泪腺神经与上颌神经的分支之一颧神经有交通，经此导入副交感纤维控制泪腺分泌。

（3）鼻睫神经。鼻睫神经在上直肌和视神经之间向前内行达眶内侧壁，发出滑车下神经行于上斜肌下方，在滑车下出眶，分布于鼻背、眼睑皮肤及泪囊；发出筛前、筛后神经，分布于筛窦、鼻腔黏膜及硬脑膜；发出睫状长神经在眼球后方穿入眼球，分布于角膜、睫状体、虹膜等；有分支至睫状神经节，构成其感觉根。

2. 上颌神经

上颌神经只有躯体感觉纤维，主要分布于上颌牙齿、口腔和鼻腔黏膜、睑裂与口裂之间的皮肤。该神经从三叉神经节发出后，进入海绵窦外侧壁，沿其下部向前经圆孔出颅，进入翼腭窝上部，斜向前外侧经眶下裂入眶，延续为眶下神经，继续前行于眶下沟、眶下管，最后从眶下孔到面部（图5-5）。根据其行程，上颌神经可分为颅内段、翼腭窝段、眶段和面段，其主要分支如下：

1）颅内段。上颌神经在上颌神经起始端发出细小的脑膜中神经，分布于颅中窝的硬脑膜。

2）翼腭窝段。上颌神经在翼腭窝段发出翼腭神经、颧神经和上牙槽后神经。

（1）翼腭神经是上颌神经向下发出，连于翼腭神经节的2～3个细小分支。其含有的躯体感觉纤维部分穿经神经节，大部分贴附神经节内侧而过，与神经节都没有交换神经元，直接延续为翼腭神经节的分支，如眶支、咽支、鼻后支和腭神经等。部分分支还有些纤维来自从翼腭神经节发出的内脏运动神经节后纤维和传导味觉的纤维。

A. 鼻后支。鼻后支有数支，经蝶腭孔或翼腭管前壁的小孔入鼻腔，分布于上中鼻甲、上鼻道和鼻中隔后部的黏膜。其中的一支称为鼻腭神经，沿鼻中隔黏膜深面行向前下，分布于鼻中隔，经切牙管出切牙孔，分布于上颌前牙的腭侧黏骨膜及牙龈，且发出分支与上牙槽前神经交通，共同分布于上颌中切牙。还有分支在上颌尖牙的腭侧与腭前神经吻合。

B. 腭神经。腭神经有前、中、后三支，分布于硬腭、软腭和腭扁桃体等部。其中的腭前神经，又名腭大神经，出腭大孔向前，行于上颌骨腭突下面纵行的沟内，分

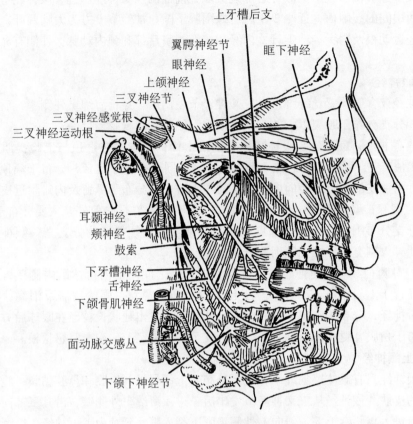

上牙槽后支

翼腭神经节
眼神经
上颌神经
三叉神经节
三叉神经感觉根
三叉神经运动根

眶下神经

耳颞神经
颊神经
鼓索
下牙槽神经
舌神经
下颌骨肌神经

面动脉交感丛

下颌下神经节

图5-5　上、下颌神经

布于上颌后牙及尖牙的腭侧黏骨膜及牙龈，并在上颌尖牙的腭侧黏骨膜内与鼻腭神经吻合。

（2）颧神经。颧神经从上颌神经的上面发出，经眶下裂入眶，穿过眶外侧壁之颧骨管，分为颧颞支和颧面支，布于颧部、颞部和颊部皮肤。颧颞支有一细小交通支与泪腺神经相连。

（3）上牙槽后神经。上牙槽后神经是上颌神经在进入眶下裂之前发出的分支，经翼突上颌裂进入颞下窝。一般为2～3支，有一支沿上颌骨体后面下降，分出上牙龈支布于上颌磨牙颊侧的黏膜及牙龈。其他分支与同名动脉伴行进入牙槽孔，经上颌窦后壁之牙槽管前行，与上牙槽中神经及前神经相互交织成上牙槽神经丛。

3）眶段。进入眶下裂后，上颌神经易名为眶下神经，分支有上牙槽中神经和上牙槽前神经。

（1）上牙槽中神经起于眶下管后部的眶下神经，经上颌窦壁的牙槽管下行，分成许多终末细支，参与上牙槽神经丛的构成。

（2）上牙槽前神经起于眶下管前部的眶下神经，经上颌窦前壁的牙槽管下行，分支加入上牙槽神经丛，分布于上颌前牙及其相应的牙周膜、牙槽骨、唇侧牙龈及上颌窦黏膜。

4）面段。眶下神经于眶下孔处发出下睑支、鼻外侧支、鼻内侧支及上唇支。

（1）下睑支。下睑支分布于下睑皮肤和结膜。

（2）鼻外侧支。鼻外侧支分布于鼻外侧部的皮肤。

（3）鼻内侧支。鼻内侧支分布于鼻前庭的皮肤。

（4）上唇支。上唇支分布于上唇及附近颊部的皮肤和黏膜。

3. 下颌神经

下颌神经是三叉神经中最粗大的一支，是含有一般躯体感觉纤维和特殊内脏运动纤维的混合性神经。自卵圆孔出颅到颞下窝后，发出翼内肌神经和脑膜支；后在翼外肌深面分为前、后两干，前干细小，除发出肌支分布于咀嚼肌、鼓膜张肌和腭帆张肌外，还发出1支颊神经。后干粗大，除分布于硬脑膜、下颌牙及牙龈、舌前2/3及口腔底的黏膜、耳颞区和口裂以下的皮肤外，还发出分支支配于下颌舌骨肌和二腹肌前腹（图5-5）。

1）翼内肌神经。

翼内肌神经自翼内肌深面进入该肌，分布于翼内肌，并有1～2个细支穿经耳神经节，分布于鼓膜张肌及腭帆张肌。

2）脑膜支。

脑膜支也称棘孔神经，从下颌神经干发出，与脑膜中动脉伴行穿过棘孔，返回颅中窝，与上颌神经的脑膜支吻合，共同分布于硬脑膜。

3）下颌神经前干。

下颌神经前干自下颌神经干发出后，行走于翼外肌深面，大部分为运动纤维，分别分布于除翼内肌外的咀嚼肌，感觉纤维几乎全部集中于颊神经。

（1）颞深神经有前后两支，分别称为颞深前神经和颞深后神经，均经翼外肌上缘进入颞肌深面，布于该肌。

（2）咬肌神经常与颞深后神经共干，二者分开后，咬肌神经走向外侧，经翼外肌上缘，与咬肌动脉伴行，在颞肌与颞下颌关节之间，跨越下颌切迹至咬肌深面，布于该肌。在翼外肌上缘，咬肌神经有细支分出，至颞下颌关节。

（3）翼外肌神经行于翼外肌深面，在翼外肌内侧分数支进入翼外肌。

（4）颊神经或称颊长神经，前干中唯一的感觉神经，行向前外，于翼外肌上下两头之间穿出，在喙突内侧缘沿下颌支前缘行向前下，在颞肌和咬肌前缘的深面，穿过颊脂垫，分布于颊部的黏膜和皮肤，并有细支至下颌磨牙及第二前磨牙的颊侧牙龈。

4）下颌神经后干。

下颌神经后干较粗，有3条分支，分别为舌神经、下牙槽神经和耳颞神经，主要由感觉神经纤维组成，只有下牙槽神经还含有运动纤维。

（1）舌神经从下颌神经后干发出后，经翼外肌深面至该肌下缘，在翼内肌和下颌支之间呈一弓形向前内下行，越过下颌第三磨牙的远中至其舌侧下方；继向前下经舌骨舌肌与下颌舌骨肌之间，位于下颌下腺及其导管的上方。当其越过舌骨舌肌前缘附近时，舌神经先从导管的上方至其外侧行向下内侧"钩绕"导管，继续在导管的内侧前行，沿颏舌肌外侧与舌深动脉伴行至舌尖。分布于下颌舌侧牙龈、舌前 2/3 黏膜、口底黏膜、下颌下腺和舌下腺等部。

（2）下牙槽神经是下颌神经中最大的分支，在翼外肌深面下行至该肌的下缘穿出，在蝶下颌韧带与下颌支之间与下牙槽血管相伴下行，穿经下颌孔入下颌管，沿途分支在下颌骨下牙槽基底部吻合成下牙槽神经丛，由该丛再分出终末支，分布于下颌牙之牙髓及其牙周膜和牙槽骨。另有一终末支穿出颏孔，称为颏神经，分布于下颌前牙及第一前磨牙的唇颊侧牙龈、下唇黏膜及皮肤和颏部皮肤。下牙槽神经在进入下颌孔前还发出下颌舌骨肌神经，该神经含有运动纤维，向前下方行于下颌舌骨沟内，至下颌舌骨肌下面，分 2 支分布于下颌舌骨肌及二腹肌前腹。

（3）耳颞神经以两根起于下颌神经后干，夹持脑膜中动脉向后合成一支后，走行于翼外肌深面与腭帆张肌之间，穿过蝶下颌韧带与髁突颈之间，沿颞下颌关节后方进入腮腺实质上部，分上、下两支。①上支。从耳颞神经主干分出后，几成直角弯曲向上，经腮腺上缘穿出，沿颞浅动脉后方上行，越过颧弓根部进入颞区，有关节支、耳前支、外耳道支、腮腺支及颞浅支等分支，分别分布于颞下颌关节、耳廓前上部及外耳道、腮腺及颞区的皮肤。②下支。有数小支，在腮腺实质内下行，分布于腮腺，传导腮腺的一般感觉。

（六）展神经

展神经属单纯运动性脑神经，只含一般躯体运动纤维。纤维起于脑桥被盖部的展神经核，从脑桥延髓沟出脑，经眶上裂入眶，分布于外直肌。

（七）面神经

面神经为混合性脑神经，面神经由 2 个根组成，较大的为运动根，其外侧为较小的混合根，称为中间神经。两根自脑桥小脑角区，脑桥延髓沟外侧部出脑，进入内耳门合成一干，穿内耳道底进入与中耳鼓室相邻的面神经管。在面神经管内先向前外，继而呈直角转向后外，在转折处膨大形成面神经膝（外膝），此处前缘面神经干上有感觉性的膝神经节。主干再形成一弓状弯曲向下，经鼓室内侧壁上部和后壁，穿茎乳孔出颅。在颅外，面神经向前进入腮腺形成腮腺丛，终支呈扇形向前分布于面部表情肌。因此，以茎乳孔为界，可将面神经分为面神经管段及颅外段（图 5 - 6）。

1. 面神经管内的分支

（1）鼓索。鼓索在面神经管距茎乳突孔 6 mm 处发出，向前上进入鼓室，穿岩鼓裂离开鼓室至颞下窝，并入舌神经，并随其走行分布。

（2）岩大神经。岩大神经也称岩浅大神经，含副交感节前纤维，自膝神经节处分出后，穿面神经管裂孔进入颅中窝，再经破裂孔出颅，与来自颈内动脉交感丛的纤维合成翼管神经，穿翼管前行至翼腭窝，进入翼腭神经节，在此节换元后，副交感节后纤维随神经节的分支及三叉神经的分支到达泪腺、腭及鼻黏膜的腺体，支配其分泌。

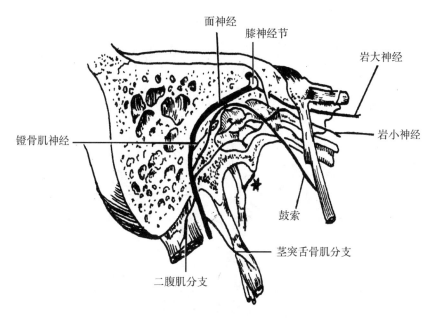

图5-6 面神经管内段

（3）镫骨肌神经。镫骨肌神经在鼓室内，支配埋藏在锥隆起内的镫骨肌。

2. 面神经颅外段及其分支（图5-7）

1）面神经主干。

面神经从茎乳孔穿出后，向前、外并稍向下经外耳道软骨与二腹肌后腹之间，前行越过茎突根部的外侧进入腮腺。

2）面神经腮腺前分支。

（1）耳后神经。耳后神经经腮腺与胸锁乳突肌之间，沿乳突表面上行，在外耳道和乳突之间，分为耳支及枕支，分别支配耳后肌和枕肌。

（2）二腹肌支。二腹肌支在近茎乳孔处发出，在靠近后腹的中部或起点处进入二腹肌后腹。

（3）茎突舌骨肌支。茎突舌骨肌支较细长，常与二腹肌支共干发出，支配茎突舌骨肌。

3）面神经腮腺内分支。

面神经主干进入腮腺后，前行至颈外动脉外侧，于下颌支后方分叉，分支的形式有多种，通常为颞面干和颈面干两大分支：颞面干行向上前方，约在髁突颈处分为颞支、颧支和上颊支；颈面干行向前下分出下颊支、下颌缘支及颈支。

（1）颞支。颞支有2～3支，发自颞面干，经髁突浅面或前缘，耳屏前，出腮腺上缘，紧贴骨膜越过颧弓后段浅面，行向前上至颞区，分布于额肌、眼轮匝肌上份、皱眉肌等处。该支受损，同侧额纹消失。

（2）颧支。颧支多为2～3支。由颞面干发出，穿出腮腺前上缘后行向前上，分

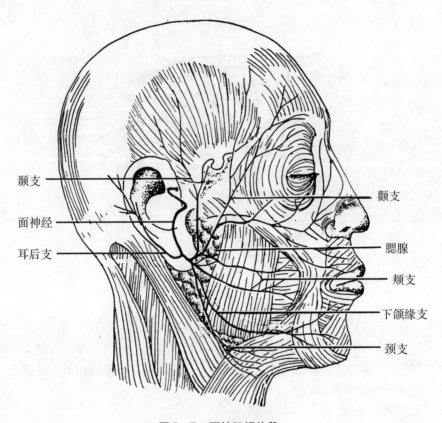

颞支
面神经
耳后支
颧支
腮腺
颊支
下颌缘支
颈支

图 5 - 7 面神经颅外段

上下两部分，上部分支较细，行向前上，越过颧骨至外眦，支配上、下眼轮匝肌；下部分支较粗，沿颧弓下方横向前行，在颧大肌、颧小肌、提上唇肌、提上唇鼻翼肌的深面进入并支配此 4 块肌肉。

（3）颊支。颊支常为 3 ～ 5 支。多由颈面干发出，或分别来自颞面干和颈面干。面神经颊支出腮腺前缘，横行于咬肌筋膜的浅面，根据其与腮腺管的关系，可分为位于其上方的上颊支及位于其下方的下颊支，分别走行于腮腺导管上、下方。上颊支较粗，位置较恒定，其体表投影约在耳屏前切迹与鼻翼下缘的连线上，平行于腮腺管的上方。下颊支在口角平面或其稍上方前行。上、下颊支分布于唇周围肌上组、口轮匝肌、鼻肌及颊肌等。

（4）下颌缘支。下颌缘支多为 2 支，由颈面干发出，穿经腮腺路径较长，位置变异颇大。从腮腺的下缘或下前缘穿出，经下颌角，在颈阔肌深面以沿下颌骨下缘大致的方向略呈弓形前行，初行于下颌下三角上部，继而转向上前跨过下颌骨下缘，行于降口角肌深面，支配笑肌及唇周围肌下组。在平下颌下缘平面，下颌缘支由后向前依次越过下颌后静脉、下颌角、面静脉浅面。由于下颌缘支紧贴下颌后静脉表面，因此，下颌后静脉是寻找下颌缘支的一个重要标志。

（5）颈支。颈支多为 1 支，为颈面干的终末支，自腮腺下部穿出后，在颈阔肌深面行向前下至下颌下三角，分布至颈阔肌，可与耳大神经和颈横神经相交通形成神经袢。

（八）前庭蜗神经

前庭蜗神经，也称为位听神经，属于单纯感觉性脑神经，含有特殊躯体感觉纤维。前庭蜗神经可分前庭神经和蜗神经两部，分别传导平衡觉和听觉。

前庭神经的感觉神经元胞体在内耳道底的前庭神经节，周围突经内耳道底分布于内耳球囊斑、椭圆囊斑和壶腹嵴中的毛细胞，中枢突组成前庭神经，经内耳门入颅，在脑桥小脑角处，经脑桥延髓沟外侧部入脑，终于前庭神经核等部。

蜗神经的感觉神经元胞体在耳蜗蜗轴内的蜗神经节（螺旋神经节），其周围突分布于内耳螺旋器上的毛细胞，中枢突汇集成蜗神经，与前庭神经相伴而行，入脑后终于脑桥的蜗神经腹侧、背侧核。

（九）舌咽神经

舌咽神经为混合性脑神经。连脑的部位在橄榄背侧的上部，与迷走神经、副神经共同穿颈静脉孔出颅，神经干在孔的上、下方分别有膨大的上、下神经节。出颅后先在颈内动脉与颈内静脉之间下降，后弓形向前，经茎突及茎突诸肌的内侧，越过茎突咽肌的浅面，经舌骨舌肌内侧达舌根。其主要分支如下（图 5-8）：

1. 鼓室神经

鼓室神经内含一般感觉纤维和一般内脏运动纤维，起自下神经节，返向前上方进入鼓室，在鼓室内侧壁黏膜内与交感神经纤维共同形成鼓室丛，发出小支分布于鼓室、乳突小房和咽鼓管黏膜，传导感觉。鼓室神经的终支为岩小神经，含来自下泌涎核的一般内脏运动纤维，离开鼓室入颅中窝，出卵圆孔达耳神经节交换神经元，其节后纤维随三叉神经的分支耳颞神经走行，分布于腮腺，控制其分泌。

2. 咽支

咽支在下神经节的稍下方，从神经干发出，行向内下方，与迷走神经的咽支及交感神经颈上节的咽支共同构成咽丛，分布于咽黏膜。

3. 舌支

舌支分布于舌后 1/3 的黏膜及味蕾，传导舌后 1/3 的一般内脏感觉及味觉。舌支与对侧同名支及三叉神经的舌神经相吻合。

4. 颈动脉窦支

颈动脉窦支即窦神经，在颈静脉孔下方发出后，沿颈内动脉下行，分布于颈动脉窦和颈动脉小球，将动脉压力变化和二氧化碳浓度变化的刺激传入中枢，反射性地调节血压和呼吸。

5. 肌支

肌支支配茎突咽肌。

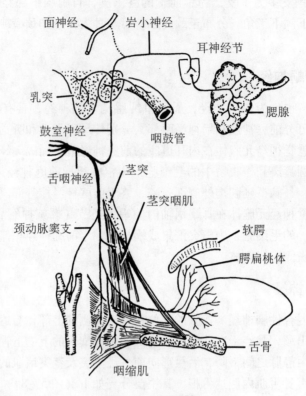

图 5 - 8 舌咽神经

6. 扁桃体支

扁桃体支为数小支，在舌咽神经经过舌骨舌肌深面时发出，它们与上颌神经的腭中、后神经结合成神经丛，围绕在扁桃体周围，由该丛发出分支至腭扁桃体、软腭和咽峡。

（十）迷走神经

迷走神经为混合性脑神经，在脑神经中行程最远、分布最广。迷走神经在舌咽神经的下方与延髓相连，与舌咽神经、副神经一起经颈静脉孔出颅，在此处有膨大的迷走神经上、下神经节。出颅后在颈部行于颈动脉鞘内，位于颈内静脉与颈内动脉或颈总动脉之间的后方，下行至颈根部。后经胸廓上口进入纵隔，再穿膈肌的食管裂孔进入腹腔。迷走神经沿途发出许多分支，与口腔颌面头颈部有关的重要分支如下（图 5 - 9）：

1. 咽支

咽支有 2～3 支，自迷走神经下神经节发出，其纤维主要来自副神经的脑根，与舌咽神经、交感神经的咽支共同组成咽丛，分支支配咽肌（除茎突咽肌外）及软腭肌（除腭帆张肌外）。

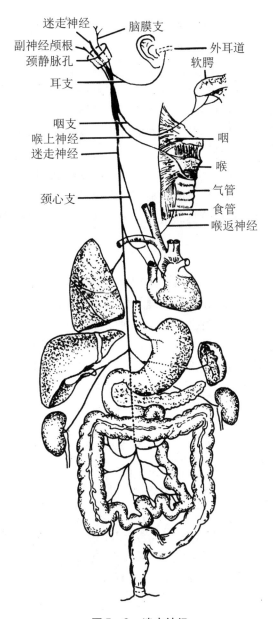

迷走神经　　脑膜支
副神经颅根　　　外耳道
颈静脉孔　　　软腭
耳支
咽支
喉上神经　　　咽
迷走神经　　　喉
　　　气管
颈心支　　　食管
　　　喉返神经

图 5 - 9　迷走神经

2. 颈心支

颈心支含一般内脏运动纤维和内脏感觉纤维,有上、下两支,在喉与气管两侧下行入胸腔,与颈交感神经节发出的心神经交织构成心丛,调节心脏活动。颈上心支有一分支被称为主动脉神经或减压神经,分布于主动脉弓壁内,感受血压变化和化学刺激。

3. 喉上神经

喉上神经起自下神经节,在颈内动脉内侧下行,在舌骨大角水平分成内、外两支。外支细小,含特殊内脏运动纤维,伴甲状腺上动脉下行,支配环甲肌;内支为感觉支,伴喉上动脉向内侧穿甲状舌骨膜入喉腔,分布于舌根、咽、会厌等处及声门裂以上的喉腔黏膜,传导一般内脏感觉及味觉。

4. 喉返神经

左、右喉返神经的起始和行程不同,右喉返神经在颈根部,在右迷走神经经过右锁骨下动脉前方时发出,由下后方钩绕右锁骨下动脉上行,返回颈部;左喉返神经起点稍低,在左迷走神经跨过主动脉弓前方时发出,继而绕主动脉弓下后方上行,返回颈部。在颈部,左、右喉返神经均走行于气管与食管之间的沟内,至甲状腺侧叶深面、环甲关节后方进入喉内。其特殊内脏运动纤维支配除环甲肌以外的所有喉肌,一般内脏感觉纤维分布于声门裂以下的喉黏膜。喉返神经还发出心支、支气管支和食管支,分别参加心丛、肺丛和食管丛的组成,参与这些脏器的调节活动。

(十一) 副神经

副神经是单纯运动性脑神经。由脑根和脊髓根两部分组成,在迷走神经根丝下方出脑后,一起经颈静脉孔出颅,绕颈内静脉行向外下方,在茎突、茎突舌骨肌及二腹肌后腹深面下行,在乳突下方穿入胸锁乳突肌上部的深面;终支在胸锁乳突肌后缘上、中1/3交点处浅出,继续向外下后斜行,于斜方肌前缘中、下1/3交点处,进入斜方肌深面,分支支配此两肌 (图5-10)。

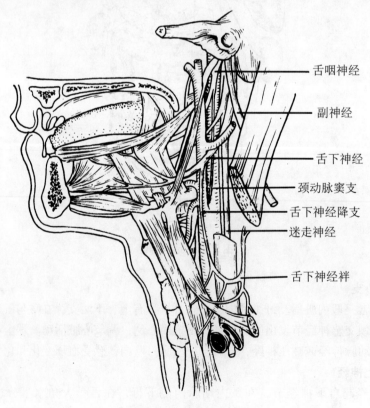

图 5-10 副神经

（十二）舌下神经

舌下神经为单纯运动性脑神经，该神经在延髓锥体和橄榄之间出脑，向外侧经舌下神经管出颅；然后在颈内动、静脉之间下行，在平下颌角处，经二腹肌后腹深面进入颈动脉三角，呈弓形越过颈内、外动脉浅面，再经二腹肌后腹前端深面进入下颌下三角。在下颌下腺的深面，伴随其上方的下颌下腺管，经舌骨舌肌与下颌舌骨肌之间进入舌下间隙，达舌骨舌肌浅面，在舌神经和下颌下腺管下方穿颏舌肌入舌内，支配全部舌内肌和大部分舌外肌（图5-11）。

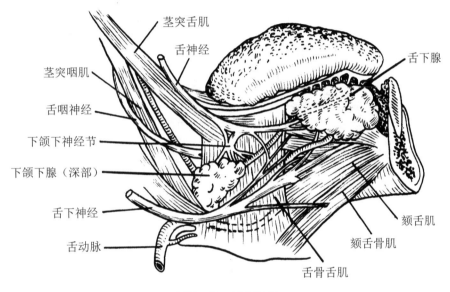

图5-11　舌下神经

三、颈部内脏运动神经

内脏运动神经分为交感神经和副交感神经。

（一）交感神经

交感神经的低级中枢位于脊髓胸1至腰2或腰3节段灰质的中间带外侧核。周围部主要包括交感干、交感神经节，以及由神经节发出的分支和交感神经丛等。

交感干是由交感干神经节通过节间支串联而成，左右各一，分列脊柱两旁；上至颅底，下至尾骨，于尾骨的前面两干合并。交感干分颈、胸、腰、骶、尾。颈部的交感干神经节，由于相邻节的互相合并，形成3个神经节，即颈上、颈中、颈下神经节（图5-12）。其节前纤维来自交感干上胸部，因此缺乏白交通支，节后纤维组成灰交通支，分别与所有颈神经连接。

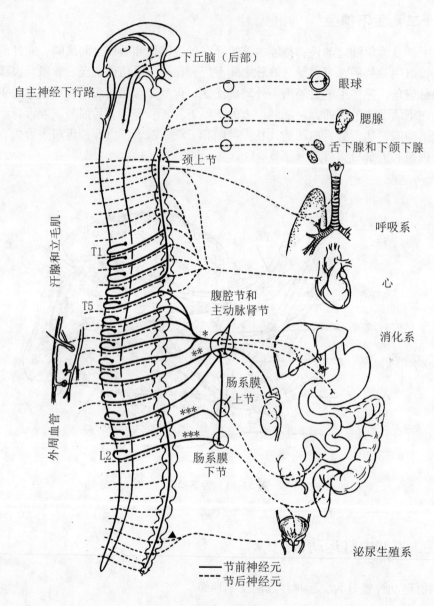

下丘脑（后部）

自主神经下行路

眼球

腮腺

舌下腺和下颌下腺

颈上节

呼吸系

心

汗腺和立毛肌

T1

T5

腹腔节和
主动脉肾节

消化系

肠系膜
上节

外周血管

肠系膜
下节

L2

泌尿生殖系

—— 节前神经元
----- 节后神经元

图 5 – 12　交感神经

1. 颈上神经节

颈上神经节呈梭形，位于第 2～3 颈椎横突前方，颈动脉鞘后方，椎前筋膜的深面。它的节前纤维从脊髓胸节发出后，于交感干内上升抵达此节。自颈上节发出的神经及神经丛有：

（1）颈内动脉神经。颈内动脉神经自颈上神经节上端发出，为交感干向上的直接延续。伴随颈内动脉上升，进入颈动脉管分内外两支，再分别发出更细小的分支形成内侧部和外侧部，包绕颈内动脉形成颈内动脉丛，分布于颈内动脉壁；继而颈内动脉丛内侧部在海绵窦内形成海绵丛。发出分支与一些脑神经相交通，分布于眼睑米勒肌、瞳孔开大肌、血管壁及腺体等。

（2）颈内静脉神经。颈内静脉神经从颈上神经节上端发出或起于颈内动脉神经，为一到数个小支，大部分纤维与舌咽神经的下神经节和迷走神经的上、下神经节相连接。

（3）颈外动脉神经。颈外动脉神经自颈上神经节下端前面发出，其分支相互吻合，包绕颈外动脉形成细小的颈外动脉丛，并发出伴随颈外动脉诸分支的丛，常借交通支与脑神经或脑神经节相连，分布于面部血管壁、汗腺和唾液腺等处。

（4）喉咽支。喉咽支从颈上神经节发出后，行向前内侧至咽壁，于咽中缩肌浅面与迷走神经和舌咽神经发出的咽支共同形成咽丛，发出分支至喉、咽壁及颈动脉小球。

（5）交通支。交通支有节间支与下方的颈中神经节相连；颈上神经节发出的灰交通支进入第1～4对颈神经，并随颈神经分布；也与迷走神经上、下神经节，舌咽神经下神经节等相交通。

（6）颈上心神经。颈上心神经自颈上神经节下端发出，在颈长肌的浅面沿颈动脉鞘后方下行，与迷走神经的心上支、喉下神经、喉上神经外支和颈中心神经相交通，再下行经颈根部进入胸腔。

2．颈中神经节

颈中神经节位于第6颈椎横突的前方，最小，形状不定，可缺如。从此节发出的纤维有沟通颈上神经节、颈下神经节的上下节间支，有到第4、5、6颈神经的灰交通支，也有许多细小分支攀附颈总动脉、甲状腺下动脉分别参与形成颈总动脉丛和甲状腺下丛。自颈中神经节还发出了颈中心神经，它是交感神经各心支中的最大的一支，右侧在右颈总动脉背面下降至颈根部进入胸腔，左侧则在左颈总动脉与左锁骨下动脉之间入胸腔。

3．颈下神经节

颈下神经节位于第7颈椎横突与第1肋骨颈之间的前方，形态不规则，多与第1胸神经节合并形成星状神经节。星状神经节位于颈根部椎动脉三角内，前方有肋颈干、甲状腺下动脉、颈总动脉、颈内静脉、胸膜顶、迷走神经、膈神经等结构。星状神经节可接受来自第1胸神经的白交通支；发出节间支及灰交通支至第6～8颈神经，节后纤维组成以下神经或神经丛：

（1）椎动脉丛。椎动脉丛发自神经节的节后纤维在椎动脉的后方上升，于第6颈椎横突孔处组成椎动脉丛，该丛的多数细支沿椎动脉上升至颅内。

（2）锁骨下动脉丛。锁骨下动脉丛的节后纤维包绕锁骨下动脉形成锁骨下动脉丛。

（3）颈下心神经。颈下心神经主要由颈下神经节或第1胸神经节、星状神经节发出的分支组成。多为数个细小分支，各小支在气管前面、锁骨下动脉的后方单独下行，相互合并后加入心深丛。

（二）副交感神经

　　分布到头颈颌面部的副交感神经均来自动眼神经、面神经、舌咽神经和迷走神经这4对脑神经，其低级中枢是位于脑干对应的一般内脏运动核，发出的节前纤维分别在相应的副交感神经核交换神经元，发出的节后纤维分布于平滑肌、心肌和腺体（图5-13）。

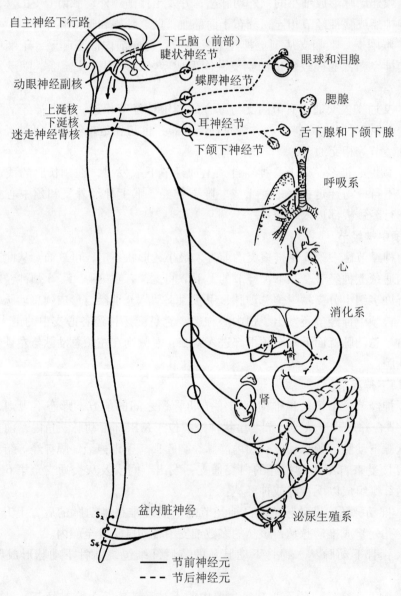

图5-13　副交感神经

1. 睫状神经节

睫状神经节位于视神经与外直肌之间，扁平椭圆形。睫状神经节有感觉、交感、副交感等3种神经根进入。①感觉根来自三叉神经第1支眼神经的鼻睫神经支，穿过神经节随睫状短神经入眼球，传导眼球的一般感觉。②交感根来自颈内动脉交感丛，穿过神经节加入睫状短神经，进入眼球后支配瞳孔开大孔和眼球血管。③副交感根，即睫状神经节短根，来自动眼神经中的副交感纤维在此节交换神经元，其发出的节后纤维加入睫状短神经进入眼球，支配瞳孔括约肌和睫状肌的活动。

2. 翼腭神经节

翼腭神经节也称蝶腭神经节，位于翼腭窝上部，上颌神经的下方，有3个神经根。①副交感根，来自面神经的岩大神经，在节内交换神经元。②交感根，来自颈内动脉交感丛随岩深神经而来。③感觉根，来自上颌神经向下的几条翼腭神经。由翼腭神经节发出一些分支分布于泪腺、腭和鼻的黏膜，传导黏膜的一般感觉和支配腺体的分泌。

3. 下颌下神经节

下颌下神经节位于下颌下腺与舌神经之间，也有3个神经根。①副交感根，来自鼓索的副交感纤维伴舌神经到达此节内交换神经元。②交感根来自面动脉的交感丛。③感觉根，来自舌神经。自此节发出分支分布于下颌下腺和舌下腺，传导一般感觉和支配腺体分泌。

4. 耳神经节

耳神经节位于卵圆孔下方，贴附于下颌神经内侧，有4个神经根。①副交感根，节前纤维来自岩小神经，节后纤维随耳颞神经到腮腺，支配腮腺分泌。②交感根，来自脑膜中动脉交感丛，后分布于腮腺及耳颞神经分布区的皮肤、汗腺和立毛肌。③运动根，来自下颌神经的翼内肌神经，支配鼓膜张肌和腭帆张肌。④感觉根，来自耳颞神经，分布于腮腺，传导腮腺一般感觉。

（福建中医药大学基础医学院 董卫国）

第六章　牙　　列

人类的一生有 2 副牙列，第 1 副为乳牙列，第 2 副为恒牙列。由于生理功能不同，各牙在牙列中所在位置不同，其形状也各异。位置对称的同颌牙，其形状和功能相同。乳牙列有乳牙 20 个，按其形状和功能可分为切牙、尖牙和磨牙；恒牙列有恒牙 32 个，可分为切牙、尖牙、前磨牙和磨牙。

第一节　牙的分类、牙位记录和牙的萌出

一、牙的形态结构及分类

（一）牙的形态结构

1. 外面观

从离体牙的外部观察，牙体由牙冠、牙根和它们之间的牙颈构成。但临床上把口腔内可见，显露的牙体部分称为临床牙冠，被牙周组织包被的部分称临床牙根。正常情况下，靠牙颈部的牙冠的少部分被牙龈覆盖，故临床牙冠小于解剖意义上牙冠（图 6-1）。牙周组织包括牙龈、牙周膜和牙槽骨，对牙具有保护、固定和支持的作用。

2. 剖面观

从牙体冠状或矢状切面可见，构成牙冠表面的半透明白色硬组织为牙釉质，是牙体中最硬的组织；包绕在牙根部的类似于骨的浅黄色硬组织为牙骨质；构成牙的主体支架的淡黄色硬组织称为牙本质，其硬度仅次于牙釉质，牙本质内侧为牙髓腔，生理状态下由含有血管、神经和淋巴的牙髓组织所充填（图 6-1）。

（二）牙的分类

乳牙和恒牙均可据其形态特点及功能特性分为切牙、尖牙、前磨牙（恒牙）和磨牙，其中切牙和尖牙又称前牙，前磨牙和磨牙称后牙（图 6-2）。

1. 切牙

切牙包括上颌中切牙、侧切牙、下颌中切牙、侧切牙等 4 颗。切牙牙冠的唇、舌切面较为平坦，咬𬌗面为切嵴而非牙尖。切牙的髓腔形态与相应的牙体外形相似，牙

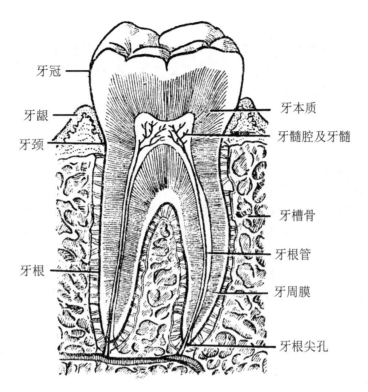

牙冠

牙龈

牙颈

牙根

牙本质

牙髓腔及牙髓

牙槽骨

牙根管

牙周膜

牙根尖孔

图6-1 牙的形态结构

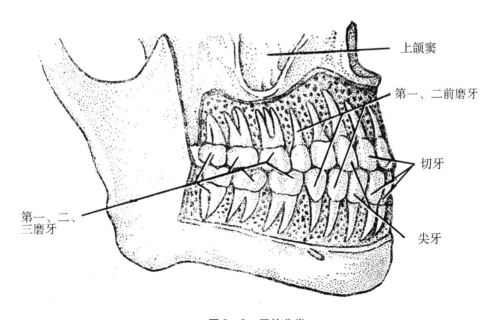

上颌窦

第一、二前磨牙

切牙

第一、二、三磨牙

尖牙

图6-2 牙的分类

髓腔与牙根管无明显界限，只有 1 个牙根。

2. 尖牙

尖牙包括上颌尖牙和下颌尖牙，尖牙与切牙同属楔形牙冠，但牙冠较厚，有一长大的牙尖，似一四刃匕首，利于穿刺和撕裂食物。尖牙髓腔与牙体外形相似，牙髓腔与牙根管无明显界限，只有 1 个牙根。

3. 前磨牙

前磨牙包括上颌第一前磨牙、第二前磨牙和下颌第一前磨牙、第二前磨牙。前磨牙牙冠呈立方形，至少有 2 个牙尖，1 个颊尖，1 个或 2 个舌尖，主要功能为协助尖牙撕裂食物，同时有协助磨牙捣碎食物的作用。

（1）上颌前磨牙。上颌前磨牙有 2 个大小接近相等的牙尖，以及颊尖和舌尖。其牙髓腔类似长立方形，颊舌径大于近远中径，牙髓腔位于牙冠颈部及根柱内。牙髓腔顶形凹，最凹处约与颈缘平齐。一般只有 1 个牙根，偶尔有 2 个或 3 个牙根。近远中剖面观与尖牙略相似，髓室和根管均较窄小。

（2）下颌前磨牙。下颌前磨牙与上颌前磨牙相比，牙冠略偏牙体长轴的舌侧，下颌前磨牙的牙冠，颊舌径与近远中径相近，牙冠方圆。一般只有 1 个牙根。

4. 磨牙

磨牙包括上颌第一、二、三磨牙和下颌第一、二、三磨牙。磨牙担负着咀嚼的主要任务，位于前磨牙的远中。上下颌每侧各有 3 个磨牙，牙体由第一磨牙至第三磨牙依次渐小。磨牙的牙冠体积较大，牙根一般为 2～3 根。

二、牙位记录

1. 部位记录法

部位记录法以"＋"符号将上下牙弓分为

A	B
C	D

四区，符号的水平线用以区分上、下颌，垂直线用以区分左、右侧。用序数 1～8 分别依次代表恒牙中切牙至第三磨牙；Ⅰ～Ⅴ分别依次代表乳中切牙至第二乳磨牙（图 6-3、图 6-4）。

2. Palmer 记录法

Palmer 记录法也要将牙弓进行分区，分区方法与部位记录法的牙弓分区一致。恒牙记录方法与部位记录法一样，用阿拉伯数字 1～8 表示；而乳牙则用英文字母 A～E 表示（图 6-5、图 6-6）。

3. 通用编号记录法

通用编号记录法对每颗牙进行固定的编号。采用阿拉伯数字 1～32 代表恒牙，右上颌第三磨牙起编为#1，上颌牙由右向左依次编号，至左上颌第三磨牙编为#16。下颌牙依次由左向右，左下颌第三磨牙编为#17，至右下颌第三磨牙编为#32。采用英文字母 A～T 代表乳牙，从右上颌第二乳磨牙起由右向左依次编号，表示右上颌第二乳磨牙至左上颌第二乳磨牙；下颌乳牙依次由左向右编号，表示右下颌第二乳磨牙至左下颌第二乳磨牙（图 6-7、图 6-8）。

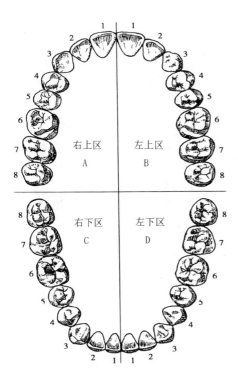

图6-3 恒牙部位记录法

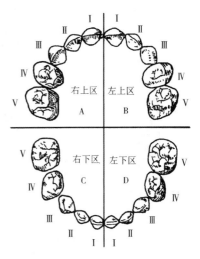

图6-4 乳牙部位记录法

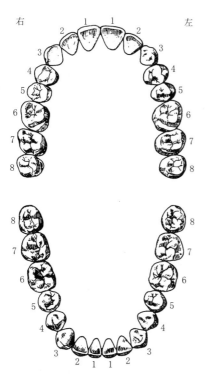

图6-5 恒牙 Palmer 纪录法

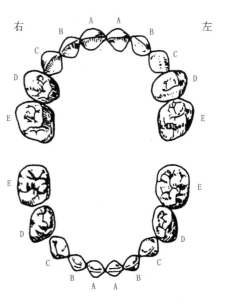

图6-6 乳牙 Palmer 纪录法

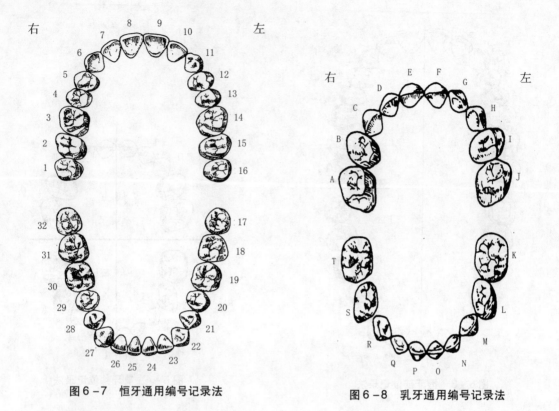

图6-7　恒牙通用编号记录法　　　　图6-8　乳牙通用编号记录法

4. 国际牙科联合会记录法

国际牙科联合会记录法采用二位数记录牙位，十位数表示牙所在的区域象限以及是乳牙或恒牙，1、2、3、4分别表示恒牙牙弓分区右上区、左上区、左下区和右下区；5、6、7、8分别表示乳牙牙弓分区右上区、左上区、左下区和右下区。个位数表示牙的排列顺序，愈近中线牙数字愈小，1～8分别依次代表中切牙至第三磨牙；1～5分别依次代表乳中切牙至第二乳磨牙（图6-9、图6-10）。

三、牙的萌出

（一）乳牙的萌出时间和顺序

正常的乳牙列中，萌出一般在7～8个月，先从下颌中切牙开始，最后是上颌的第二乳磨牙，在2～3岁时萌出，一般的萌出顺序为 $\overline{I} \rightarrow \underline{I} \rightarrow \overline{II} \rightarrow \underline{II} \rightarrow \dfrac{IV}{IV} \rightarrow \dfrac{III}{III} \rightarrow \overline{V} \rightarrow \underline{V}$，上颌的同名牙萌出均较下颌的晚。到3岁半时，乳牙的牙根基本形成，这一时期第一恒磨牙的牙冠也在发育中，牙根开始形成。萌出时间的差异相当大，早于或迟于平均数值是常见的。

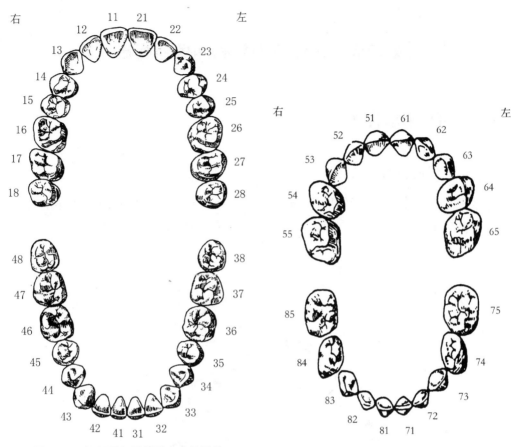

图6-9 恒牙国际牙科联合会记录法　　　图6-10 乳牙国际牙科联合会记录法

（二）乳牙列的生长变化

乳牙列在形成后也在不断地变化。主要表现在前牙部分，3～6岁由于颌骨的生长发育等因素而出现牙列间隙，在上颌乳尖牙的近中和远中出现间隙，称为灵长间隙。这是灵长类动物的特征。乳牙𬌗具有灵长间隙和生长间隙，但也有完全无间隙的。有间隙者对恒牙列的建𬌗带来较好的影响。

（三）恒牙萌出时间及顺序

恒牙的萌出同样存在着性别、上下颌等差异，也受到地区、种族、遗传等影响。其萌出顺序一般为：上颌是6→1→2→4→5（或3）→3（或5）→7，下颌是6→1→2→4（或3）→3（或4）→5→7。但恒牙的萌出时间和顺序的差异往往是导致错𬌗形成的原因。例如，若上颌顺序为6、1、2、4、7、3、5，而下颌为6、1、2、4、3、7、5，则往往出现单尖牙的唇向错位或第二双尖牙的舌向错位等，因此对牙的替换萌出时间及顺序，应给予密切的观察。

第二节　牙体表面结构和解剖标志

一、牙体解剖名词

（一）牙冠各面的名称

牙冠各面包括 4 个与牙体长轴大致平行的轴面和 1 个与牙体长轴垂直的𬌗面或切嵴，分别称为唇面或颊面、舌面或腭面、邻面和𬌗面或切嵴（图 6 - 11）。

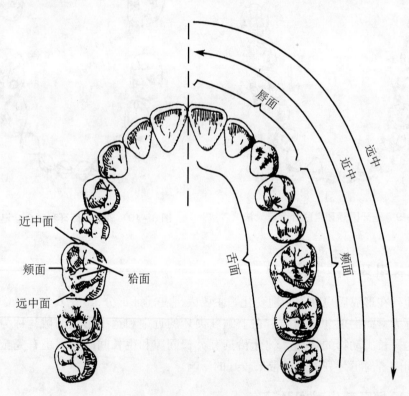

近中面

颊面　　　　𬌗面

远中面

唇面

近中

近中

舌面

颊面

图 6 - 11　牙冠各面

1. 唇面或颊面
唇面是前牙牙冠靠近唇黏膜的一面；颊面是后牙牙冠靠近颊黏膜的一面。
2. 舌面或腭面
舌面是牙冠靠近舌侧的一面，上颌牙牙冠舌面也可称为腭面。

3. 邻面

相邻两牙相互接触的面，称为邻面。牙冠离中线较近的邻面称为近中面；牙冠离中线较远的邻面称为远中面。

4. 拾面和切嵴

上、下颌后牙间咬拾时发生接触的一面称为拾面。前牙切端舌侧有切咬功能的嵴，称为切嵴。

（二）应用术语

1. 中线

中线为将颅面部分为左右两等份的 1 条假想线，中线将牙弓分成左右对称的两部分。该线通过两眼之间、鼻尖和上颌两中切牙和下颌两中切牙之间。

2. 牙体长轴

牙体长轴是牙冠和牙根方向通过牙体中心的 1 条假想线。

3. 接触区

相邻牙的近中面和远中面互相接触的区域称为接触区或邻接处。

4. 线角

牙冠上两个相邻牙面相交所形成的 1 条线，在该线上所成的角称为线角。

5. 点角

牙冠上 3 个相邻牙面相交处形成 1 个点，在该点上所成的角称为点角。

6. 外形高点

外形高点指牙冠各轴面上最突出的部分。

7. 牙体三等分

牙体三等分是指牙体各面在 1 个方向分为 3 个等份来描述。

二、牙冠的表面标志

（一）牙冠的突起部分

1. 牙尖

牙冠表面锥体隆起称为牙尖，常位于前牙的切端或后牙拾面上。

2. 舌隆突

前牙舌面近颈 1/3 处的半圆形隆突起，称为舌隆突，是前牙的重要解剖特征之一。

3. 结节

结节是指牙冠釉质表面形成的小突起。切牙初萌时切缘上所见的结节又称为切缘结节。

4. 嵴

牙冠釉质表面形成细长形隆起，称为嵴。根据其位置、形状和方向，嵴可分为切嵴、边缘嵴、牙尖嵴、三角嵴、横嵴、斜嵴、轴嵴、颈嵴。

（1）切嵴。切嵴是指切牙切端舌侧长条形的釉质隆起。

（2）边缘嵴。边缘嵴为前牙舌面窝的近远中边缘及后牙殆面边缘的长条形釉质隆起。

（3）牙尖嵴。由牙尖顶端斜向近、远中的嵴，称为牙尖嵴。

（4）三角嵴。三角嵴是指后牙牙尖顶端伸向殆面的细长形釉质隆起。

（5）斜嵴。上颌磨牙两牙尖三角嵴斜形相连形成的嵴称为斜嵴，是上颌磨牙面的重要解剖标志。

（6）横嵴。横嵴为下颌第一前磨牙2条三角嵴横过殆面后相连形成的嵴，是下颌第一前磨牙的重要特征。

（7）轴嵴。轴嵴为牙冠各轴面上从牙尖顶端伸向牙颈的纵形隆起。

（8）颈嵴。颈嵴为牙冠的唇或颊面沿颈缘部位微突的釉质隆起。

（二）牙冠的凹陷部分

1. 窝

牙冠各表面不规则凹陷称为窝，是指牙冠各面上细长形的凹陷部分。

（1）发育沟。发育沟是指两生长叶相融合所形成的浅沟。

（2）副沟。发育沟以外的任何沟统称为副沟，其形态不规则。

（3）裂。钙化不全的沟称为裂，是龋病的好发部位。

2. 点隙

3条以上发育沟的汇合处，或发育沟的末端所形成的点状凹陷称为点隙，为龋病的好发部位。

（三）斜面

斜面组成牙尖的各面，每个牙尖都有4个斜面，2个斜面相交成嵴，4个斜面相交则组成牙尖的顶。

（四）生长叶

生长叶为牙生长发育的钙化中心，其融合处为发育沟。每个牙由4～5个生长叶发育而成。

第三节　恒牙外形

人类恒牙共有32颗，上、下颌各16颗。根据其形态和功能分为切牙组、尖牙组、前磨牙组和磨牙组。

一、切牙组

切牙位于口腔前部，呈弧形排列，包括上颌中切牙、上颌侧切牙、下颌中切牙和下颌侧切牙。切牙牙冠由唇面、舌面、近中面和远中面及切嵴组成，唇、舌面呈梯形，邻面呈三角形，颈部厚，切端薄，牙根为单根。

（一）上颌中切牙

上颌中切牙是切牙中体积最大、近远中径最宽的牙，位于上颌中线两侧（图6-12）。

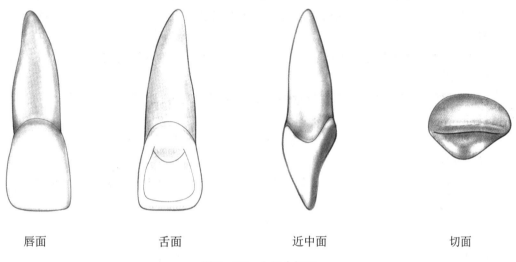

| 唇面 | 舌面 | 近中面 | 切面 |

图6-12 上颌中切牙

1. 牙冠

（1）唇面。唇面近似梯形，切颈径大于近远中径，近中缘和切缘较直，远中缘略突，颈缘呈弧形，切1/3有2条纵形发育沟，颈1/3处略突出形成唇面颈嵴。切缘与近中缘相交形成的近中切角近似直角，与远中缘相交形成的远中切角略显圆钝。初萌出牙的切缘可见3个切缘结节。

牙冠唇面形态有差异，常与人的面型相协调，可分为：卵圆形，约占72%；尖圆形，约占26%；方圆形，约占2%。

（2）舌面。舌面形态与唇面相似但体积略小。中央为舌窝，四周为嵴，牙颈部有舌面隆突，近中有近中边缘嵴，远中有远中边缘嵴，切端有切嵴。

（3）邻面。邻面近中面似三角形，顶为切端，底为字形颈缘，也称为颈曲线，近中接触区在切1/3靠近切角。远中面似近中面，略小，远中接触区在切1/3距切角稍远，远中颈曲度小于近中颈曲度。

（4）切嵴。牙冠的切嵴唇侧较平，称为切缘，舌侧圆突形成切嵴，切嵴位于牙体长轴的唇侧。

2. 牙根

牙根为单根，唇侧宽于舌侧，牙根颈部横切面为圆三角形，牙根向根尖逐渐缩小，根尖常略偏远中，根长稍大于冠长。

（二）上颌侧切牙

上颌侧切牙位于上颌中切牙的远中，形态与上颌中切牙相似，稍小（图 6–13）。与上颌中切牙的主要区别如下：

1. 牙冠

（1）唇面。唇面与牙冠呈梯形，牙冠较窄小、圆突，发育沟不明显，近中缘稍长，近中切角似锐角，远中缘较短且与切缘弧形相连，远中切角呈圆弧形，切缘明显斜向远中。

（2）舌面。舌面的边缘嵴较明显，舌窝较深而窄，偶有沟越过舌隆突的远中，延伸至根颈部。

（3）邻面。邻面呈三角形，近远中接触区在切 1/3，近中接触区距切角近，远中接触区距切角稍远。

（4）切嵴。切嵴向远中舌侧的倾斜度较大，似与远中面连续。

2. 牙根

牙根为单根，根长大于冠长，较上颌中切牙牙根细且稍长，根尖常略偏远中。

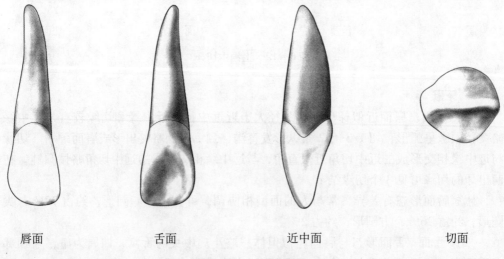

唇面　　　　　　舌面　　　　　　近中面　　　　　　切面

图 6–13　上颌侧切牙

（三）下颌中切牙

下颌中切牙是恒牙体积最小的牙，牙冠宽度约为上颌中切牙宽度的 2/3，形态较为对称（图 6 – 14）。

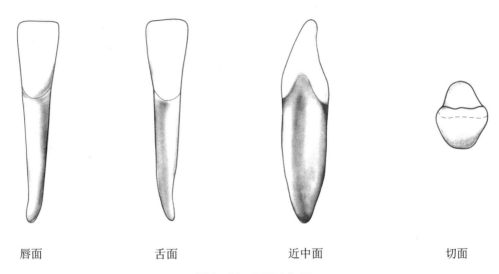

| 唇面 | 舌面 | 近中面 | 切面 |

图 6 – 14　下颌中切牙

1. 牙冠

（1）唇面。唇面呈梯形，切颈径大于近远中径，近中缘与远中缘对称，近中切角与远中切角相等，切缘平直。

（2）舌面。舌面的切嵴和近、远中边缘嵴不明显，舌隆突较小，舌面窝较浅。

（3）邻面。邻面呈三角形，近远中接触区均在切 1/3 靠近切角。

（4）切嵴。切嵴平直，位于牙体长轴上或略偏舌侧。

2. 牙根

牙根为单根，窄而扁，较直。根的远中面上的长形凹陷较近中面略深。

（四）下颌侧切牙

下颌侧切牙与下颌中切牙相似，但体积较下颌中切牙大，不对称（图 6 – 15）。

（1）牙冠比下颌中切牙稍宽。

（2）切缘略向远中倾斜，近中缘较直，远中缘稍突，远中切角较近中切角圆钝。

（3）舌面与下颌中切牙相似，略大，不对称。

（4）邻面似三角形，近中接触区在切 1/3 近切角处，远中接触区在切 1/3 距切角稍远处。

（5）牙根为单根，扁圆形，较下颌中切牙稍长，根尖偏远中。

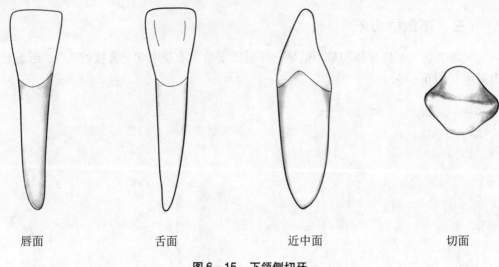

| 唇面 | 舌面 | 近中面 | 切面 |

图 6－15 下颌侧切牙

二、尖牙组

尖牙位于侧切牙远中，包括上颌尖牙和下颌尖牙。牙冠由唇面、舌面、近中面和远中面等 4 个轴面及一长大的牙尖组成。唇、舌面呈五边形，邻面呈三角形，颈部较厚，切端有一牙尖，牙根为单根。

（一）上颌尖牙

上颌尖牙是全口牙中牙体和牙根最长的牙（图 6－16）。

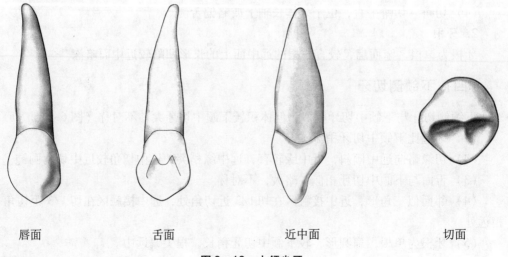

| 唇面 | 舌面 | 近中面 | 切面 |

图 6－16 上颌尖牙

1. 牙冠

（1）唇面。唇面形似五边形，分别为近中缘、近中斜缘、远中斜缘、远中缘和颈缘。近中缘长，近中斜缘短，远中斜缘长，远中缘短，颈缘为弧形。近中斜缘与近中缘形成近中切角；远中斜缘与远中缘形成远中切角。近、远中斜缘在牙尖顶端相交成的角约为90°。唇面由牙尖顶伸至颈1/3的突起形成唇轴嵴，唇轴嵴两侧各有1条发育沟。唇面的外形高点在中1/3与颈1/3交界处的唇轴嵴上。

（2）舌面。舌面略小于唇面，近中边缘嵴较远中边缘嵴长而直，近中牙尖嵴短于远中牙尖嵴，舌面隆突显著。由牙尖伸向舌隆突的舌轴嵴将舌窝被舌轴嵴分成较小的近中舌窝和较大的远中舌窝。

（3）邻面。邻面似三角形，远中面比近中面短小。近中接触区距近中切角较近，远中接触区则距远中切角稍远。

（4）牙尖。牙尖有4条嵴和4个斜面。4条嵴分别为近中牙尖嵴、远中牙尖嵴、唇轴嵴、舌轴嵴，牙尖顶偏近中。4个斜面分别为近中唇斜面、远中唇斜面、近中舌斜面和远中舌斜面。

2. 牙根

牙根为单根，直且粗壮，唇舌径大于近远中径，根长约为冠长的2倍，根尖略偏远中。

（二）下颌尖牙

下颌尖牙较上颌尖牙窄而薄，牙体显得细长（图6-17）。

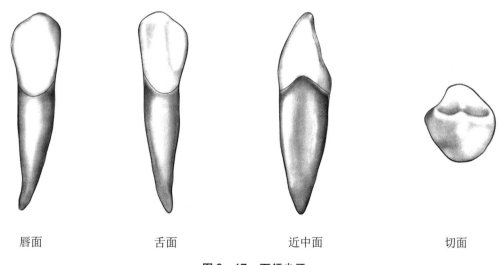

| 唇面 | 舌面 | 近中面 | 切面 |

图6-17 下颌尖牙

1. 牙冠

（1）唇面。唇面为较窄长的五边形，较平坦，唇轴嵴、颈嵴及发育沟不如上颌尖牙明显。近中缘长，与牙体长轴接近平行，远中缘较短，近中斜缘短，远中斜缘长，近、远中斜缘的交角大于90°。

（2）舌面。舌面小于唇面，舌轴嵴不如上颌尖牙明显，外形高点在舌隆突。

（3）邻面。邻面形似三角形，近中接触区距近中切角较近，远中接触区则距远中切角稍远。

（4）牙尖。牙尖顶偏近中更明显。

2. 牙根

牙根为单根，扁圆细长，近、远中根面有浅的长形凹陷。根尖偏远中。

三、前磨牙组

前磨牙位于尖牙与磨牙之间，又称为双尖牙，包括上颌第一、第二前磨牙和下颌第一、第二前磨牙。牙冠由颊面、舌面、近中面和远中面等4个轴面及1个殆面组成。颊、舌面均呈五边形，邻面为四边形，殆面有2~3个牙尖，牙根为单根或双根。

（一）上颌第一前磨牙

上颌第一前磨牙是前磨牙中体积最大的牙（图6-18）。

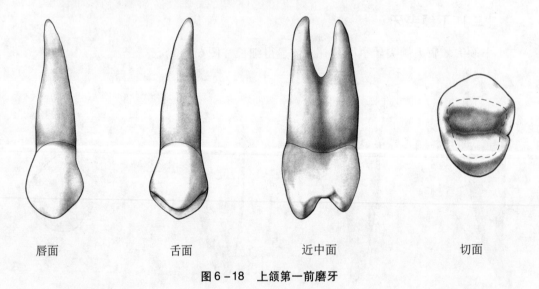

| 唇面 | 舌面 | 近中面 | 切面 |

图6-18 上颌第一前磨牙

1. 牙冠

（1）颊面。颊面与尖牙唇面相似，牙冠较短小，颊尖偏远中，近中斜缘长于远中斜缘，是前磨牙中唯一的颊尖偏向远中者。颊面有纵行的颊轴嵴，嵴两侧有发育沟，外形高点在颈1/3的颈嵴。

（2）舌面。舌面较颊面小，光滑而圆突，舌尖短小，偏近中，外形高点在舌面中1/3处。

（3）邻面。邻面形似四边形，颈部较宽，近中面近颈部凹陷，近中边缘嵴有沟从𬌗面跨过至近中面，称为近中沟，远中面较圆凸、光滑。近远中接触区均靠𬌗缘偏颊侧。

（4）𬌗面。𬌗似六边形，颊侧宽于舌侧，颊舌径大于近远中径。①牙尖。牙尖𬌗面有颊、舌二尖，颊尖偏远中，舌尖偏近中，颊尖较长大锐利，舌尖较短小圆钝。②边缘嵴。边缘嵴由近中边缘嵴、远中边缘嵴、颊尖近边缘嵴、颊尖远边缘嵴、舌尖近边缘嵴和舌尖远边缘嵴组成。③三角嵴。三角嵴有颊尖三角嵴和舌尖三角嵴。④窝、沟和点隙。窝、沟和点隙有中央窝、中央沟、近中沟和近、远中点隙。近中沟是由近中点隙发出的沟越过近中边缘嵴至近中面，是上颌第一前磨牙的特有解剖标志。

2．牙根

牙根较扁，多数在根中部或根尖1/3处分叉为颊、舌二根，颊根较长，根尖略偏远中。

（二）上颌第二前磨牙

上颌第二前磨牙与上颌第一前磨牙形态相似，但牙冠小而圆突（图6-19），区别如下：

（1）舌与颊面大小相似或略小，差异不如上颌第一前磨牙明显。

（2）颊、舌轴嵴和发育沟均不明显，颈部较宽。

（3）颊、舌尖圆钝，偏近中面，颊偏近中。

（4）邻面似四边形，近远中接触区均在近𬌗缘偏颊侧。

（5）𬌗面轮廓不如上颌第一前磨牙明显，各角较圆钝，牙尖较圆钝。颊舌尖的高度、大小相近，颊、舌二尖均偏近中。中央窝较浅，中央沟短，无近中沟跨过近中边缘嵴至近中面。

（6）多为扁形单根。

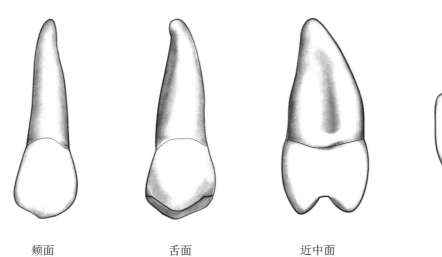

颊面　　　　　　　　舌面　　　　　　　　近中面　　　　　　　　𬌗面

图6-19　上颌第二前磨牙

（三）下颌第一前磨牙

下颌第一前磨牙是前磨牙中体积最小的牙（图6-20）。

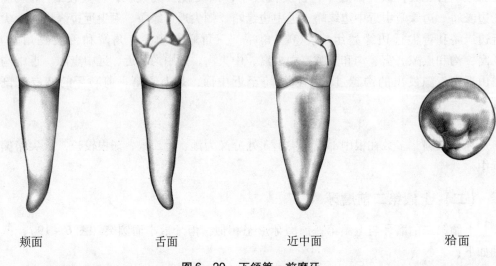

| 颊面 | 舌面 | 近中面 | 𬌗面 |

图6-20　下颌第一前磨牙

1. 牙冠

（1）牙冠颊舌径与近远中径相近，显得较方圆。

（2）颊面。颊尖长大而尖锐，偏近中。颊轴嵴在颈1/3处明显，外形高点位于颈1/3处，颊颈嵴显新月形。

（3）舌面。舌面短小，只有颊面的1/2。舌尖明显小于颊尖，外形高点位于中1/3处。

（4）邻面。邻面呈四边形，牙冠明显向舌侧倾斜，颊尖顶位于牙体长轴上。近远中接触区均靠𬌗缘偏颊侧。

（5）𬌗面。𬌗面呈卵圆形，颊侧明显宽于舌侧。颊尖长大而舌尖短小，二尖均偏近中。颊尖三角嵴和舌尖三角嵴相连形成横嵴，是该牙的重要解剖标志。有较大圆形远中窝和较小的三角形近中窝。近远中点隙分别连于近中沟和远中沟，近中沟跨过边缘嵴至舌面，称为近中舌沟。

2. 牙根

牙根为扁而细长的单根，颊侧比舌侧宽，根尖略偏远中。

（四）下颌第二前磨牙

下颌第二前磨牙较下颌第一前磨牙体积大（图6-21）。

1. 牙冠

牙冠外形方圆，颊面、舌面大小相近。

（1）颊面。颊面颈部较宽，颊轴嵴圆突。颊尖圆钝，偏近中。

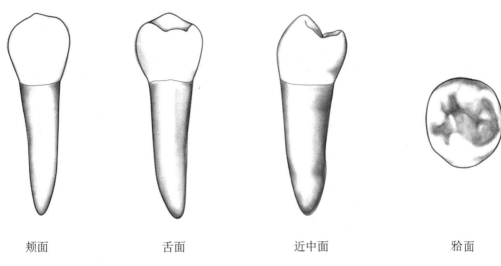

颊面　　　　　　舌面　　　　　　近中面　　　　　　殆面

图 6 -21　下颌第二前磨牙

（2）舌面。舌面有一尖或两尖。两尖则舌面宽于颊面，两舌尖之间有舌面沟通过，近中舌尖大于远中舌尖；一尖则较颊尖小，舌尖偏近中。

（3）邻面。邻面近、远中接触区均位于靠殆缘偏颊侧。

（4）殆面。殆面有 2 种类型：①两尖型。殆面为椭圆形，颊、舌尖各 1 个，两尖均偏近中，发育沟为 "H" 形或 "U" 形；②三尖型。殆面为方圆型，有 1 个颊尖和 2 个舌尖，近中舌尖大于远中舌尖，发育沟为 "Y" 形。偶尔出现中央尖。

2. 牙根

牙根为扁圆单根，根尖偏远中。

四、磨牙组

磨牙位于前磨牙的远中，包括上颌第一、第二、第三磨牙和下颌第一、第二、第三磨牙。磨牙的牙冠体积大，呈立方形或长方形，第一磨牙至第三磨牙体积逐渐减小。牙冠由颊面、舌（腭）面、近中面和远中面等 4 个轴面及殆面组成，颊、舌面呈梯形，邻面为四边形，殆面有 4～5 个牙尖，有 2～4 个牙根。

（一）上颌第一磨牙

上颌第一磨牙为上颌牙弓中体积最大的牙（图 6 -22）。

1. 牙冠

1）颊面。颊面形似梯形，近远中宽度大于殆颈高度，近中缘长，远中缘短，殆缘宽度长于颈缘宽度。近中颊尖大于远中颊尖，两尖之间有颊沟。外形高点在颈 1/3 处。

2）舌面。舌面比颊面稍小，近中舌尖大于远中舌尖。远中舌沟由两舌尖间通

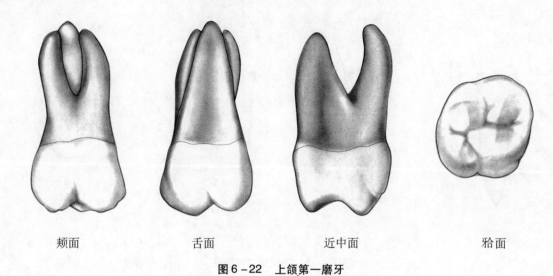

颊面   舌面   近中面   殆面

图6-22　上颌第一磨牙

过，并延伸至舌面1/2处。外形高点在舌中1/3处。近中舌尖的舌侧偶有第五牙尖，又称为卡氏尖。第五牙尖无髓角，也可称为卡氏结节。

3）邻面。邻面呈四边形，近中面大于远中面，外形高点在殆1/3处。近中接触区在殆1/3与颊1/3、中1/3交界处；远中接触区在殆1/3与中1/3、舌1/3交界处。

4）殆面。殆面结构复杂，外形轮廓呈斜方形。

（1）边缘嵴。殆面的四周由颊殆边缘嵴、舌殆边缘嵴、近中边缘嵴和远中边缘嵴组成。颊殆边缘嵴由近中、远中颊尖的牙尖嵴构成；舌殆边缘嵴由近中和远中舌尖的牙尖嵴构成。

（2）牙尖。殆面有近中颊尖、远中颊尖、近中舌尖和远中舌尖。近中舌尖最大，其次是近中颊尖、远中颊尖，远中舌尖最小。颊尖较尖锐，舌尖较圆钝。

（3）三角嵴。4个牙尖各有1个三角嵴。近中舌尖三角嵴与远中颊尖三角嵴斜形相连形成斜嵴，是上颌第一磨牙的解剖特征。

（4）窝、点隙。斜嵴将殆面窝分为近中窝及远中窝。近中窝较大，又名中央窝，窝内有中央点隙；远中窝较小，约为殆面的1/3。

（5）沟。殆面有3条发育沟。颊沟由二颊尖之间跨过颊殆边缘嵴至颊面；近中沟在近中窝内由中央点隙伸向近中，止于近中边缘嵴。远中舌沟在两舌尖之间跨过舌殆边缘嵴至舌面。

（6）斜面。每个牙尖都有4个斜面，颊尖的颊斜面与对颌牙无咬殆关系，颊尖的舌斜面、舌尖的颊斜面和舌斜面与对颌牙均有咬殆关系。

2. 牙根

牙根为三牙根，颊侧两根为近中颊根和远中颊根，舌侧根为舌根。近中颊根较远中颊根长；舌根是三根之中最大者，其颊舌二面较宽且平，舌面有沟。三根之间分叉较大，颊根与舌根之间分开较远。

（二）上颌第二磨牙

上颌第二磨牙与上颌第一磨牙形态相似，较上颌第一磨牙稍小（图6-23）。

（1）远中颊尖明显缩小，近中颊轴嵴较远中颊轴嵴突出。

（2）远中舌尖更小，近中舌尖占舌面的大部分，无第五牙尖。

（3）𬌗面无斜嵴，有远中沟横过近中舌尖三角嵴与远中颊尖三角嵴间，远中舌沟不明显。近中舌尖大，而远中舌尖小，舌面明显小于颊面。

（4）三牙根分别是近、远中颊根和舌根，牙根间分叉度较小。少数出现两牙根融合，极少数为三牙根相互融合。

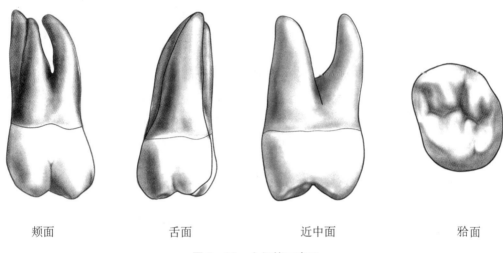

颊面　　　　　　　　舌面　　　　　　　　近中面　　　　　　　　𬌗面

图6-23　上颌第二磨牙

（三）上颌第三磨牙

上颌第三磨牙的形态、大小、位置变异最多。

（1）发育较好的牙与上颌第二磨牙相似，牙冠较小，根较短，颊舌面外形高点均在中1/3处。

（2）牙冠颊面自近中向远中倾斜度较大，颊面宽于舌面，远中舌尖很小或缺如，𬌗面呈圆三角形。有时牙尖多而界限不清。

（3）牙根的数目和形态变异很大，多数合并成一锥形根。

（四）下颌第一磨牙

下颌第一磨牙是下颌牙弓中体积最大的牙（图6-24）。

1. 牙冠

1）颊面。颊面似梯形，𬌗缘长于颈缘，近远中径大于𬌗颈径。𬌗缘有近中颊尖、远中颊尖和远中尖的3个牙尖，颊沟和远颊沟。颊颈嵴与颈缘平行，外形高点在颊颈

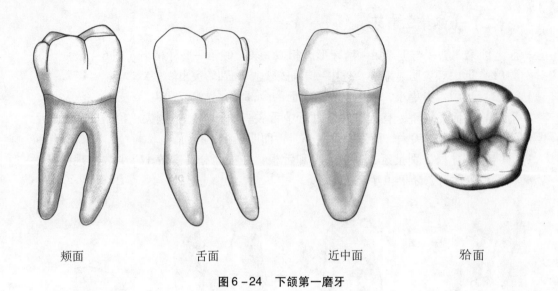

颊面　　　　　　　舌面　　　　　　近中面　　　　　　𬌗面

图6－24　下颌第一磨牙

1/3处。

2）舌面。舌面形似梯形，比颊面小。有近中舌尖、远中舌尖和舌沟，舌轴嵴不明显。外形高点在舌中1/3处。

3）邻面。邻面呈四边形，牙冠向舌侧倾斜，舌尖较颊尖高。远中面小于近中面。近、远中接触区均靠近𬌗1/3偏颊侧。

4）𬌗面。𬌗面尖、嵴、窝、沟、斜面等结构最多的牙。近远中径大于颊舌径，外形轮廓略似长方形。

（1）边缘嵴。𬌗面的四周由颊、舌、近中、远中边缘嵴围成，颊𬌗边缘嵴长于舌𬌗边缘嵴，近中边缘嵴长于远中边缘嵴。

（2）牙尖。𬌗面有5个牙尖。舌尖长于颊尖，颊尖圆钝，远中尖最小，位于颊面与远中面交界处。

（3）三角嵴。𬌗面有5条三角嵴，以远中颊尖三角嵴为最长，近中颊尖三角嵴最宽，远中尖三角嵴最短。

（4）窝、点隙。𬌗面有中央窝和近中窝，窝内分别有中央点隙和近中点隙。中央窝位于近中颊、舌尖三角嵴的远中与远边缘嵴内侧；近中窝是位于近中边缘嵴内侧与近中颊、舌尖三角嵴近中的较小的三角形窝。

（5）沟。有5条发育沟。颊沟在近、远中颊尖之间，自中央点隙伸向颊侧；舌沟在近、远中舌尖之间，自中央点隙至舌面；近中沟自中央点隙伸向近中，止于近中边缘嵴；远中沟由中央点隙伸向远中，止于远中边缘嵴；远颊沟从远中颊尖与远中尖之间从远中沟分出，向远颊方向至颊面。

（6）斜面。每个牙尖都有4个斜面，中舌尖的舌斜面与对颌牙无咬𬌗关系，舌尖的颊斜面及颊尖和远中尖与对颌牙均有咬𬌗关系。

2. 牙根

双根，分别是近中根和远中根，根干较短。远中根稍小，根尖偏向远中，偶分为颊、舌两根，远中舌根短小弯曲。

（五）下颌第二磨牙

下颌第二磨牙与下颌第一磨牙形态相似（图6－25），可分为四尖型和五尖型，四尖型为主要类型。

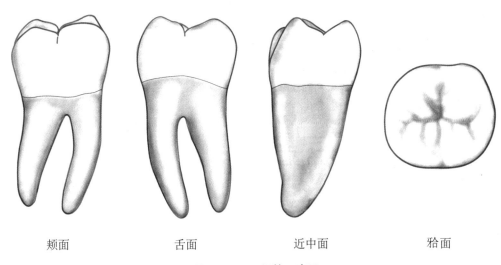

| 颊面 | 舌面 | 近中面 | 𬌗面 |

图6－25 下颌第二磨牙

1. 牙冠

𬌗面呈方圆形，有4个牙尖，包括近中颊尖、远中颊尖、近中舌尖和远中舌尖。其中，近中颊、舌尖大于远中颊、舌尖，无远中尖。𬌗面有4条发育沟，呈"＋"形分布，包括颊沟、舌沟、近中沟和远中沟。发育沟和边缘嵴使整个𬌗面似一"田"字形。五尖型与下颌第一磨牙相似，但稍小。

2. 牙根

牙根多为扁双根，根尖偏远中。少数牙近、远中根颊侧融𬌗，牙根横断面呈"C"形。极少数为三根，即近中颊根、近中舌根和远中根。

（六）下颌第三磨牙

下颌第三磨牙形态、大小、位置变异最多。

（1）发育较好的牙𬌗面为五尖型，与下颌第一磨牙形态相似，四尖型的则与下颌第二磨牙相似。

（2）牙冠外形高点均在牙冠中1/3处，似球形。𬌗面缩小，𬌗面的尖、嵴、窝、沟不清晰，副沟多。

（3）牙根常融合成锥形，也有分叉成多根。

第四节　乳牙外形

乳牙共 20 颗，上、下颌各 10 颗。乳牙列中无乳前磨牙，自中线向远中依次为乳切牙、乳尖牙和乳磨牙。大多数乳牙的解剖形态与相应恒牙相似。

乳牙具有的形态特点包括：①乳牙呈乳白色，小于同名恒牙，牙冠短而宽。②乳牙颈嵴突出，颈部缩窄，牙根明显缩小，冠根分明，宽冠窄根。③上颌乳中切牙为宽冠宽根。④上颌乳尖牙的近中牙尖嵴长于远中牙尖嵴，牙尖偏远中。⑤下颌第二乳磨牙近中颊尖、远中颊尖和远中尖等大。⑥乳磨牙殆面聚合度大，殆面缩窄，尖、嵴、窝、沟不清晰。⑦上颌乳中切牙牙根扁宽外，其余乳前牙根细长，根尖均偏唇侧。⑧乳磨牙根干短，分叉度大。⑨上颌乳磨牙有三牙根，即近、远中颊根和舌根。⑩下颌乳磨牙有二牙根，即近中根和远中根。

一、乳切牙组

乳切牙位于中线两侧，上下左右共 8 颗，包括上颌乳中切牙、上颌乳侧切牙、下颌乳中切牙及下颌乳侧切牙。

（一）上颌乳中切牙

上颌乳中切牙与上颌恒中切牙形态相似，但体积较小（图 6-26）。

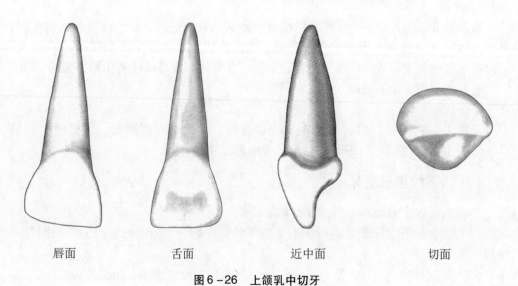

唇面　　　　　舌面　　　　　近中面　　　　切面

图 6-26　上颌乳中切牙

1. 牙冠

牙冠唇面似梯形，近远中径大于切颈径，中缘与切缘平直，远中缘及颈缘较突。近中切角似直角，远中切角圆钝，颈嵴突起明显。近、远中边缘嵴较突，舌隆突明显突出，舌窝明显。邻面呈三角形，牙冠颈部很厚，冠根分明。

2. 牙根

牙根为宽扁单根，唇面较舌面宽，根长约为冠长的2倍。根尖偏唇侧，并偏远中。宽冠宽根为该牙的重要解剖特征。

（二）上颌乳侧切牙

上颌乳侧切牙与上颌恒侧切牙形态相似，但体积较小（图6-27）。

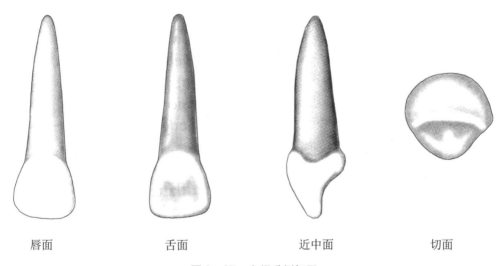

| 唇面 | 舌面 | 近中面 | 切面 |

图6-27 上颌乳侧切牙

1. 牙冠

牙冠短窄，近远中径小于切颈径。唇面微突，近中切角圆钝，远中切角似圆弧形。颈嵴、舌面隆突较突，但上颌乳中切牙小，舌窝较浅。

2. 牙根

牙根为单根，较窄小，根尖偏唇侧，并略偏远中。

（三）下颌乳中切牙

下颌乳中切牙与下颌恒中切牙牙冠外形相似（图6-28）。

1. 牙冠

牙冠近远中径小于切颈径，不如下颌恒中切牙窄长。唇面近、远中缘对称，切缘较直，颈嵴较突。舌面边缘嵴窄而突，舌面隆突小而突，舌窝明显。邻面呈三角形，切嵴较薄，位于牙长轴上。

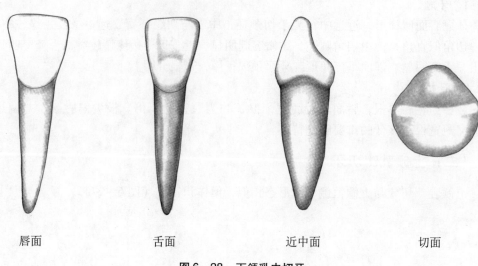

| 唇面 | 舌面 | 近中面 | 切面 |

图 6 - 28　下颌乳中切牙

2．牙根

牙根为单根，根长约为冠长的 2 倍。根尖偏唇侧。

（四）下颌乳侧切牙

下颌乳侧切牙与下颌恒侧切牙的外形相似（图 6 - 29）。

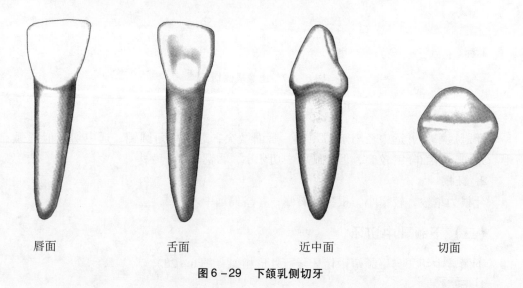

| 唇面 | 舌面 | 近中面 | 切面 |

图 6 - 29　下颌乳侧切牙

1．牙冠

牙冠唇面略突，近中缘长直，远中缘短突，近中切角较锐，远中切角圆钝，没有下颌乳中切牙对称。舌面的近、远中边缘嵴及舌隆突明显，舌窝较深。

2. 牙根

牙根为单根，较下颌乳中切牙牙根长，根尖偏唇侧，偏远中。

二、乳尖牙组

乳尖牙位于乳侧切牙之后，共4颗，包括上颌乳尖牙和下颌乳尖牙。

（一）上颌乳尖牙

上颌乳尖牙外形与上颌恒尖牙相似（图6-30）。

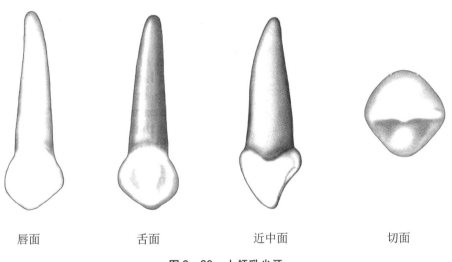

| 唇面 | 舌面 | 近中面 | 切面 |

图6-30 上颌乳尖牙

1. 牙冠

牙冠明显于小上颌恒尖牙，唇面颈嵴显突，轴嵴明显。舌面的边缘嵴和舌轴嵴明显，舌窝被分成近中舌窝和远中舌窝。牙尖长大，偏远中，近中斜缘长于远中斜缘，此为上颌乳尖牙最主要的解剖特征。

2. 牙根

牙根为单根，唇侧宽于舌侧，细长，根尖偏唇侧并向远中弯曲。

（二）下颌乳尖牙

下颌乳尖牙外形与下颌恒尖牙相似（图6-31）。

1. 牙冠

牙冠明显于小上颌恒尖牙，短而窄，牙尖偏近中，远中斜缘长于近中斜缘。颈缘平直，唇轴嵴明显，颈嵴突出，近中缘较长而直，远中缘较短圆突。舌面舌轴嵴及边缘嵴突出明显，有近中舌窝和远中舌窝。

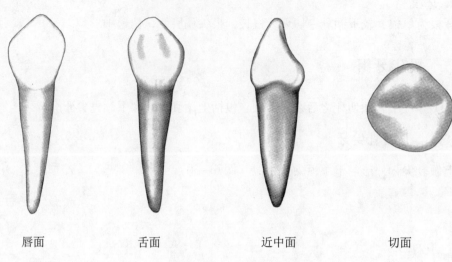

| 唇面 | 舌面 | 近中面 | 切面 |

图 6 - 31　下颌乳尖牙

2. 牙根

牙根为单根，根尖偏向唇侧，并弯向远中。

三、乳磨牙组

乳磨牙位于乳尖牙之后，包括上颌第一、第二乳磨牙和下颌第一、第二乳磨牙。

（一）上颌第一乳磨牙

牙冠似前磨牙，颈嵴突，有三牙根（图 6 - 32）。

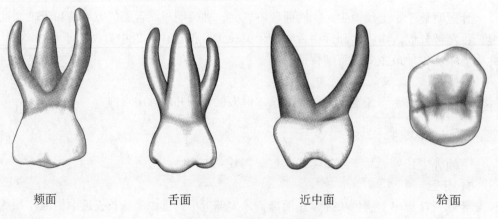

| 颊面 | 舌面 | 近中面 | 𬌗面 |

图 6 - 32　上颌第一乳磨牙

1. 牙冠

（1）颊面。颊面形似梯形，近远中径大于𬌗颈径，近中缘长直，远中缘短突。颊尖微突，偏近中。牙颈缩窄，颈嵴很突。

（2）舌面。舌面形似梯形，较颊面小，舌尖较圆突。

（3）邻面。邻面的𬌗面明显缩窄，颊侧颈1/3处突出明显。

（4）𬌗面。𬌗面似上颌前磨牙形态，颊舌两牙尖，𬌗面的三角嵴及沟不如上颌前磨牙清晰。

2. 牙根

牙根细长，三根。根干较短，根分叉大。

（二）下颌第一乳磨牙

下颌第一乳磨牙形态不与任何恒牙类似（图6-33）。

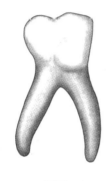 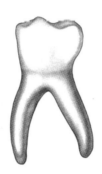 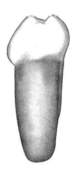 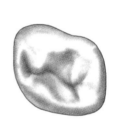

颊面　　　　　　　　舌面　　　　　　　近中面　　　　　　𬌗面

图6-33　下颌第一乳磨牙

1. 牙冠

（1）颊面。颊面呈四边形，近中缘长直，远中缘特短而突。近中颊尖较大，远中颊尖小，两尖之间有颊沟，近中颈嵴突出明显。

（2）舌面。舌面呈四边形，近远中缘的长度相近，颈缘平直。近中舌尖长而尖，远中舌尖小而圆，两舌尖之间有舌沟。

（3）邻面。邻面近中面颊侧缘颈1/3处颈嵴明显突出，𬌗面缩窄，颊、舌尖相距很近。远中面较近中面圆突。

（4）𬌗面。𬌗面为不规则的四边形，近中边缘嵴短，远中边缘嵴长。在4个牙尖中，近中颊尖最大，近中舌尖次之，远中颊舌尖很小。近中颊、舌尖顶相距较近，其三角嵴几乎相连，将𬌗面分成较大的远中窝及较小的近中窝，两窝间有中央沟相连。𬌗面的沟和嵴不清晰。

2. 牙根

牙根为二根，为近中及远中二根，根干较短，根分叉大。

（三）第二乳磨牙

上颌第二乳磨牙与下颌第二乳磨牙分别与同颌的第一恒磨牙形态近似，混合牙列时位置毗邻，易混淆（图6–34、图6–35）。

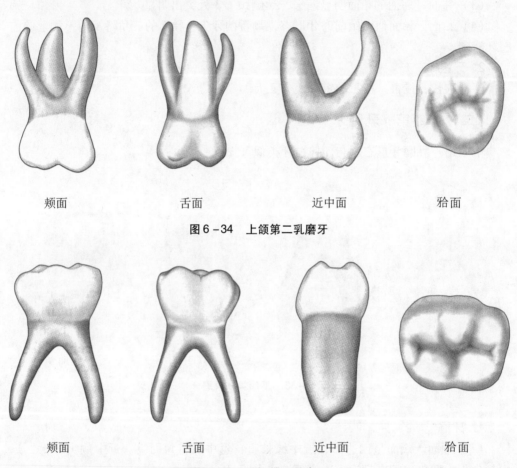

| 颊面 | 舌面 | 近中面 | 𬌗面 |

图6–34　上颌第二乳磨牙

| 颊面 | 舌面 | 近中面 | 𬌗面 |

图6–35　下颌第二乳磨牙

第二乳磨牙具有以下特点：

（1）第二乳磨牙的牙冠较第一恒磨牙的小，呈乳白色。

（2）第二乳磨牙邻面观的特点为牙冠近颈缘明显缩小，颈嵴突出，根冠分明。

（3）牙冠由颈部向𬌗面聚拢，颈部较大，𬌗面较小。

（4）下颌第二乳磨牙颊面的近中颊尖、远中颊尖及远中尖的大小约相等，而相应第一恒磨牙此三尖中，近中颊尖较大，下远中颊尖次之，远中尖最小。

（5）下颌第二乳磨牙为二根，上颌第二乳磨牙为三根，根干短，根分叉大。

（中山大学光华口腔医学院　张福萍　黄芳）

第二编

口腔颌面部的局部解剖

口腔颌面部局部解剖学是口腔颌面外科、临床整形外科、耳鼻咽喉头颈外科、眼科及神经外科等进行各种手术的重要形态学基础，研究口腔颌面部的层次、器官形态及毗邻关系、血管神经分布规律。口腔颌面部局部结构较复杂，且位于面深部，在体表难以触摸和观察，给教师讲解和学生理解都带来困难。实验教学中学生进行尸体解剖学习是局部解剖学教学过程中重要的环节，可加深学生对理论知识的理解和提高实践技能。本编除描述口腔颌面部形态结构外，还介绍口腔颌面部各局部解剖方法。

第七章　头颈部分区和表面解剖

第一节　头颈部的境界和分区

一、头颈部的境界

头部以下颌骨下缘、下颌角、乳突、上项线和枕外隆凸的连线与颈部分界。头部又分为上方的颅脑部和前下方的面部，二者以眶上缘、颧弓上缘、外耳门上缘和乳突的连线为界。

颈部下界为胸骨上（颈静脉）切迹、胸锁关节、锁骨和肩峰至第 7 颈椎棘突的连线。颈部与两侧斜方肌前缘之间的前部称为颈前外侧部（固有颈部），后方被斜方肌被覆的部分称为项部（颈后部）。

颈前外侧部又以胸锁乳突肌前缘为界，分为颈前部和颈外侧部。两侧的颈前部又以舌骨平面为界，分为舌骨上区和舌骨下区；颈外侧部又分为胸锁乳突肌区（即胸锁乳突肌所覆盖部位）和位于其后方的颈外侧区，又称为颈后三角（图 7-1）。

二、颜面部的境界及颌面部的分区

颜面部系指上至发际，下达下颌骨下缘，两侧至下颌支后缘之间的区域。临床上常以通过鼻根及鼻底的 2 条水平线为界，将颜面部分为上、中、下三部分。颌面部系由颜面部的中、下部组成。

根据面部形态及解剖特点，可将面部分为多个对称和单一的分区。如图 7-2 所示，分为眶区、鼻区、唇区、颏区、眶下区、颧区、颊区、腮腺咬肌区、面侧深区、颌面区和颞面区。

眶区四周以眶缘为界。

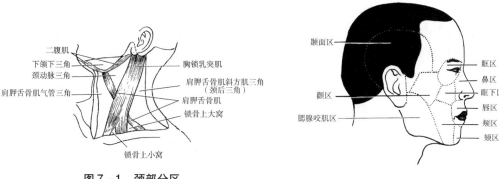

图 7-1　颈部分区　　　　　　　　图 7-2　颌面部的分区

鼻区上界鼻根点，下界鼻底，两侧界为内眦与鼻翼点的连线。

唇区上界鼻底，两侧界为唇面沟，下以颏唇沟与颏区分界。

颊区前界唇区和颏区，后界为咬肌前缘，上邻眶下区和颧区，下界为下颌下缘。

眶下区上界为眶下缘，内邻鼻区，外侧界为上颌骨颧突根部的垂线，下界为唇面沟中点至上颌骨颧突根下缘的连线。

颧区上界为颧弓上缘，下界为颧骨下缘，前界为上颌骨颧突根部，后界为颧弓后端。

颏区上界为颏唇沟，两侧界为口角的垂线，下以下颌下缘为界。

腮腺咬肌区上界为颧弓及外耳道下缘，前界为咬肌前缘，后界为胸锁乳突肌、乳突、二腹肌后腹的前缘，下以下颌下缘为界。

面侧深区位于颧弓和下颌支的深面，前界为上颌骨的后面，后界为腮腺深叶，内为翼外板，外以下颌支为界。

额面区上界为发际，下界为眶上缘，两侧为上颞线。

颞面区后界为发际，下界为颧弓上缘，前上界为上颞线。

第二节　头颈部的体表标志和投影

一、头颈部的体表标志

1. 枕外隆凸

枕外隆凸位于枕部向后最突出的隆起，其深面为窦汇，枕外隆凸下方有枕骨导血管。枕外隆凸在幼儿不明显。

2. 上项线

上项线是由枕外隆凸向两侧延伸的骨脊，其深面与横窦相平。

3. 顶枕点

顶枕点又称人字点，为矢状缝和人字缝的相交处，位于枕外隆凸上方约 6 cm 处。

4. 乳突

乳突位于耳垂后方，其根部前缘的前内方有茎乳孔，面神经由此出颅。乳突后部深面与乙状沟相平。

5. 颧弓

颧弓由颞骨的颧突和颧骨的颞突共同组成，位于眶下缘和枕外隆凸之间的连线上方约 3.8 cm 处。

6. 髁突

髁突位于颧弓之下方，外耳门之前。张口时可清楚地触到它向前滑动。

7. 下颌角

下颌角位于下颌体下缘和下颌支后缘相交处。

8. 翼点

翼点为顶骨、额骨、蝶骨和颞骨四骨相汇合之处，位于颧弓中点上方约 3.8 cm 处，颅盖的薄弱部分，其深面有脑膜中动脉前支经过。

9. 冠矢点

冠矢点又称额顶点，为冠状缝和矢状缝相交点，位于鼻根和枕外隆凸连线的前、中 1/3 交界处。

10. 眶上孔（切迹）

眶上孔位于眶上缘的中、内 1/3 相交处（距正中线约 2.5 cm），有的为眶上切迹，眶上血管、神经由此出眶。

11. 眶下孔

眶下孔位于眶下缘中点的下方约 0.8 cm，为眶下血管、神经穿出的部位。

12. 颏孔

颏孔位于下颌第一、二双尖牙的下方，下颌体上、下缘连线的中点或其稍上方，距正中线约 2.5 cm 处，为颏血管、神经穿出的部位。颏孔实际上是 1 个短管，开口方向朝外上方。颏孔的位置和开口的方向均有年龄变化，其位置可随年龄的增长而逐渐上移和后移，在 7～8 岁儿童略低于成人，15 岁时始上升到成人位置，脱牙老人则多近下颌体上缘。其开口方向在婴儿朝前上方或一直朝前方，6 岁以后则朝外上方。

二、头颈部的体表投影

头部主要的体表投影，常以 6 个标线为依据：①下水平线。下水平线为自眶下缘至外耳门上缘的连线。②上水平线。上水平线为经过眶上缘与下水平线平行的线。③矢状线。矢状线为鼻根至枕外隆凸的连线。④前垂直线。前垂直线为经过颧弓中央与下水平线垂直的线。⑤中垂直线。中垂直线为经颞下颌关节中央与前垂直线平行的线。⑥后垂直线。后垂直线为经乳突根部后缘与前、中垂直线平行的线。

1. 脑膜中动脉主干

脑膜中动脉主干所在位置相当于下水平线与前垂直线的相交处。脑膜中动脉前、后支相当于上水平线与前、后垂直线的相交处。

2. 大脑外侧裂

大脑外侧裂所在位置相当于平分中央沟投影线与上横线交角的线所在处。

3. 顶枕裂

顶枕裂从顶枕点上方约 1.25 cm 处向外侧引一条长 1.25 ~ 2.25 cm 的线，即为顶枕裂的体表投影。

4. 大脑下缘

大脑下缘范围为由鼻根中点上方约 1.25 cm 处开始向外侧，沿眶上缘向后，经颧弓上缘、外耳门上缘而至枕外隆凸。

5. 腮腺管

腮腺管位于颧弓下方约 1 cm 处。

6. 面动脉

下颌骨下缘和咬肌前缘的相交点为面动脉进入面部的起点，在此处可扪及搏动，先从此点引线至口角外侧约 1 cm 处，再将引线引至内眦。

7. 颈总动脉

颈总动脉的范围在右侧，为从下颌角至乳突连线的中点，画线至右胸锁关节；在左侧，连线的下端稍偏外侧。此连线平甲状软骨上缘以下为该动脉的投影。

8. 副神经

副神经的范围为由胸锁乳突肌后缘上、中 1/3 交点至斜方肌前缘中、下 1/3 交点的连线。

9. 颈丛皮神经的神经点

颈丛皮神经的神经点在胸锁乳突肌后缘中点附近，是在颈部进行皮神经阻滞麻醉的部位。

10. 颈外静脉

颈外静脉的范围为自下颌角至锁骨中点的连线。

第三节 面部比例及关系

面部黄金比例通常指面部各个器官所占的最佳比例，即通常所说的"三停""五眼""四高""三低"。这些概念包括了面部参考比例和实用价值和临床应用。

一、面部水平比例

面部水平比例系指面部长度的比例，即"三停"，又可分为"大三停""小三停"

和"侧三停"（图7－3、图7－4）。

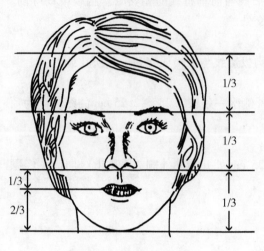

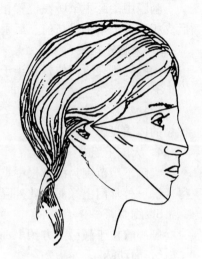

图7－3　大三停和小三停　　　　　　　　　　　　图7－4　侧三停

　　大三停：沿眉间点、鼻下点作横线，将面部分成水平三等份。发际至眉间点面上1/3为上停，眉间点至鼻下点面中1/3为中停，鼻下点至颏下点面下1/3为下停。颅面畸形主要表现为面上、中停比例失调，牙颌面畸形主要为面中、下停比例异常。

　　小三停：沿口裂点（口裂的正中点）、颏上点（颏唇沟正中点）作横线，将面部大三停的下停分成水平三等份。上1/3为上唇高度，下2/3为下唇及颏的高度。男性上1/3高度约为24 mm，下2/3高度约为50 mm。女性则少4 mm。

　　侧三停：以耳屏为顶点，向发际中点、眉间点、鼻尖点和颏前点作4条连线，形成3个夹角，其夹角差小于10°即符合颜面美的要求。

二、面部垂直比例

　　沿两眼内外眦作垂线，可将面部垂直分为五等份，每一等份的宽度与一个睑裂的宽度相等，称为"五眼"（图7－5）。正常睑裂宽度平均为3.5 cm，两外眦之间的距离平均为9.5 cm。

三、面部黄金比

　　黄金比又称黄金分割，即短段与长段之比为1∶1.618（约为0.618）时最美。头面部各器官和部位间也存在着黄金比：颏至眼外眦距比颏至发际距，颏至口裂距比颏至鼻翼间距；眼外眦距与面宽度间距比，口裂宽度与眼外眦间距比，鼻底宽与口裂宽度比等。

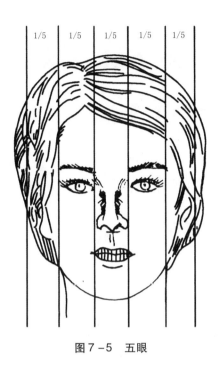

图7-5 五眼

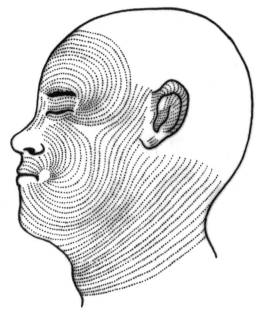

图7-6 面部皮肤皱纹线

四、面部皮肤皱纹线和面部郎格（Langer）皮肤裂线

面部皮肤皱纹线与面部线为2种不同的结构，但形成的线基本相同。

（一）面部皮肤皱纹线

按照皱纹产生的原因，面部皱纹线主要分为动力性皱纹线和重力性皱纹线。

1. 动力性皱纹线

表情肌收缩皮肤未能相应收缩的形成皱纹线。该线一旦形成，即使此部表情肌不收缩，皱纹线也不会完全消失，为老化的征象。主要的动力性皱纹线：额纹、眉间纹、鼻根纹、眼睑纹、鱼尾纹、鼻唇沟纹、颊纹、唇纹和颏纹。

2. 重力性皱纹线

因为皮下脂肪逐渐减少，皮肤弹性减弱松弛下垂所致，如在上睑部皮肤下垂形成肿眼泡；在下睑眶内脂肪疝出，致使皮肤臃肿下垂，形成眼袋。

（二）Langer 皮肤裂线

Langer 皮肤裂线（以下简称 Langer 线）的排列方向与皮肤真皮内胶原纤维和弹性纤维的排列方向一致。Langer 线与面部皱纹线的走向基本是相似的，但在两处有差异：眉间的皮肤皱纹线为垂直向，而 Langer 线为水平向；外眦皮肤皱纹线呈放射状，而 Langer 线为斜行。

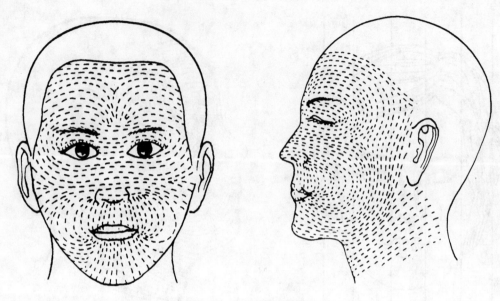

图 7 –7   Langer 皮肤裂线

（大理大学基础医学院   成家茂）
（中山大学光华口腔医学院   何宏文）

第八章　口腔局部解剖

口腔前壁为上、下唇，两侧为颊，经口裂通向外界，上壁为腭，下壁为口腔底的肌肉；后经咽峡与口咽部相延续（图3-2）。口腔被上、下牙列，牙龈及牙槽骨弓分为两部分：前外侧部为口腔前庭，后内侧部为固有口腔。

第一节　口腔前庭

口腔前庭为位于唇、颊与牙列、牙龈及牙槽骨弓之间的潜在腔隙，在息止颌位时，此腔隙经第三磨牙后方的间隙与固有口腔相通。在牙关紧闭或颌间固定的患者，可经此间隙输入营养物质。

一、口腔前庭沟

口腔前庭沟或称唇颊龈沟，为唇、颊移行于牙槽黏膜的皱褶，是口腔局部麻醉常用的穿刺部位。

二、上、下唇系带

上、下唇系带为前庭沟中线上扇形或线形的黏膜小皱襞，上唇系带一般较下唇系带明显。儿童的上唇系带较为宽大，随着儿童年龄的增长，上唇系带也逐渐缩小。

三、腮腺管口

在平对上颌第二磨牙牙冠的颊黏膜上有一乳头，腮腺管开口于乳头。腮腺手术有时经腮腺管口注入美蓝（亚甲蓝）或龙胆紫，以显示腮腺的轮廓。

四、磨牙后区

位于下颌第三磨牙的后方，由磨牙后三角及磨牙后垫组成。

（一）磨牙后三角

该三角的底朝前，为下颌第三磨牙远中面的颈缘；其尖朝后，由下颌骨的内、外斜线往后上相会而成。

（二）磨牙后垫

为覆盖于磨牙后三角表面的软组织，当下颌第三磨牙冠周炎时，磨牙后垫常显红肿。

五、翼下颌皱襞

翼下颌皱襞为伸延于上颌结节后内方与磨牙后垫后方之间的黏膜皱襞，该皱襞是下牙槽神经阻滞麻醉的重要标志。

六、颊脂垫尖

颊黏膜在相当于颊脂垫处，形似三角，其尖向后邻近翼下颌皱襞，张大口时，此尖约相当于下颌孔平面，为下牙槽神经阻滞麻醉的重要标志。

第二节　唇、颊、牙龈

一、唇

唇上界为鼻底；下界为颏唇沟；两侧以鼻唇沟为界，口裂将其分为上、下唇两部分。口裂两侧为口角，其正常位置约相当于尖牙与第一双尖牙之间。上、下唇的游离缘系皮肤与黏膜的移行区，称为唇红。唇红与皮肤交界处名唇红缘（唇缘）。上唇的全部唇红缘呈弓背状称唇弓，唇弓在正中线稍低并微向前突出为人中点（人中切迹），在其两侧的唇弓最高点称为唇峰（弓峰），上唇正中唇红呈珠状地向前下方突出名唇珠（上唇结节）。上唇皮肤表面，正中有由鼻小柱（鼻中柱）向下至唇红缘的纵行浅沟，称为人中，常用以作为面部中线的标志。人中的上、中 1/3 交点为人中穴。人中的两侧各有 1 条与其并行的皮肤脊，自鼻孔底伸延至唇峰，称为人中脊。

1. 口唇的构造

口唇的构造由外至内分为 5 层（图 8 - 1）：

（1）皮肤。皮肤较厚，与浅筋膜及表情肌结合紧密，并富于毛囊，皮脂腺和汗腺，是疖、痈的好发部位。

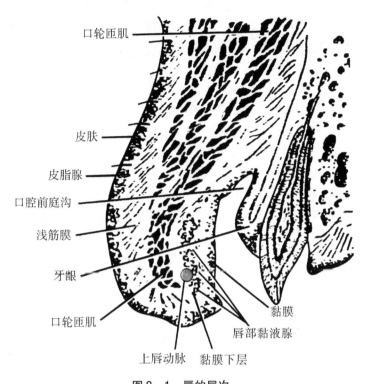

口轮匝肌

皮肤

皮脂腺

口腔前庭沟

浅筋膜

牙龈

口轮匝肌

上唇动脉 黏膜下层

黏膜

唇部黏液腺

图 8-1 唇的层次

（2）浅筋膜。浅筋膜较疏松，炎症时常呈现明显水肿。

（3）肌层。肌层主要为口轮匝肌，手术或外伤应将其对位缝合，以免愈合形成较宽的瘢痕或隐裂。

（4）黏膜下层。黏膜下层内含上、下唇动脉及黏液腺。上、下唇动脉在平唇红缘处形成冠状的动脉环，距黏膜近而隔皮肤较远，以手指扪触，可感知唇动脉的搏动。唇部手术时，可用唇夹或拇、示二指夹住口唇暂时止血，以利操作。黏膜下层内含有黏液腺，可发生黏液囊肿。

（5）黏膜。黏膜上有黏膜腺开口，排出黏液，润滑黏膜。

唇的血液供应主要来自面动脉的分支上、下唇动脉，静脉血经面静脉回流。

2．解剖方法

把口唇纵行切开，在切面上观察其各层结构。

二、颊

颊位于颧骨与颧弓下缘之下方，下颌骨下缘之上，前以鼻唇沟为界，后以咬肌前缘为界。

1．颊的构造

颊由外向内分为 6 层：皮肤、皮下组织、颊筋膜、颊肌、黏膜下层和黏膜。

颊部皮下脂肪组织较发达，由 1 层筋膜包裹，称颊脂垫，有颊神经、血管和腮腺导管穿过。面动脉及面静脉通过颊部。面神经颧支、颊支及下颌缘支越过咬肌筋膜浅面进入颊部，向前分布于表情肌。

颊筋膜位于皮下组织深面，该筋膜覆盖颊肌表面，向后被于咽上缩肌表面者，称为咽筋膜。颊咽筋膜在上述二肌间增厚，形成翼下颌韧带，紧张于翼突钩与下颌骨的颌舌线后端之间，该韧带也是翼内肌前缘的标志。

颊肌起自翼下颌韧带及上、下颌骨间，肌纤维向前参入口轮匝肌中。该肌为腮腺管所穿过。颊肌的内面衬以黏膜下层及黏膜。黏膜上有腮腺管口。

颊部的血液供应主要来自面动脉及眶下动脉。静脉血主要回流至面静脉。

2. 解剖方法

自口角向外横切颊部（注意勿伤及神经和血管），然后在切面上观察颊的各层结构。

三、牙龈

牙龈的色泽为粉红色，覆盖于牙槽突边缘区及牙颈间的口腔黏膜，内与腭和舌下区相连，外与牙槽黏膜相连。牙龈的边缘称为龈缘，其突入牙间部分称为龈乳头。牙龈无黏膜下层，固有膜直接与骨膜相连，坚韧而不能移动。在口腔内行浸润麻醉时，药物多注入口腔前庭沟黏膜下层内，而不注入牙龈深面，以引起疼痛或牙龈撕裂。

第三节　腭

腭的前 2/3 的结构为硬腭，腭的后 1/3 的结构为软腭，分隔口腔和鼻腔。

一、硬腭

硬腭呈穹隆状，有牙弓围绕。由上颌骨腭突及腭骨水平板构成支架，表面覆以软组织，前部含有少量脂肪，无腺体；后部则有较多的腭腺，腭中缝无黏膜下层。在硬腭的口腔面，可看到或扪到许多重要的表面解剖标志（图 8-2）。

1. 腭中缝

腭中缝为硬腭中线上纵行的黏膜隆起。

2. 腭乳头

腭乳头或称切牙乳头，为一黏膜隆起，位于腭中缝前端，上颌中切牙之腭侧 8～10 mm 处，形状、大小不规则，其深面为切牙孔，鼻腭神经、血管经此孔出入，向两侧布于硬腭的前 1/3。

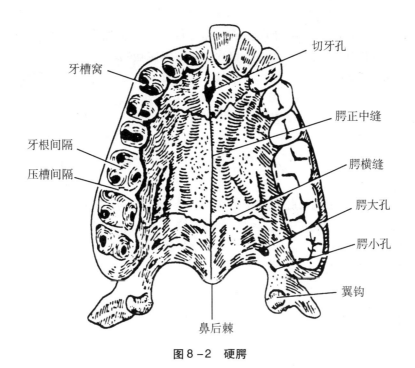

牙槽窝

切牙孔

腭正中缝

牙根间隔

压槽间隔

腭横缝

腭大孔

腭小孔

翼钩

鼻后棘

图 8-2　硬腭

3. 腭皱襞

腭皱襞位于硬腭前部，为自腭中缝前部向两侧略呈辐射状的软组织脊，其形状不规则。

4. 上颌硬区及上颌隆突

在硬腭中央部分，黏膜薄而缺乏弹性，称为上颌硬区。在硬区前部有时可出现不同程度的骨质隆起，即上颌隆突。

腭乳头、腭皱襞、上腭硬区及上颌隆突等处，均与制作义齿的基托有关。

5. 腭大孔

腭大孔位于硬腭后缘前方约 0.5 cm 处、上颌第三磨牙腭侧、约相当于腭中缝至龈缘的中外 1/3 处，肉眼观察此处黏膜稍显凹陷，以手指扪查，黏膜略为松软，其深面即腭大孔，腭前神经及腭大血管经此孔向前分布于硬腭。

6. 蝶骨翼突钩

蝶骨翼突钩位于上颌最后磨牙后内侧 1.0～1.5 cm 处，触摸此处有一骨质隆起，即翼突钩，为腭裂手术的有关标志。

二、软腭

软腭为一肌性膜样隔，附着于硬腭后缘并向后下延伸。软腭后端中线两侧的黏膜上，左右各有 1 对称的腭小凹。软腭后缘游离，斜向后下，称为腭帆，其中央伸向下方的指状突起称为悬雍垂。软腭后部向两侧形成前后 2 条皱襞，前方者向下移行于舌，称为舌腭弓；后方者移行于咽侧壁，称为咽腭弓。两弓间的三角形凹陷，名扁桃体窝，容纳腭扁桃体。腭帆、舌腭弓和舌根共同围成咽峡。

软腭主要由黏膜、黏膜下组织、腭腱膜及腭肌等组成。黏膜与硬腭黏膜相延续。黏膜下组织中含有较多的黏液腺。黏膜下组织在悬雍垂、舌腭弓及咽腭弓处特别疏松，炎症时易于水肿。在黏膜下层深面为腭腱膜及腭肌。腭腱膜位于软腭前 1/3，构成软腭的支架，向前附着于硬腭后缘，向后与腭肌相连。腭肌位于软腭的后 2/3，前续腭腱膜，肌肉细小，共计 5 对，即腭帆张肌、腭帆提肌、悬雍垂肌、舌腭肌和咽腭肌。

腭部血液主要由上颌动脉的分支腭降动脉供应，软腭尚有咽升、腭升动脉分布。静脉血流至翼丛。淋巴主要引流至颈深上淋巴结。腭部感觉神经来自三叉神经上颌神经，软腭有舌咽神经分布。软腭运动主要由副神经的延脑根经迷走神经咽支支配，但腭帆张肌由三叉神经支配。

三、腭的解剖方法

（一）解剖硬腭

1）检查硬腭口腔面的下述表面解剖标志。

（1）腭中缝。为硬腭中线上纵行的黏膜隆起。

（2）切牙乳头。为腭中缝前端的黏膜隆起。其深面为切牙孔。

（3）腭皱襞。位于硬腭前部，为自腭中缝前部向两侧略呈辐射状的软组织脊。

（4）腭大孔。位于硬腭后缘前方约 0.5 cm 处，上颌第三磨牙腭侧，约相当于腭中缝至龈缘中外 1/3 处。肉眼可见此处黏膜稍显凹陷。其深面为腭大孔。

2）自腭大孔位置沿龈缘向前切开黏膜，寻找由腭大孔穿出，向前分布的腭大动脉、静脉和腭前神经。注意观察这些神经、血管的分布。另外，尝试在腭大孔稍后方寻找腭中、后神经和腭小动、静脉，它们自腭小孔穿出，向后分布于软腭和腭扁桃体。

3）在切牙乳头处，切开黏膜，解剖自切牙孔出入的鼻腭神经、血管。

（二）解剖软腭

（1）先在标本上检查腭帆、悬雍垂、舌腭弓、咽腭弓和腭扁桃体。

（2）小心剥去舌腭弓和咽腭弓表面的黏膜，分别观察深面的舌腭肌和咽腭肌。这些肌肉薄弱，注意观察它们的纤维走向。

（3）在软腭上方，与咽鼓管咽口之间，切开黏膜，在深面解剖出腭帆提肌，该肌呈圆柱形，行向前内下方，其上方为咽鼓管软骨。

（4）在腭帆提肌的前外侧，解剖腭帆张肌，该肌呈三角形，外侧为翼内肌所遮盖，故从外侧解剖，需切开翼内肌才可见到（可不必解剖）。腭帆张肌起自咽鼓管软骨、膜部及蝶骨翼内板根部，沿翼内板外侧垂直下行，纤维向下集聚成小腱，呈直角绕过翼突沟，向内移行于腭腱膜。

第四节　舌和舌下区

一、舌

舌为口腔内重要器官，在辅助发音与言语、协助咀嚼、感受味觉和吞咽等方面起重要作用。正常舌质淡红，舌体柔和滋润而有光泽，舌背表面覆有薄层白苔。舌分上、下两面。

（一）上面

上面拱起，又称为舌背，以界沟分界，前2/3为舌体，为舌活动较大的部分；舌后1/3为舌根，界沟尖端有盲孔。舌背黏膜粗糙，与舌肌紧密相连。舌前2/3遍布乳头，舌后1/3黏膜无乳头，但有许多结节状淋巴组织，称为舌扁桃体（图3-2）。舌背黏膜有4种乳头。

1. 丝状乳头

丝状乳头数目最多，但体积甚小，布于舌前2/3，呈白色刺状突起，司一般感觉。

2. 菌状乳头

菌状乳头数目较少，色红呈蕈状，分散于丝状乳头之间，有味蕾，司味觉。

3. 轮廓乳头

轮廓乳头一般7～9个，排列于界沟的前方。体积较大，乳头周围有深沟环绕，每一轮廓乳头约有250个味蕾，司味觉。

4. 叶状乳头

叶状乳头位于舌侧缘后部，含味蕾，司味觉，扫描电镜下呈长条形。

（二）下面

下面又称舌腹，黏膜薄而平滑，返折与舌下区的黏膜相延续，并在中线形成舌系带。舌系带两侧各有1条黏膜皱襞名伞襞，向前内方行向舌尖。左、右伞襞与舌腹中线间的三角区内，有舌神经及舌深血管穿行，它们距舌腹较近，而距舌背较远，其中，舌深静脉靠近伞襞，位置表浅，透过黏膜，清晰可见。

舌主要由横纹肌构成，分为舌内肌和舌外肌：舌内肌起止均在舌内，包括舌上纵肌、舌下纵肌、舌横肌及舌垂直肌；舌外肌主要起自下颌骨、舌骨、茎突及软腭而止于舌，包括颏舌肌、舌骨舌肌、茎突舌肌及舌腭肌，收缩时依肌纤维方向变换舌的位置（图1-22）。

舌的血液供应来自舌动脉，舌后1/3尚有咽升动脉的分支。舌的静脉较为特殊，除存在舌动脉的伴行静脉外，尚有舌下神经伴行静脉。前者较细，一般为2条，伴随舌动脉行走于舌骨舌肌的深面，向后注入舌静脉；后者较粗，由舌深静脉及舌下静脉合成后，伴随舌下神经行走于舌骨舌肌的表面、颌下腺的深面，向后注入舌静脉。

舌的一般感觉和味觉：舌前2/3的一般感觉由舌神经支配，味觉由参与舌神经的鼓索的味觉纤维所支配；舌后1/3的一般感觉及味觉由舌咽神经支配（但舌后1/3的中部则由迷走神经支配）。舌后1/3的黏膜感觉较敏锐。舌的运动神经为舌下神经，但舌腭肌则由副神经的延脑根通过迷走神经的咽支支配。

二、舌下区

舌下区或称舌下间隙，位于舌和口底黏膜右下方，下至下颌舌骨肌及舌骨舌肌之上，前及两侧为下颌骨体的内侧面，后部止于舌根。由起自下颌骨颏棘的颏舌肌和颏舌骨肌将其分为左、右二部分，二者前端在舌下阜深面彼此相通。其后端借下颌舌骨肌与舌骨舌肌之间的裂隙，连通颌下间隙。

当舌向上方翘起时，舌系带两侧的口底黏膜上有1个小突起，称舌下阜，为颌下腺导管及舌下腺导管的共同开口。舌下阜两侧各有1条向后外斜行的舌下襞，为舌下腺小管的开口部位，也是颌下腺导管的表面标志。

在口底黏膜深面，从两侧向中线排列有下列重要的结构（图8-3）。

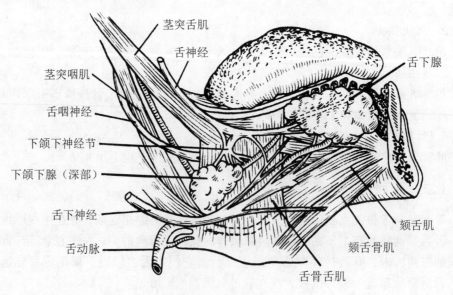

图8-3 舌下面

（一）舌下腺及颌下腺深部

舌下腺由蜂窝组织鞘包绕，该腺前端与对侧舌下腺相接触；后端与颌下腺的深部相邻；外侧为下颌骨的舌下腺窝；舌下腺内侧面与颏舌肌之间有颌下腺导管、舌神经、舌下神经及舌深动脉等结构。

（二）颌下腺导管及舌神经

颌下腺导管由后向前贯穿舌下间隙，开口于舌下阜。舌神经在舌骨舌肌前缘处绕颌下腺导管外下至其内侧向舌侧进行。

（三）舌下神经

当舌下神经越过舌肌浅面时，发出分支布于舌诸肌，至舌骨舌肌前缘即深入舌内，布于舌内诸肌。

（四）舌深动脉

舌深动脉贴于颏舌肌外面借舌神经及舌深静脉迂曲前行达舌尖。

三、舌和舌下区的解剖方法

（1）检查口腔底部黏膜的结构：上提舌尖，见舌下面中央连至口底的舌系带。系带两侧的口底黏膜各有一小突起，为舌下阜，为舌下腺和颌下腺导管的共同开口；舌下阜两侧各有 1 条向后外斜行的舌下襞，内藏舌下腺。

（2）把下颌骨体向外翻开，显露口腔底。沿舌下襞与牙槽弓之间切开黏膜，然后以刀柄把黏膜向两侧推开，暴露舌下区结构。

（3）自颏下窝向下追踪舌神经。观察舌神经在经过下颌第三磨牙舌侧下方的位置表浅。表面仅覆以黏膜。向前舌神经经过舌骨舌肌表面上部，然后经舌下腺深面进入舌深部。在舌骨舌肌处，用镊子提起舌神经，在其下方寻找下颌下神经节，该节以 2 根连于舌神经，其向下发支至颌下腺。

（4）从颌下腺深部前缘寻找其导管，并向前追踪见其经舌下腺深面，与舌神经呈螺旋形的交叉。最后颌下腺导管与舌下腺大管汇合开口于舌下阜。

（5）把颌下腺深部与浅部切开分离。把深部腺体向上翻起。寻找在舌骨上方经过舌骨舌肌浅面的舌下神经及与其伴行的舌深静脉。向前追踪舌下神经到舌肌。

（6）检查舌骨舌肌浅面的结构，自上而下为舌神经、下颌下神经节、颌下腺深部及其导管、舌下神经和舌深静脉。

（7）把舌骨舌肌分离清楚，观察其起止和形态。

（8）沿舌骨上缘切断舌骨舌肌，并将肌向上翻起，解剖其深面的舌动脉。舌动脉约平舌骨大角尖处起于颈外动脉（亦常与面动脉共干发出），它在进入舌骨舌肌深面之前，发出2～3条细小的舌背支，上行分布于舌根部及腭扁桃体。向前至舌骨舌肌前缘，分舌深动脉和舌下动脉，前者为延续干，向上至舌下面，和舌下神经、舌深静脉伴行，分支入舌，后者向前下至舌外肌。

（9）观察和解剖舌下腺。它由蜂窝组织鞘包绕。向前上翻起腺体，在舌下腺内侧面与颏舌肌之间有颌下腺导管、舌神经、舌下神经及舌下动脉等结构。观察颏舌肌的起止和形态。

（10）把翼内肌下段切除（或向上翻），在舌骨舌肌上缘清理出从茎突至舌侧缘的茎突舌肌；在舌骨舌肌下缘清理出茎突舌肌和二腹肌后腹；在舌骨舌肌深面稍下方找出另一条长形的茎突咽肌，并可见到绕过此肌外侧转向前方的舌咽神经。

（中山大学光华口腔医学院　何宏文）

第九章　颌面部局部解剖

颌面部为颜面部的组成部分。所谓颜面部，系指上至发际，下达下颌骨下缘，两侧至下颌支后缘之间的区域。临床上常以通过鼻根及鼻底的 2 条水平线为界，将颜面部分为上、中、下 3 个部分。颌面部系由颜面部的中、下部组成。

根据解剖特点可将颌面部分为眶下区、颧区、鼻区、唇区、颏区、颊区、腮腺嚼肌区及面侧深区。

第一节　面浅部软组织

颌面部皮肤薄而柔软，皮下组织疏松，有利于外伤缝合及成形手术。此部皮肤富于皮脂腺、毛囊和汗腺，易发生皮脂腺囊肿和疖。血管密集，血运丰富，因此组织再生和抗感染力强，有利于伤口的愈合。面部静脉无瓣膜，其内的血液可与颅内静脉窦交通，炎症时应注意有向颅内蔓延的可能。皮下有表情肌，手术或处理软组织损伤时，应注意表情肌的缝合，以免影响表情肌功能。颌面浅部结构位于浅筋膜内，包括表情肌、面神经的终支和三叉神经的皮支、面动脉和面静脉。

一、表情肌

按位置，表情肌可分为下列 6 个肌群：

1. 颅顶肌

颅顶肌包括枕额肌、颞顶肌、项横肌。

2. 外耳肌

外耳肌包括耳上肌、耳前肌、耳后肌。

3. 眼周围肌

眼周围肌包括眼轮匝肌、皱眉肌、降眉肌。

4. 鼻肌

鼻肌包括横部、翼部、降鼻中隔肌。

5. 口周围肌

（1）浅层。口周围肌浅层包括口轮匝肌、提上唇肌、颧肌、笑肌、降口角肌。

（2）中层。口周围肌中层包括提口角肌、降下唇肌。

（3）深层。口周围肌深层包括切牙肌、颏肌、颊肌。

6. 颈浅部肌

颈浅部肌包括颈阔肌和胸锁乳突肌等。

二、面神经终支

面神经穿过腮腺，在腮腺上、前、下方成扇形分出，常互相吻合并与三叉神经分支吻合成丛。在面部有 5 组分支，支配表情肌。

1. 颞支

颞支在腮腺上缘上升到颞部，支配额肌和眼轮匝肌等。

2. 颧支

颧支经腮腺前缘行向前上到颧部，支配眼轮匝肌和颧肌等附近的表情肌。

3. 颊支

颊支经腮腺前缘横向前行，支配所分布的颊肌、口轮匝肌以及其他的口周围肌。

4. 下颌缘支

下颌缘支经腮腺下缘向前下，支配沿着下颌骨下缘至口裂以下的表情肌。

5. 颈支

颈支经腮腺下缘向下，经下颌角后方到颈部，分布于颈阔肌。

三、三叉神经皮支

三叉神经的皮支主要包括来自眼神经的滑车上神经和眶上神经，经眶上切迹至额部，分布于眼裂以上的皮肤；来自上颌神经的眶下神经，穿出眶下孔，分布于眼裂与口裂之间的皮肤；来自下颌神经的颏神经，穿出颏孔，分布于口裂以下的皮肤。

四、面动脉和面静脉

面动脉在咬肌前缘钩绕下颌骨下缘至面部，迂曲地经口角、鼻翼两侧走向上内至内眦，改称内眦动脉，与自眶内出来的眼动脉末支吻合。沿途发出上、下唇动脉、鼻外侧动脉等供应上、下唇和鼻等处（图 9 −1）。

面静脉在面动脉后方伴行，此静脉有时距动脉较远。向下后，在越过颊肌处发出交通支，走向下颌支的深面与翼静脉丛交通。在下颌角下方，面静脉与下颌后静脉的前支汇合注入颈内静脉。

此外，颞浅动脉在出腮腺前发出面横动脉，行于咬肌浅面，腮腺导管与颧弓之间，供应腮腺、咬肌等处。

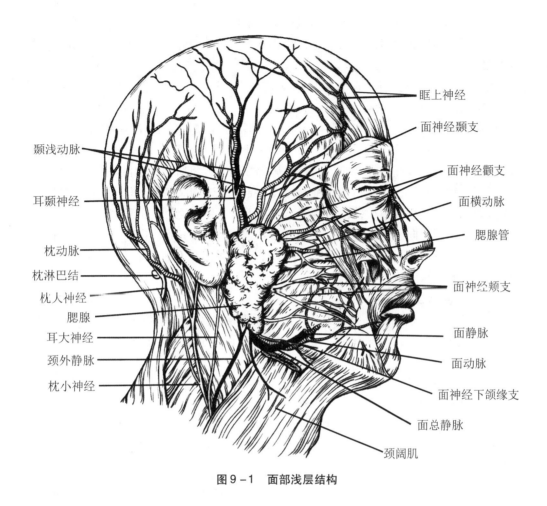

眶上神经

面神经颞支

面神经颧支

面横动脉

腮腺管

面神经颊支

面静脉

面动脉

面神经下颌缘支

面总静脉

颈阔肌

颞浅动脉

耳颞神经

枕动脉

枕淋巴结

枕人神经

腮腺

耳大神经

颈外静脉

枕小神经

图 9 - 1　面部浅层结构

五、面部浅层结构解剖方法

1. 皮肤切口

切口沿下颌下缘由前向后切至胸锁乳突肌前缘，再在鼻孔和口裂周围各作一环形切口。切口不宜过深。然后将皮瓣向后薄薄翻起。因面部皮肤较薄，注意不要翻得过深，以免伤及深部结构。

2. 解剖表情肌

表情肌为浅筋膜内的薄层肌束，有面神经分支支配和面部血管穿行。解剖时勿切除这些神经和血管。

（1）修洁眼轮匝肌。在眼内角处先摸认睑内侧韧带（拉眼睑向外时紧张）。然后修洁眼轮匝肌眶部，该部附着于睑内侧韧带和附近的眶内侧缘，纤维自韧带上方环绕上睑和下睑又回至韧带下方。眼轮匝肌睑部位于上、下睑皮下，肌纤维色淡而薄，修洁时要小心，不要当作脂肪除去。

（2）修洁口周围表情肌。口轮匝肌围绕口裂呈环形排列，它构成唇的大部分，由几层不同方向的肌束组成。解剖时，注意不要切掉与口轮匝肌交织的其他放射状排列的肌肉。

从口角向外修洁笑肌，它起自腮腺咬肌筋膜，行向前下，止于口角的皮肤和黏膜。笑肌的部分肌束与颈阔肌的面部肌束相连，不易分离。在颧骨和口角之间解剖颧肌，再在颧肌内侧，从口角和上唇向上修洁上唇方肌的颧头、眶下头和内眦头，它们由外至内分别起自颧骨、眶下缘和上颌骨额突上部。把上唇方肌眶下头从起端切断，向下翻起，检查其深面的尖牙肌。把笑肌从起端切断，将肌束向内翻，小心去掉咬肌前缘深面的颊脂肪体，注意勿把面神经颊支一起去掉，追踪颊支至笑肌深部的颊肌，并检查颊肌。颊肌呈四边形，位于颊部，占据上、下颌骨之间的间隙。

从口角和下唇向下修洁三角肌和下唇方肌。前者呈三角形，其后缘与颈阔肌上部肌束续连；后者呈方形，位于三角肌的内侧。把下唇方肌下端切断，向上翻起，检查其深面的颏肌。颏肌短小，呈圆锥形。

3. 解剖面神经的分支

（1）紧靠耳廓前面，自颧弓到下颌角切开腮腺表面的腮腺咬肌筋膜，向前、上、下3个方向逐渐翻起除去。修理时可能在腮腺表面见到一些小的淋巴结，即耳前淋巴结。

（2）在腮腺前缘，颧弓下方约一横指处寻找腮腺导管，追踪到咬肌前缘。在导管上方寻找副腮腺，它是一小部分分离的腮腺。

（3）在腮腺导管与颧弓之间找寻由腮腺前缘穿出的面横动脉和伴行静脉。面横动脉为颞浅动脉分支，横过咬肌表面，水平前行，终于眼外侧角下方，与面动脉和眶下动脉吻合。

（4）在面横动脉上、下方寻找面神经颧支。一般有2～3支，经腮腺上缘和前缘穿出，其上部分支较多，越过颧骨，布于眼轮匝肌；其下支较粗，循颧弓下方，与面横动脉平行向前，布于颧肌和上唇方肌。

（5）在腮腺上缘找出的面神经颞支穿出后，行向前上，布于额肌和眼轮匝肌上分。

（6）在腮腺导管上、下方解剖面神经颊支，常为3～5支，出腮腺前缘行向口角，分布于颊肌、口轮匝肌上部、颧肌、上唇方肌和笑肌。一般在腮腺管上方，并与之平行的上颊支较粗（但有时也较细），位置也较为恒定。颊支各支间有时互相吻合成网状。

（7）解剖面神经下颌缘支。可为1～3支，一般较细，从腮腺前缘或下缘穿出，在颈阔肌深面，约在下颌下缘平面，自后向前，至三角肌和下唇方肌。

（8）从腮腺下端寻找面神经颈支。它在颈阔肌深面，于下颌角与胸锁乳突肌之间，行向前下至颌下三角，布于颈阔肌。

4. 解剖面动脉和面静脉

在咬肌前下角找出面动脉，在此它钩绕下颌骨下缘至面部。往上追踪，见它迂曲地经口角、鼻翼两侧走向内眦。有时穿经笑肌、颧肌和上唇方肌深面。试找出它分至上、下唇的上、下唇动脉。

在面动脉后方找出与其伴行的面静脉，此静脉有时距动脉较远。追踪向下，在其越过颊肌时，发出交通支，走向下颌支的深面与翼静脉丛交通。在下颌角下方，面静脉与下颌后静脉的前支汇合注入颈内静脉。

5. 解剖三叉神经的皮支

（1）翻开眼轮匝肌下内侧份，约在眶睛缘中点的下方 0.5～0.8 cm 处，找出穿出眶下孔的眶下神经和血管，修洁它们的分支。

（2）切断并向下翻开三角肌，在下颌第二前磨牙牙根的下方，下颌体上、下缘联机中点处找出由颏孔穿出的颏神经。颏神经可有分支与面神经下颌缘支吻合。

第二节　腮腺咀嚼肌区

一、境界

前界为咬肌前缘，后界为胸锁乳突肌、乳突及二腹肌后腹的前缘，上至颧弓及外耳道，下以下颌骨下缘为界。

二、层次

腮腺咀嚼肌区层次由浅入深分别为皮肤、浅筋膜、深筋膜、腮腺、咬肌等。

1. 皮肤和浅筋膜

皮肤薄而柔软，腮腺区的浅筋膜内有耳前淋巴结及耳大神经，咀嚼肌区的浅筋膜内有面神经分支及腮腺管。

2. 深筋膜

来自颈深筋膜浅层在腮腺后缘分为浅、深二层，包被腮腺，形成腮腺鞘。在腺体前缘筋膜复合为一，覆盖在咬肌表面形成咬肌筋膜。

3. 腮腺

腮腺位于腮腺间隙内，由腮腺鞘包裹，略呈锥体形，底向外侧，尖向内侧突向咽旁，有上、外、前内及后四面。分为浅、深两部，浅部伸至咬肌浅面，深部伸至下颌后窝内及下颌支的深面。上面毗邻外耳道及颞下颌关节后面，外面为浅筋膜，内含耳大神经及颈阔肌；前内侧有咬肌、下颌支及翼内肌后部；后内面与乳突、胸锁乳突肌、二腹肌后腹、茎突及茎突诸肌、颈内动静脉和 9～12 对脑神经相毗邻，后内面的结构共同形成"腮腺床"（图 9-2）。

腮腺管由腮腺浅部的前缘发出，在颧弓下一横指处，向前横行越过咬肌表面，至

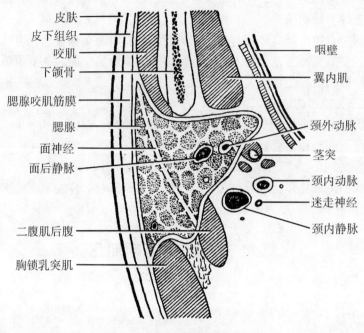

皮肤

皮下组织

咬肌

下颌骨

腮腺咬肌筋膜

腮腺

面神经

面后静脉

二腹肌后腹

胸锁乳突肌

咽壁

翼内肌

颈外动脉

茎突

颈内动脉

迷走神经

颈内静脉

图9-2　腮腺和面侧部冠状面

咬肌前缘急转向内侧，穿颊肌，在颊黏膜下潜行一段距离，然后开口于与上颌第二磨牙相对处的颊黏膜上，开口处黏膜隆起，称腮腺乳头。用力咬殆时，在咬肌前缘处可以触摸到腮腺管。

　　腮腺内有许多神经血管穿过，纵行的有颈外动脉，颞浅动、静脉及耳颞神经；横行的有上颌动、静脉，面横动、静脉及面神经的分支。这些神经血管的位置关系，由浅入深分别为面神经、下颌后静脉、颈外动脉及耳颞神经（图9-2）。面神经在腮腺内分支组成面神经丛，该丛神经再发出5组分支，分别为颞支、颧支、颊支、下颌缘支和颈支，由腮腺上、下、前缘穿出（图9-1）。颈外动脉在腮腺内分成颞浅动脉和上颌动脉，分别进入颞窝和面深区。

　　4. 咬肌

　　咬肌位于咬肌筋膜的深面，在咬肌筋膜浅面有腮腺导管和面神经分支越过，在咬肌深面与下颌支之间有咀嚼肌间隙。

　　总之，腮腺咀嚼肌区中，腮腺浅面并无重要结构，重要的神经血管主要位于腮腺内、腮腺前缘（从腮腺前缘呈辐射状穿出）、腮腺深面。

三、腮腺咀嚼肌区解剖方法

　　（1）先除去腮腺表面的腮腺咬肌筋膜，再检查腮腺表面的耳前淋巴结和从腮腺穿出的结构。在腮腺上、前、下三方面的结构依次为：①耳颞神经；②颞浅血管；

③面神经的颞支；④面横血管；⑤面神经的颧支；⑥腮腺管；⑦面神经的颊支；⑧面神经的下颌缘支；⑨面神经的颈支；⑩下颌后静脉的前支。

（2）将腮腺靠近浅面的一部分连同腮腺管一起翻向前。

（3）沿着已找出的面神经分支向后追踪，一小块一小块地除去腮腺浅部，把面神经各支追踪到其本干。在去除腮腺时，随时注意腮腺内的腮腺淋巴结。追踪面神经各支的同时，注意由耳大神经和耳颞神经来的交通支，由耳大神经来的支不易寻到，而由耳颞神经来的支较大，较易寻到。继续追踪面神经干到茎乳孔，找出面神经干进入腮腺以前分出的耳后神经及至二腹肌后腹和茎突舌骨肌的支。

（4）继续除去腮腺实质，找出并修洁在面神经深面的下颌后静脉。向上追踪，见下颌后静脉由颞浅静脉和颌内静脉于下颌骨颈部水平汇合而成。向下，下颌后静脉在下颌角部后方分为前、后两支。前支与面静脉汇合注入颈内静脉；后支与耳后静脉合成颈外静脉。

（5）下颌后静脉的深面找出颈外动脉，见它在平下颌颈处分成颞浅动脉和上颌动脉两终支。上颌动脉进入下颌颈的深面至面深部（颞下窝），暂不追踪。颞浅动脉向上行，在其穿出腮腺前发出面横动脉。

第三节 面 深 区

一、境界

前为上颌骨的后面，后为腮腺鞘，内有翼突外侧板，外以下颌支为界。

二、内容

面深区内有大量的血管和神经及蜂窝组织。血管、神经互相交错，层次排列并不明显，由浅入深，大致分层如下。

（一）翼静脉丛

该静脉丛位于下颌支深面，颞肌与翼外肌之间及翼内、外二肌之间。翼静脉丛吻合支的多少因人而异，翼静脉丛发育良好者，吻合支众多；反之，吻合却稀少。它向前可与面静脉交通，向上与眼下静脉交通，向后可与海绵窦吻合（图4-7）。施行上颌结节阻滞麻醉时，应注意避免刺破翼静脉丛而发生血肿。

（二）上颌动脉

上颌动脉经下颌颈的深面向前，越过翼外肌浅面（少数在深面），在翼外肌两头之间，经翼突上颌裂入翼腭窝。上颌动脉以翼外肌为标志分为三段，翼外肌浅面或深面为第二段，该肌前后分别为第一段和第三段。上颌动脉沿途分别分出脑膜中动脉、下牙槽动脉、上牙槽后动脉和腭降动脉。在上颌动脉周围有面深淋巴结。临床上做高位颞颌关节成形术或下颌骨切除时，应注意保护下颌颈深面经过的上颌动脉。行上颌骨切除时，可在翼外肌二头之间显露和结扎颌内动脉，以代替结扎颈外动脉。在做上颌骨截断术等手术时，分离翼突上颌裂，注意勿伤及上颌动脉。上颌动脉主要分支如下（图9–3）：

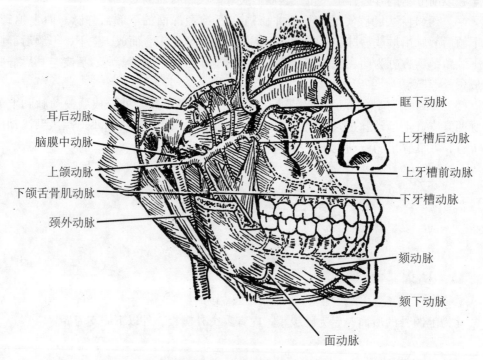

耳后动脉
脑膜中动脉
上颌动脉
下颌舌骨肌动脉
颈外动脉

眶下动脉
上牙槽后动脉
上牙槽前动脉
下牙槽动脉
颏动脉
颏下动脉
面动脉

图9–3　上颌动脉及分支

（1）脑膜中动脉在上颌动脉第一段上缘发出，经翼外肌深面上升穿棘孔入颅，其根部有耳颞神经的2个根夹包。

（2）下牙槽动脉在脑膜中动脉起点稍前方，自上颌动脉下缘发出，往前下方与下牙槽神经伴行入下颌孔。入孔前发出下颌舌骨肌支，伴下颌舌骨肌神经至下颌舌骨肌。

（3）上牙槽后动脉自上颌动脉第三段，在入翼腭窝前发出，和上牙槽后神经一起从上颌骨体后方的牙槽孔向下导入上颌窦后壁之牙槽管。

（4）腭降动脉起自上颌动脉第三段，在翼腭窝内发出，沿翼腭管下降，分为腭大动脉和腭小动脉。腭大动脉自腭大孔穿出，沿腭沟前进至硬腭黏膜、黏液腺及牙龈。腭小动脉自腭小孔穿出至口腔，分布于软腭及腭扁桃体。

（三）翼外肌、下颌神经及其分支

下颌神经及其分支与翼外肌关系密切，该神经经卵圆孔出颅后行于翼外肌的深面，几乎立即分支。咀嚼肌神经从翼外肌上缘穿出，分支支配咀嚼肌。颊神经从翼外肌两头之间穿出，行于舌神经的前方，向前下穿颊肌分布于颊黏膜。舌神经及其后外方的下牙槽神经，均经翼外肌下缘进入翼颌间隙。耳颞神经分二支夹包脑膜中动脉，合干后向后经下颌颈的深面，至其后方进入腮腺。颞下颌关节手术和腮腺手术等应注意此关系。下颌神经主要分支（图5-5）如下：

1. 耳颞神经

耳颞神经以二根起自下颌神经，向后夹包脑膜中动脉，再合成一干绕下颌颈的内后方，在腮腺实质内上行，分布于外耳和颞部的皮肤。

2. 下牙槽神经

下牙槽神经是最大的分支，经翼外肌深面下行，该肌下缘进入翼颌间隙，经下颌孔入下颌管，在下颌骨内分支构成下牙丛，再由丛发支至下颌牙齿和牙龈。终支出颏孔，称为颏神经，分布于颏部和下唇的皮肤。

3. 舌神经

舌神经在下牙槽神经的前方，向前下呈弓状沿舌骨舌肌的外面至舌尖，在颞下窝内，鼓索从后方加入舌神经，分布于舌前2/3的黏膜，以及口腔底和下颌牙槽舌侧面的黏膜，司一般黏膜感觉和味觉。

4. 颊神经

颊神经起自下颌神经前干穿越翼外肌的两头，向前行经咬肌深面，颊肌外面，直至口角。分支至颊部黏膜和皮肤。

总之，翼丛、上颌动脉、下颌神经及其分支等均与翼外肌密切的关系，翼外肌被认为是面深区的肌性标志。

三、面深区解剖方法

1）修洁咬肌，观察其起止形态。向前翻开其后缘上部，寻找经下颌切迹至咬肌的神经和血管。

2）沿咬肌起点的两侧锯断颧弓，将颧弓和咬肌向下翻到下颌角。翻开过程中，必须割断会进入咬肌的神经和血管（可带上一小块肌肉，以便以后辨认）及由颞肌加入咬肌的肌纤维。

3）修洁颞肌，观察其起止形态。在颞肌下部的深面找出向前下行走的颊神经（有时穿过颞肌），将它自颞肌分离，注意加以保护。然后于颞肌附着的止点下方锯断下颌骨喙突。将喙突和颞肌向上翻，用刀柄使颞肌与颞窝下部的骨分离，以显露上行分布于颞肌的颞深神经和颞深血管，以及颞浅动脉上行越过颧弓时发出的颞中动脉。颞中动脉在颧弓上方穿颞筋膜和颞肌，贴着颅骨侧面上行。

4）用刀柄自下颌颈和下颌支后缘的深面插入，使下颌颈和下颌支与深面的软组织分离，刀柄向下移动受阻处就是下牙槽神经和血管穿入下颌孔之点。将下颌颈周围软组织分离，然后将下颌颈锯断，在咬肌前缘处也将下颌弓锯断。把下颌支连同咬肌由上向下翻开并除去。下翻时见下牙槽神经和血管入下颌孔时，将神经和血管自下颌管内拉出而不必切断，再下翻下颌支时，在下颌角内侧面有翼内肌附着，将肌从骨分离。

5）将下颌支去掉后，小心除去深面的结缔组织，依次修洁以下结构：

（1）沿下牙槽神经和下牙槽动脉向上追踪到翼外肌下缘。在下牙槽神经进入下颌孔的稍上方，寻找它发出的细小的下颌舌骨肌神经，该神经向前下方至下颌舌骨肌的下面分为二支，布于下颌舌骨肌及二腹肌前腹。

（2）在下牙槽神经的前方，翼内肌表面找出舌神经。向前下追踪至舌侧面；向上追踪至翼外肌深面。

（3）在舌神经的前方，追踪颊神经至翼外肌两头之间，该神经为感觉神经，它由翼外肌两头间穿出，向前下达颊部，供应颊部的皮肤和黏膜。

（4）在翼外肌上缘寻找咬肌神经和颞深神经。咬肌神经在翻咬肌时已被切断。颞深神经有前、后两支，由翼外肌上缘穿出（有时有第三支，由翼外肌两头间穿出），上行入颞肌。

（5）修洁位于翼外肌表面的上颌动脉及其分支（有时上颌动脉位于翼外肌深面则待观察翼外肌后，切除该肌再做）。在修洁过程中会遇到一些小静脉交织成网，这就是翼静脉丛，观察后可除掉。翼静脉丛向后下汇合成一两支较大的静脉，就是上颌静脉，它与颞浅静脉汇合为下颌后静脉。

（6）除去翼静脉丛，沿翼外肌浅面追踪上颌动脉至翼腭窝，并找出它的以下分支：①脑膜中动脉——在上颌动脉第一段上缘发出，经翼外肌深面上升穿棘孔入颅（耳颞神经2个根夹包）。②下牙槽动脉——在脑膜中动脉起点稍前方，自上颌动脉下缘发出，往前下方与下牙槽神经伴行入下颌孔。入孔前发出下颌舌骨肌支，伴下颌舌骨肌神经至下颌舌骨肌。③上牙槽后动脉——自上颌动脉入翼腭窝前发出，和上牙槽后神经一起从上颌骨体后方的牙槽孔向下导入上颌窦后壁之上颌牙槽管。④上颌动脉在翼外肌下头浅面的翼肌段（第二段）还发出许多肌支，供应咀嚼肌、颊肌以及下颌关节囊等结构，这些小支不必一一追踪。

（7）修洁翼外肌和翼内肌已暴露的部分，观察它们的起止和形态。

6）解剖颞下颌关节。先修洁关节囊，在关节囊外侧面暴露颞下颌韧带，观察韧带起于颧弓，纤维向下向后呈扇形止于髁状突颈部的外侧和后缘。

将颞下颌韧带及其深面的关节囊除去。暴露关节腔及其中的关节盘。该盘呈横位的波浪形，将关节腔分为上、下二部。关节盘的前缘有翼外肌附着。尽量贴紧颞骨，在上关节腔内由前向后切开关节囊，切勿伤及耳颞神经。将髁状突同关节盘拉向前下方，使其与颅骨分离。为了解剖深部结构，将下颌头、关节盘及翼外肌于观察后除去。

7）沿舌神经、下牙槽神经和颊神经向上追踪三叉神经第三叉（下颌神经）本干至卵圆孔外。于其后方寻找行向后方的耳颞神经，它多以二根包绕脑膜中动脉后复合成一干，绕下颌骨髁状突颈之内侧至其后方进入腮腺，并几成直角弯曲向上，进入颞区。

8）将舌神经的起始部稍向前推移，检查由后上方而来加入舌神经的鼓索神经。

9）在卵圆孔下方，将下颌神经干扭转，在其内侧试找耳神经节。此节紧贴神经干内侧面，甚小，形如大头针帽。

（中山大学光华口腔医学院　何宏文）

第十章　颈部局部解剖

第一节　颈部浅层结构

一、皮肤、浅筋膜

颈部的皮肤较薄，活动性大，皮肤横纹明显，手术时，常做横切口，以减少疤痕。

颈部的浅筋膜即皮下组织，含有脂肪，在外侧部脂肪深面，有薄而呈长方形的皮肌（运动皮肤），称颈阔肌，该肌起自胸前深筋膜及三角肌筋膜，上行越过锁骨和下颌骨下缘，其前份纤维附于下颌骨下缘，部分左右交叉；后部纤维止于面下部皮下，并与口角附近的肌束交织，颈阔肌的深面有浅静脉、皮神经等结构（图 10 – 1）。

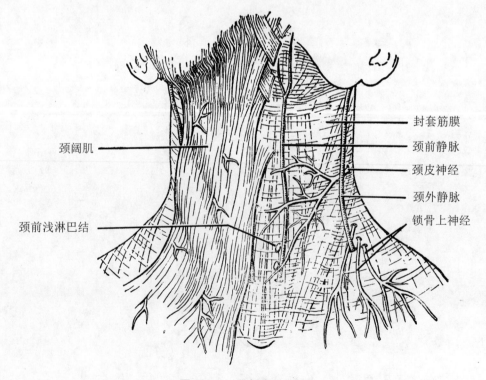

颈阔肌

封套筋膜

颈前静脉

颈皮神经

颈外静脉

锁骨上神经

颈前浅淋巴结

图 10 – 1　颈部浅层结构

二、浅静脉和浅淋巴结

（一）颈前静脉和颈外静脉

（1）颈前静脉在颈前正中线两旁，常一侧较粗，向下穿过深筋膜，然后转向外侧，注入颈外静脉。两侧颈前静脉的下端常借一交通支相连。

（2）颈外静脉在下颌角下方由耳后静脉和下颌静脉后支合成，下行至锁骨中点上方穿深筋膜汇入锁骨下静脉。颈外静脉位置表浅，临床上有时在此对小儿患者进行静脉穿刺。因吸气时胸腔内为负压，手术时应注意勿误伤，以免引起空气栓塞。

（二）颈前浅淋巴结和颈外侧浅淋巴结

沿颈前、颈外静脉排列，收纳颈部浅结构的淋巴，其输出管输入颈外侧深淋巴结。

三、颈丛的皮支和面神经颈支

1. 颈丛皮支

颈丛皮支是颈丛的分支，自胸锁乳突肌后缘中部穿出深筋膜至浅筋膜内，呈放射状分布于枕部、颈部的前面和两侧、肩部以及胸部前面第二肋以上的皮肤，其中，走向耳垂与颈外静脉伴行者为耳大神经（图10–2）。

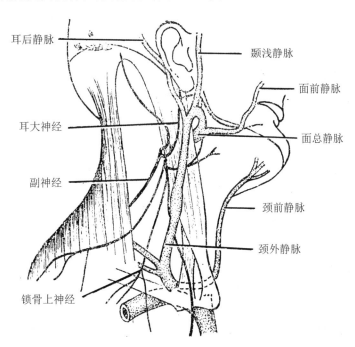

图 10 – 2　颈浅静脉和皮神经

2. 面神经颈支

面神经颈支由腮腺下端潜出，下行至下颌角附近入颈阔肌深面并支配该肌。

四、颈部浅层结构的解剖方法

翻皮和解剖浅筋膜，切口不宜太深，翻皮肤刀口应紧靠皮肤，将皮片尽量向外侧翻起，直至斜方肌前缘。

皮肤翻起后在浅筋膜内，见有一层菲薄的上、下纵行的肌纤维，即颈阔肌。看清楚其纤维方向后可逐步将其除去（也可整片向上翻起至下颌下缘）。在颈阔肌深面，颈正中线两旁和颈的两侧，找出颈前、颈外静脉、皮神经和颈浅淋巴结。颈部皮神经均自胸锁乳突肌后缘中点附近穿出，呈放射状分布，在胸锁乳突肌后缘中点向耳垂方向找出耳大神经，其他皮神经不必追踪。

第二节　颈后三角和胸锁乳突肌区

颈后三角又称为颈外侧三角，胸锁乳突肌所占区域称为胸锁乳突肌区。

一、颈后三角

（一）边界

颈后三角前界为胸锁乳突肌后缘，后界为斜方肌前缘，下界为锁骨的中 1/3。颈后三角底的肌肉：从后上方至前下方有头夹肌、肩胛提肌和中斜角肌。三角的最下份在体表呈一凹陷，称为锁骨上窝。

（二）内容

（1）颈后三角内，靠近中部有副神经斜行横过，靠近下部有肩胛舌骨肌横过。肩胛舌骨肌的下方深面，即锁骨上窝外有锁骨上淋巴结（属颈深淋巴结）、颈横动脉、肩胛上动脉以及臂丛和锁骨下动脉经过（图 10-3）。

（2）副神经是第 11 对脑神经。它在胸锁乳突肌深面，经该肌的后缘中点稍高处进入颈后三角，继经锁骨上方约两横指处进入斜方肌深面，支配胸锁乳突肌及斜方肌。

（3）臂丛。臂丛由第 5～8 颈神经和第 1 胸神经的前支构成。分上、下两部分，上部在锁骨上方的斜角肌间隙和颈后三角内，下部在腋窝内。构成臂丛的 5 个根，在颈后三角内，形成上、中、下三干，从上干发出肩胛上神经，向后经肩胛骨上缘到肩

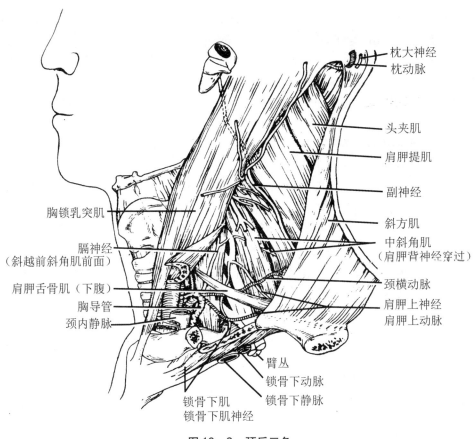

枕大神经
枕动脉

头夹肌

肩胛提肌

副神经

斜方肌

中斜角肌
（肩胛背神经穿过）

颈横动脉

肩胛上神经
肩胛上动脉

胸锁乳突肌

膈神经
（斜越前斜角肌前面）

肩胛舌骨肌（下腹）

胸导管

颈内静脉

臂丛
锁骨下动脉
锁骨下静脉

锁骨下肌
锁骨下肌神经

图 10 – 3　颈后三角

胛骨后面，支配冈上肌和冈下肌。

（4）锁骨下动脉。锁骨下动脉行经前斜角肌的后方和第一肋的上面。当上臂外伤出血，可在此处用手指把锁骨下动脉压向第一肋，以达到临时止血的目的。臂丛的小部分被动脉遮盖，大部分则露在动脉的上外侧。故经锁骨上方行臂丛阻滞麻醉时，可在锁骨下动脉的上行侧进行。

（三）颈后三角的解剖方法

（1）清理颈后三角的边界。其前界为胸锁乳突肌后缘，后界为斜方肌前缘，下界为锁骨中1/3。由于斜方肌上份肌纤维很薄，不易修清，故可保留上份肌纤维不予清理。

（2）找副神经。副神经在胸锁乳突肌后缘中点稍上自该肌的深面穿出，斜向下后行，于锁骨上方约两横指处进入斜方肌深面。副神经干较粗大，在其上方无其他神经伴行。

（3）在颈后三角的前下部找出肩胛舌骨肌下腹、肩胛上神经、肩胛上动脉、颈横动脉及其附近的锁骨上淋巴结。

（4）在胸锁乳突肌区，将刀柄插入胸锁乳突肌，在锁骨和胸骨的起端后面切断该肌并翻向上，认出颈动脉鞘，在颈动脉鞘的外侧分离结缔组织，露出前斜角肌和该肌前面的膈神经，颈横动脉和肩胛上动脉。颈横动脉的特点是位置较高，可在肩胛舌骨肌的上方找到，往后追踪至肩胛提肌前缘，即分成浅、深二支。肩胛上动脉的特点是位置较低，末端与肩胛上神经和肩胛舌骨肌的起端接近。检查颈外静脉汇入的具体静脉。

（5）在前斜角肌后方找出臂丛的神经根及锁骨下动脉。肩胛上神经自臂丛分出，向外后方越过肩胛上缘到肩胛骨背面。

（6）检查构成颈后三角底的肌肉。位于最前下方的是中斜角肌，它和前斜角肌之间有臂丛和锁骨下动脉经过。中斜角肌后上方为肩胛提肌，颈横动脉在其前缘分深、浅二支，夹包此肌，依据此特点可找出肩胛提肌，该肌的后上方是头夹肌。

（7）离断胸锁关节。该关节内有一圆形关节盘，小心切开该关节囊并将锁骨骨膜纵行剖开，将整条锁骨和关节盘一起向外翻起，此时可检查锁骨下肌。在前斜角肌后方的斜角肌间隙内，找出臂丛的上、中、下三干及锁骨下动脉。观察组成臂丛的颈5～8和胸1神经的前支（第1胸神经位置较深，可暂时不探查），了解臂丛的干、股、束的组成情况。胸锁乳突肌区的其他结构，留在解剖颈前三角时再进一步检查。

二、胸锁乳突肌区

（一）边界

胸锁乳突肌区以胸锁乳突肌的前、后缘为界，在肌的深面有颈动脉鞘、颈丛和前斜角肌等结构。

（二）内容

1. 颈动脉鞘

1）颈动脉鞘由颈深筋膜构成，位于颈部两侧、胸锁乳突肌深面；鞘内包有位于前内侧的颈总动脉（上段为颈内动脉）；位于后外侧的颈内静脉及位于二者之间后方的迷走神经。

2）颈总动脉。

（1）颈总动脉是颈部最大的动脉，左侧起自主动脉弓，右侧起自头臂干。经胸锁关节深面进入颈部，沿气管和喉的两侧上行，至甲状软骨上缘水平分为颈内、外动脉（图4-4）。

（2）颈总动脉的体表投影。自下颌角与乳突尖之间的中点至胸锁关节联机，此线下半部为颈总动脉的体表投影。

3）颈内动脉先在颈外动脉的后外侧上行，以后即转至其后内侧继续上行入颅内。颈内动脉在颅外一般无分支。

4）颈外动脉。

颈外动脉（图10-4）位于颈内动脉前内侧，较小，向上经二腹肌后腹和茎突舌骨肌的深面进入腮腺，在腮腺内上行至下颌颈外分为上颌动脉和颞浅动脉二终支（颈外动脉的分支见颈动脉三角）。

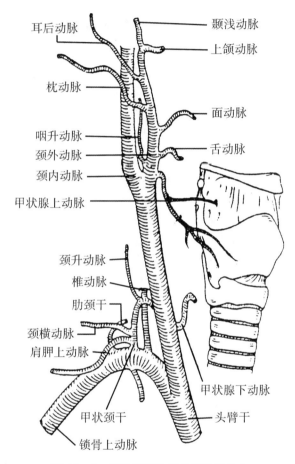

耳后动脉
颞浅动脉
上颌动脉
枕动脉
面动脉
咽升动脉
颈外动脉
舌动脉
颈内动脉
甲状腺上动脉
颈升动脉
椎动脉
肋颈干
颈横动脉
肩胛上动脉
甲状腺下动脉
甲状颈干
头臂干
锁骨上动脉

图10-4　颈外动脉和锁骨下动脉分支

2. 颈丛

颈丛位于胸锁乳突肌深面，由第1～4颈神经的前支构成。它的分支除上述的皮支和分布于附近肌肉的肌支外，还有一条重要的分支——膈神经，由第3～5颈神经的分支组成（以第4颈神经为主），经前斜角肌前面往下内，在锁骨下动脉和锁骨下静脉之间进入胸腔，管理膈肌的运动和一部分心包、胸膜和腹膜的感觉。

3. 颈交感干

颈交感干位于颈椎横突前方，由上、中、下3个神经节及连接这些神经节的节间支构成。颈上节最大，位于第2、3颈椎横突的前方；颈中节最小，不一定存在；颈下节位于椎动脉起始处的后方，常与第一胸交感节在第一肋骨颈的前方合成星状节（又叫颈胸神经节）。来自脊髓上胸段的交感神经，通过颈交感干分布至头、颈、上肢和心脏，管理脏器和血管。因此，颈交感干是一重要神经干，临床上封闭它来促使脑和上肢的血管扩张。

第三节　颈前三角和颈根部

一、颈前三角

（一）边界

颈前三角位于胸锁乳突肌前缘、下颌骨下缘和颈前正中线之间，借二腹肌、舌骨和肩胛舌骨肌分为 3 个三角区域。

1. 二腹肌三角（下颌下三角）

二腹肌三角位于二腹肌两腹和下颌骨下缘之间。下颌下腺位于此三角内。

2. 肩胛舌骨肌气管三角（肌三角）

肌三角位于胸锁乳突肌前缘、肩胛舌骨肌上腹和颈前正中线之间。甲状腺是此三角内的重要结构。

3. 颈动脉三角

颈动脉三角位于胸锁乳突肌前缘，二腹肌后腹及肩胛舌骨肌上腹之间。颈总动脉在此三角区内，包括颈内、外动脉。

（二）内容

1. 下颌下三角

下颌下三角上界为下颌骨下缘，前下界为二腹肌前腹，后下以二腹肌后腹为界。其底由下颌舌骨肌、舌骨舌肌及咽上缩肌等构成（图 10-5）。内容如下：

（1）皮肤和浅筋膜。皮肤薄而柔软。浅筋膜内有颈阔肌、面神经下颌缘支及颈支。颌下区的手术切口常在低于下颌角及下颌下缘 1.5～2.0 cm 处进行，避免损伤下颌缘支。在颌下腺手术时，也应避免伤及该神经。

（2）深筋膜。深筋膜下方附于舌骨，向上分为浅、深两层，形成颌下腺鞘，鞘内有颌下腺、颌下淋巴结和血管等。

（3）颌下腺。颌下腺为颌下三角的主要内容物，被深筋膜鞘包裹。腺体部分藏于下颌体内侧面的颌下腺窝内。腺体深面与下颌舌骨肌、舌骨舌肌等相邻。颌下腺导管起于深部，行走于舌骨舌肌浅面，经下颌舌骨肌深面进入舌下区。

（4）颌下淋巴结。淋巴结一般为 3～6 个，主要位于颌下腺鞘内、颌下腺与下颌

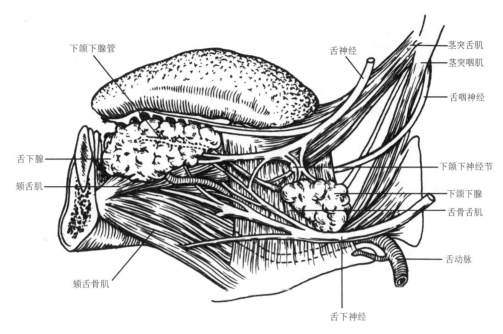

下颌下腺管　　　　　　　　　　　　　　　舌神经　　　　　　　茎突舌肌
　　　　　　　　　　　　　　　　　　　　　　　　　　　　　　　茎突咽肌
　　　　　　　　　　　　　　　　　　　　　　　　　　　　　　　舌咽神经
舌下腺　　　　　　　　　　　　　　　　　　　　　　　　　　　　下颌下神经节
颏舌肌　　　　　　　　　　　　　　　　　　　　　　　　　　　　下颌下腺
　　　　　　　　　　　　　　　　　　　　　　　　　　　　　　　舌骨舌肌
　　　　　　　　　　　　　　　　　　　　　　　　　　　　　　　舌动脉
颏舌骨肌
　　　　　　　　　　　　　　舌下神经

图 10 – 5　下颌下三角

下缘之间。腺体内或腺鞘之浅面也可能有淋巴结。故在口腔颌面恶性肿瘤转移时，常将颌下淋巴结连同颌下腺一并摘除。

（5）面静脉。面静脉在面动脉的稍后方与该动脉并列于咬肌附着端的前缘，越过下颌下缘，穿颌下腺鞘浅层，向后下方走行于颌下腺后部的浅面，经二腹肌后腹的浅面，进入颈动脉三角。

（6）面动脉。面动脉在舌骨大角平面起于颈外动脉，经茎突舌骨肌及二腹肌后腹深面，穿入颌下腺鞘，经颌下腺的深面和上面的沟中走行或行于腺体内，出腺鞘后，在咬肌前缘钩绕下颌骨下缘至面部。颌下腺手术分离颌下腺的深面时，应注意面动脉，以免引起严重出血。

（7）舌骨舌肌。舌骨舌肌为一肌性标志，该肌浅面，自上而下依次排列为：舌神经、颌下神经节、颌下腺导管及舌下神经。深面有舌动脉及伴行静脉。舌下神经位于二腹肌中间腱的上方，手术分离颌下腺下缘时，应注意避免损伤其深面的舌下神经。舌神经与颌下腺导管的关系密切，颌下腺手术切断颌下腺导管时，注意与舌神经鉴别。从解剖关系上，其鉴别有：舌神经下方连于颌下神经节，通过该节，再以节后纤维与颌下腺相连；颌下腺导管则直接发自颌下腺。在舌骨舌肌表面，舌神经位于颌下腺导管的上方，若将下颌舌骨肌的后缘向前拉开，则可见舌下区之舌神经自外上钩绕颌下腺导管，经其下方而转至其内侧和上方。舌神经较颌下腺导管粗、略扁，且坚韧。

2. 颏下三角

颏下三角位于左、右二腹肌前腹与舌骨体之间。其浅面有皮肤、浅筋膜及颈筋膜浅层，深面为两侧下颌舌骨肌及其筋膜，称为口膈，口膈的深面为舌下间隙（表 10 – 1）。

表 10 - 1 舌骨上肌群

名称	起点	止点	作用	神经支配
下颌舌骨肌	下颌骨内面颌舌线	舌骨体	拉舌骨向前上	三叉神经
二腹肌	乳突切迹	下颌骨二腹肌窝	降下颌骨提舌骨	三叉神经、面神经
茎突舌骨肌	茎突根部	舌骨大角基部	拉舌骨向后上	面神经
颏舌骨肌	下颌骨颏棘	舌骨体	上提舌骨	舌下神经

3. 颈动脉三角

颈动脉三角位于胸锁乳突肌上份前缘、肩胛舌骨肌上腹及二腹肌后腹之间；内含颈内静脉及其属支，颈总动脉及其终支，舌下神经及迷走神经等重要结构（图 10 - 6）。其顶为颈深筋膜浅层、浅筋膜、颈阔肌、皮肤等，底为椎前筋膜。主要结构如下：

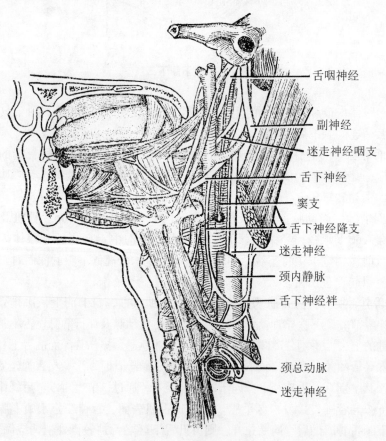

图 10 - 6 颈动脉三角

（1）颈内静脉。颈内静脉位于胸锁乳突肌前缘的深面，有面静脉、舌静脉、甲状腺上静脉经颈总动脉浅面注入颈内静脉。

（2）颈总动脉。颈总动脉位于颈内静脉内侧，平甲状软骨上缘，分为颈内、外动脉。在颈总动脉末端与颈内动脉起始处稍膨大，称为颈动脉窦，壁上有压力感受器；在颈总动脉分叉的后方，有颈动脉小球（颈动脉体），为化学感受器，二者有调节血压和呼吸的作用。

（3）颈外动脉。颈外动脉位于颈内动脉前内侧，垂直上行。在颈动脉三角内，向前发出甲状腺上动脉、舌动脉和面动脉，向后发出枕动脉，向内侧发出咽升动脉，终支有颞浅动脉和上颌动脉。

（4）颈内动脉。颈内动脉位于颈外动脉的后外侧，在颈部不发出分支。

（5）迷走神经。迷走神经包于颈动脉鞘内，在颈内静脉、颈总动脉之间的后方下降。发自迷走神经的喉上神经，经颈内动脉的深面下降入喉。

4. 肌三角

肌三角由颈前正中线、胸锁乳突肌前缘和肩胛舌骨肌上腹围成。肌三角的底为椎前筋膜，前面为皮肤、浅筋膜（内有颈前静脉和皮神经）及颈筋膜浅层与胸骨舌骨肌、胸骨甲状肌、甲状舌骨肌、肩胛舌骨肌上腹和气管前筋膜。内含甲状腺、气管颈段、食管颈段等结构。

1）甲状腺。

（1）形态、位置和毗邻。甲状腺由左、右两侧叶及峡部构成，有时自峡部向上发出一锥状叶连于舌骨。峡部位于第2～4气管软骨环的前面，侧叶上方达喉的外侧中部，下方达第5～6气管软骨，腺实质表面有真被膜紧密包绕，其外面还有颈深筋膜形成的假被膜包绕，并将腺体连于喉和气管上，故甲状腺能随吞咽运动而上、下移动，这一特点是检查甲状腺肿物区别于颈部其他肿物的特征之一。真、假被膜之间的疏松结缔组织的间隙称为甲状腺间隙。

甲状腺的前方为皮肤、浅筋膜、颈深部筋膜浅层和舌骨下肌群遮盖，后外侧与颈动脉鞘相邻，腺的两侧叶内面邻接喉、气管、咽、食管和喉返神经。故甲状腺肿大，常可压迫邻近器官如气管、食管、喉返神经等，以致发生呼吸困难，吞咽困难、声音嘶哑等症状（图10-7）。

（2）甲状腺的动脉和喉部神经。甲状腺的血液供应极为丰富，有甲状腺上、下动脉，有时还有甲状腺最下动脉；此外，气管和食管动脉与甲状腺上、下动脉尚有交通支。

A. 甲状腺上动脉与喉上神经。甲状腺上动脉起自颈外动脉根部的前面，伴喉上神经的喉外支行走，至侧叶上极附近，分为前、后支进入腺内。途中发出喉上动脉伴喉上神经的喉内支进入喉内。

喉上神经分喉内支和喉外支。喉内支伴喉上动脉穿甲状舌骨膜入喉，管理声门裂以上的黏膜感觉。喉上神经的喉外支伴甲状腺上动脉下行，但在甲状腺侧叶上极上方则不与动脉伴行，弯向内侧支配环甲肌。因此，结扎甲状腺上动脉时，应紧贴腺的上极进行，以免损伤喉上神经的喉外支。

B. 甲状腺下动脉与喉返神经。甲状腺下动脉为甲状颈干的分支。沿前斜角肌

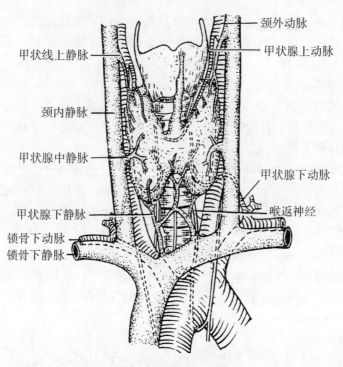

图 10 −7 　甲状腺的前面观

内缘上行至第 6 颈椎平面，几乎以直角弯向内下，经颈动脉鞘的深面，侧叶的后方进入甲状腺实质。

在喉返神经钩绕主动脉弓，右喉返神经钩绕右锁骨下动脉，二者一般均位于气管、食管间的沟内，行于甲状腺下动脉的前方、后方，或穿过甲状腺下动脉的分支之间。左、右喉返神经入喉前，都经环甲关节后方，故甲状软骨下角，可作为寻找喉返神经的标志。手术结扎甲状腺下动脉时勿损及喉返神经。

C. 甲状腺最下动脉，约 13% 的人有此动脉，多起自头臂干。

（3）甲状腺下静脉起于侧叶下极，向下汇入头臂静脉。两侧甲状腺下静脉在气管前常形成静脉丛。做低位气管切开术时，易造成出血。

2）甲状旁腺。

甲状旁腺位于甲状腺侧叶的后面，颜色较浅，常有上、下两对，上位一对常在甲状腺侧叶后缘上中分附近；下位一对多数在侧叶后缘下端处，位置多不恒定。

3）气管颈段。

第 6 颈椎下缘至颈静脉切迹处为气管颈段，长约 6.5 cm，有 6～8 个气管环，可随头的运动而上、下、左、右移动。气管切开时，须严格保持头的正中位，以免误伤气管旁的其他结构。

气管颈段的前面，由浅入深为皮肤、浅筋膜、颈深筋膜浅层以及舌骨下肌群和气管前筋膜，第 2～4 气管环的前方有甲状腺峡，峡的下方有甲状腺下的静脉丛。气管颈段前可能出现的结构：胸腺、甲状腺最下动脉、头臂干、左头臂静脉、高位主动脉弓。

气管颈段的两侧上份有甲状腺的侧叶，后方为食管，二者之间的沟内有喉返神经；下份两侧有颈总动脉和胸膜顶。

4）食管颈段。

食管颈段平第 6 颈椎体续连于咽，前方为环状软骨，该处是食管的第一狭窄，下经胸廓上口入胸腔。

食管颈段的前方紧邻气管颈段，并略偏左，其后分为脊柱的颈段和椎前肌，两侧的稍前方为颈总动脉，气管食管间沟有喉返神经通行。

二、颈根部

颈根部为颈、胸部之间的过渡区，位于胸锁乳突肌下份的深部和脊柱颈部下份的前方。内有出入胸腔上口的结构包括居中的气管、食管；两侧的颈内静脉和锁骨下静脉，胸导管颈段和右淋巴（导管）十，迷走神经，膈神经，锁骨下动脉及其分支，椎静脉和胸膜顶，以及分属于椎前区的颈深肌群和颈交感干。以下仅叙述颈深肌中的前斜角肌及其邻近的一些重要结构，其他内容详见有关局部的描述（图 10 - 8）。

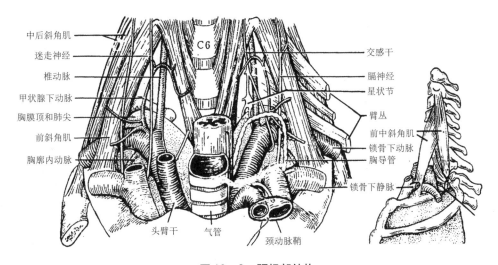

图 10 - 8 颈根部结构

颈深肌包括位于脊柱颈段两侧和前面的颈外侧肌（前、中、后三对斜角肌）以及椎前肌（颈前肌、头长肌和头直肌）。

前斜角肌起自颈椎横突，止于第一肋骨，是颈部的一个重要肌性标志。前斜角肌的前方有膈神经、颈横动脉、肩胛上动脉、胸导管（右侧为右淋巴导管）、颈静脉角和斜角肌淋巴结；后方有臂丛和锁骨下动脉经过；后内侧为肺尖和胸膜顶。前斜角肌和膈神经前面被椎前筋膜覆盖。

（一）锁骨下静脉及颈静脉角

锁骨下静脉是腋静脉的延续，始于第一肋骨外缘，在锁骨后方。经锁骨下动脉第三段的前方，越过第一肋骨上面时在前斜角肌止点的前方，向内经胸膜顶前方，与颈内静脉汇合为头臂静脉，其汇合处称为颈静脉角。

颈静脉角位于胸锁乳突肌锁骨头端的深面。胸导管和右淋巴导管分别在左、右颈静脉角处注入静脉。

（二）胸导管颈段

胸导管起于右膈脚后面，初居胸主动脉右侧，在 5 ～ 7 胸椎体间斜行在食管后方，至胸腔上部，沿食管右侧上行到颈根部，经颈动脉鞘后方，弯行向后外，注入左颈静脉角。在颈静脉角处有斜角肌淋巴结，属颈深淋巴结下组。

（三）锁骨下动脉

左、右起点不同，左侧起自主动脉弓，右侧在胸锁关节的后方起自头臂干（无名动脉）。此动脉呈弓形绕行，经前斜角肌后方，紧贴第一肋骨上方向外至其外侧缘与腋动脉相连续。以前斜角肌为标志，将锁骨下动脉分为 3 段（图 4 - 6、图 10 - 4）：

第 1 段位于前斜角肌内侧，其前方有迷走神经和膈神经。此段发出椎动脉、甲状颈干和胸廓内动脉。

第 2 段位于前、中斜角肌间的斜角肌间隙内，下方为胸膜顶，发出肋颈干等。

第 3 段位于第一肋骨上方，前为锁骨下静脉，有时发出颈横动脉。

（四）胸膜顶

位于颈根的深部，高于锁骨内 1/3 上方 2 ～ 3 cm。胸膜顶的后方，贴近第一肋骨小头；前外侧为前斜角肌和锁骨下动脉；内侧分别为头臂干（右）和左颈总动脉（左）；外侧有中斜角肌和臂丛跨过。

三、颈深筋膜和筋膜间隙

颈深筋膜和筋膜间隙有一定的临床意义。除各脏器表现所固有的筋膜（如咽筋膜，甲状腺真被膜等）外，有 3 层颈深筋膜和 3 个重要的筋膜间隙。

（一）颈深筋膜

1. 封套层（浅层）
封套层在浅筋膜深面，包裹整个颈部，在胸锁乳突肌和斜方肌处分成 2 层夹包这 2 块肌肉。

2. 气管前筋膜（中层）
气管前筋膜位于气管前方，夹包舌骨下肌群。在两侧舌骨下肌群之间构成颈白线

（在颈白线处封套层和气管前筋膜融合为一层）。在舌骨下肌群的深面参与构成甲状腺的假被膜。假被膜的深面和甲状腺真被膜之间的间隙称为甲状腺间隙（图10-9）。

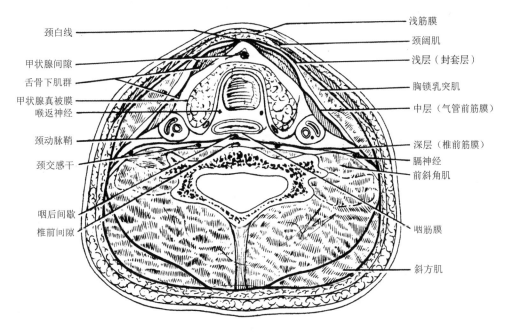

图 10-9 颈筋膜及筋膜间隙（横切）

3. 椎前筋膜（深层）

椎前筋膜在椎骨前方，覆盖椎骨前面的椎前肌群、膈神经、颈交感干和椎骨两旁的斜角肌群，向下与胸内筋膜相延续。

（二）筋膜间隙

1. 气管前间隙

气管前间隙在甲状腺下方，气管前筋膜与气管之间。内藏甲状腺下静脉和甲状腺最下动脉。此间隙向上达颅底，向下与胸腔的前纵隔相通。

2. 咽后间隙

咽后间隙在咽筋膜和椎前筋膜之间，此间隙上达颅底，向下与胸腔的后纵隔相通。

3. 椎前间隙

椎前间隙在椎前筋膜与椎骨之间，此间隙也是上通颅底，向下与胸腔的后纵隔相通。

此外，在咽的两侧还有咽旁间隙，内藏茎突及其附近的肌肉和血管、神经。该间隙的浅面与腮腺间隙毗邻（借一薄层筋膜分隔），深面与咽后间隙毗邻。

四、颈前三角和颈根部结构的解剖方法

在解剖颈前三角前，应先复习颈部浅层结构。

在尸体肩胛部垫以木枕，将头后仰，使颈前部高起。

1. 解剖口腔底部、下颌下和颏下三角

（1）检查口腔底部黏膜的结构：上提舌尖，见舌下面中央连至口底的舌系带。系带两侧的口底黏膜各有一小突起，为舌下阜，为舌下腺和颌下腺大管的共同开口；舌下阜两侧各有 1 条向后外斜行的舌下襞，内藏舌下腺。

（2）把下颌骨体向外翻开，显露口腔底。沿舌下襞与牙槽弓之间切开黏膜，然后以刀柄把黏膜向两侧推开，暴露舌下区结构。

（3）自颞下窝向下追踪舌神经。可观察到舌神经在经过下颌第三磨牙舌侧下方的位置表浅。向前舌神经经过舌骨舌肌表面上部，然后经舌下腺深面进入舌深部。在舌骨舌肌处，用镊子提起舌神经，在其下方寻找下颌下神经节，该节有 2 根连于舌神经，其向下发支至颌下腺。

（4）从颌下腺深部前缘寻找其导管，并向前追踪见其经舌下腺深面，与舌神经呈螺旋形的交叉。最后颌下腺导管与舌下腺导管汇合开口于舌下阜。

（5）把颌下腺深部与浅部切开分离。把深部腺质向上翻起。寻找在舌骨上方经过舌骨舌肌浅面的舌下神经及与其伴行的舌深静脉。向前追踪舌下神经到舌肌。

（6）舌骨舌肌浅面的结构，自上而下为舌神经，下颌下神经节，颌下腺深部及其导管，舌下神经和舌深静脉。

（7）把舌骨舌肌分离清楚，观察其起止和形态。

（8）沿舌骨上缘切断舌骨舌肌，并将肌向上翻起，解剖其深面的舌动脉。舌动脉约平舌骨大角尖处起于颈外动脉（亦常与面动脉共干发出），它在进入舌骨舌肌深面之前，发出 2～3 条细小的舌背支，上行分布于舌根部及腭扁桃体。向前至舌骨舌肌前缘分舌深动脉和舌下动脉，前者为延续干，向上至舌下面，和舌下神经、舌深静脉伴行，分支入舌，后者向前下至舌外肌。

（9）观察和解剖舌下腺。它由蜂窝组织鞘包绕。向前上翻起腺体，在舌下腺内侧面与颏舌肌之间有颌下腺导管、舌神经、舌下神经及舌下动脉等结构。观察颏舌肌的起止和形态。

（10）把翼内肌下段切除（或向上翻），在舌骨肌上缘清理出从茎突至舌侧缘的茎突舌肌；在舌骨舌肌下缘清理出茎突舌肌和二腹肌后腹；在舌骨舌肌深面稍下方找出另一条长形的茎突咽肌，并可见到绕过此肌外侧转向前方的舌咽神经。

2. 解剖舌骨下肌群

在颈正中线两旁找出被深筋膜包裹的舌骨下肌群。两侧舌骨下肌群之间的深筋膜在颈正中线上构成颈白线，纵行切开颈白线，用手指或刀柄插入舌骨下肌群深面的疏松结缔组织间隙，该间隙上部为甲状腺间隙，通过切口可见到甲状腺表面的真被膜。

下部为气管前间隙，内藏有甲状腺下静脉（待后解剖）。清理舌骨下肌群，可见它由2层肌肉构成。浅层内侧为胸骨舌骨肌，外侧为肩胛舌骨肌。深层下方为胸骨甲状肌，上方为甲状舌骨肌。将胸骨舌骨肌和胸骨甲状肌自胸骨柄上缘处切断，向上翻起，暴露甲状腺。观察甲状腺峡部的位置宜在第2气管环的前方，在甲状腺峡部的上方可见环状软骨和甲状软骨，以及位于二软骨间的环甲膜和环甲肌。检查有无锥状叶。

3. 解剖甲状腺周围的血管和神经

在甲状腺侧叶两旁，先寻找甲状腺中静脉，该静脉多在侧叶中、下1/3交界处的边缘，此静脉较短，易被拉断，一旦离开甲状腺即汇入颈内静脉。

在甲状腺侧叶的上端清理出甲状腺上动脉及其分支和甲状腺上静脉。在甲状腺上动脉和静脉的后内方小心剖出喉上神经的喉外支，此支较细，支配环甲肌。用手摸甲状软骨与舌骨，在两者之间找出喉上神经的喉内支，此支较粗，由颈内、外动脉的深面走向前下方，与甲状腺上动脉的分支喉上动脉一起，穿过甲状舌骨膜入喉。

在甲状腺峡部下方，试寻找是否有甲状腺最下动脉，而甲状腺下静脉，常有几支或成丛状。

将甲状腺拉向内侧，在颈总动脉的深面找出起自甲状颈干、弓形走行的甲状腺下动脉，并在气管与食管之间沟内寻认喉返神经，注意观察喉返神经和甲状腺下动脉的交叉情况。

将甲状腺放回原位，观察甲状腺的位置关系。

4. 翻起胸锁乳突肌

清理胸锁乳突肌周围的筋膜（即封套层），小心将此肌向上翻起直达其乳突的止点，寻认支配该肌的副神经，并观察位于肌肉深面的颈动脉鞘。

5. 解剖颈动脉鞘

在该鞘的上段有舌下神经越过，注意保护该神经，用刀将鞘前壁切开，分离颈总动脉与颈内静脉间的结缔组织，可见迷走神经位于两者之间的后方。观察动、静脉及神经三者之间的位置。

1）检查颈内静脉及其属支。在清除并观察沿该静脉排列的颈部深淋巴结后，向下追踪颈内静脉，可见其与锁骨下静脉合成头臂静脉（左侧注意勿伤胸导管）。在下颌角下方寻找汇入颈内静脉的面静脉，并检查颈内静脉的属支：甲状腺上静脉及甲状腺中静脉。

2）解剖颈总动脉及解剖颈外动脉的分支。颈总动脉在甲状软骨上缘处，分为颈内动脉和颈外动脉。颈内动脉起始部分较膨大，称颈动脉窦，将颈内动脉往前内侧拉起，试寻认位于颈内、外动脉起始部之间后方的颈动脉小球（或体），其形状大小似米粒，色稍浅，其上端连有窦神经。然后清理颈外动脉，依次解剖出下列结构：

（1）甲状腺上动脉的起始部及喉上神经。甲状腺上动脉自颈外动脉近起始处的前壁发出，弓形弯向下，至甲状腺侧叶的上极，喉上神经位于其深面。

（2）舌动脉和舌下神经。修洁二腹肌下缘，在颈内、外动脉的外面找出横过二腹肌下缘附近的舌下神经，它在舌骨大角上方入舌，暂不追踪。牵拉颈外动脉向外，在舌骨大角上方舌下神经深面找出舌动脉，也暂不追踪。

（3）枕动脉。在颈外动脉后方，找出由其发出的枕动脉，观察舌下神经绕该动脉下方前行。

6. 解剖锁骨下动脉的分支及其附近的结构

除去颈总动脉及颈内静脉下段的鞘膜和脂肪及淋巴结，在两血管之间修洁迷走神经，在右侧锁骨下动脉的前方牵起迷走神经，可见它发出右喉返神经钩绕锁骨下动脉下方，经其后方上行于食管与气管间的沟内。在左侧颈总动脉和颈内静脉的后方找出沿食管左侧上行的胸导管，追踪它至左静脉角（注意不要将一些小静脉误作胸导管，其特点是：管壁薄，管径粗细不一，呈念环状，行经颈总动脉和颈内静脉的后方）。

清除锁骨下动脉附近的脂肪，观察其被前斜角肌分为三段。由内向外依次找出下列分支：

（1）椎动脉。此动脉位置靠内侧，发出后，向上跨过第7颈椎横突，进入第6颈椎横突孔上升入颅内。

（2）甲状颈干。甲状颈干位于前斜角肌的内侧缘，颈动脉鞘外侧，修洁它的3个分支：甲状腺下动脉、颈横动脉及肩胛上动脉（注意后二者起点变异较多，有时由锁骨下动脉的第三段分出）。

（3）肋颈干。肋颈干位置较深，轻拉前斜角肌内侧缘往外可见其向下发出（可留在解剖胸部时再检查）。

（4）胸廓内动脉（乳房内动脉）。胸廓内动脉从锁骨下动脉的凹面向下发出，观察膈神经经过其前方或后方进入胸部。

7. 解剖颈交感干

将已解剖出的颈动脉鞘内的各结构牵向前，在其后方可见1层筋膜，此即椎前筋膜。纵行划开此筋膜，在其深面找出颈交感干，沿干向上追踪，找出最上方的颈上神经节；向下追踪可见位于第6颈椎横突附近的颈中神经节，此节较小，有时无；颈下神经位置较深，常与第一胸交感神经节合并成星状神经节（颈胸神经节），此节位于椎动脉深面，第一肋的前方，牵开椎动脉以寻找认之。

（中山大学中山医学院　初国良）

第十一章 与口腔颌面颈部有关的局部解剖

第一节 颅 顶

颅顶由软组织和颅顶骨构成，颅顶部软组织由浅入深分为 5 层，即皮肤、浅筋膜（皮下组织）、帽状腱膜及颅顶肌（额、枕肌）、腱膜下疏松结缔组织、颅骨外膜（图 11 - 1）。软组织的神经、血管则走行于浅筋膜内。

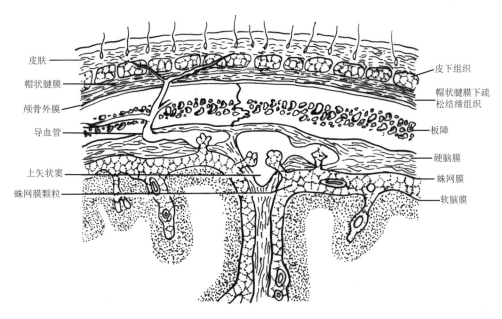

图 11 - 1　头皮的各层结构

一、皮肤

颅顶部的皮肤厚而致密，除额部以外都有头发，并有大量汗腺和皮脂腺，是疖肿和皮脂腺囊肿的好发部位。该部皮肤有丰富的血管和淋巴管，故外伤时出血多，但愈合较快。

二、浅筋膜

浅筋膜由脂肪和粗大纵行的纤维束所构成。浅筋膜内的脂肪并不因人的胖瘦而有多少之别，纤维束把脂肪分隔成无数小格。小格内除脂肪外，神经血管也在其内，所以此层的炎症不易蔓延扩散，在炎症早期渗出物即可压迫神经末梢而引起剧烈的疼痛。血管在皮下组织内往往和纤维束愈着，外伤时血管壁不易收缩，因此出血多，需要加以压迫才能达到止血的目的。

颅顶部的血管和神经在这一层内的分布，都是由四周基底部向颅顶走行。

（一）颅顶的动脉和神经

根据分布部位，可归纳为前、后及外侧组。

1. 前组

前组又包括内、外侧两组。外侧组距正中线约 2.5 cm，有眶上动脉和眶上神经。内侧组距正中线约 2 cm，有额动脉和滑车上神经。

2. 外侧组

外侧组包括耳前和耳后两组。耳前组是颞浅动脉及其伴行的耳颞神经。耳后组包括颈外动脉的耳后动脉及面神经的耳后支、颈丛的耳大神经后支和枕小神经。

3. 后组

后组处的枕动脉和枕大神经分布于枕部。枕动脉是颈外动脉的分支，从颈部向后走行，经颞骨乳突的枕动脉沟，斜穿枕部一些肌肉而达枕部皮下。枕大神经在上项线平面距正中线 2 cm 处穿斜方肌腱膜，然后和枕动脉伴行，走向颅顶。

（二）颅顶的静脉

颅顶的静脉也位于皮下组织内，广泛吻合形成静脉网，静脉主干与同名动脉伴行。

额外侧静脉和额内侧静脉向下回流至内眦静脉，再入面静脉。内眦静脉可借眼上静脉与颅内的海绵窦相交通。

颞浅静脉向下与上颌静脉合成面后静脉，面后静脉也可通过上颌静脉经翼丛而与颅内相交通。

耳后静脉与枕静脉都回流到颈外浅静脉。

三、帽状腱膜及额、枕肌

帽状腱膜位于浅筋膜的深层，前连额肌，后连枕肌。帽状腱膜的两侧变薄，与颞筋膜的浅层相续。整个帽状腱膜都很厚实坚韧，并与浅层的皮肤和浅筋膜紧密相连，临床上的所谓头皮，就是这三层合称。头皮外伤若未伤及帽状腱膜，则伤口裂开不明显；若帽状腱膜同时受伤，则伤口由于额枕肌的牵拉而裂开明显。缝合头皮时一定将此层缝好，一方面可以减少皮肤的张力，有利于伤口的愈合，另一方面也有利于止血。

四、腱膜下疏松结缔组织

腱膜下疏松结缔组织是连接头皮与颅骨外膜的一薄层疏松结缔组织，因此，当外伤撕脱头皮时，整个头皮可与深层分离。如有出血或化脓，可于此层内蔓延到整个颅部。这一层内还有导血管将头皮血管和颅骨板障静脉及颅内的硬脑膜静脉窦连接起来。如伤及导血管，可引起这一层内严重的血肿。发生炎症时，感染可经导血管而蔓延到颅骨或颅内，继发颅骨骨髓炎或颅内感染，因此外科将此层称为颅顶部的"危险区"。

五、颅骨外膜

颅骨外膜薄而致密，与颅骨借少量结缔组织相连，故手术时较易剥离。但在骨缝处骨膜与骨缝愈着紧密，因此骨缝下感染或胎儿在分娩时发生的骨膜下血肿、脓液或血液仅局限在一块颅骨的骨膜下，而不会向四周蔓延。另外，颅骨外膜对颅骨的营养作用较小，手术剥离后并不引起骨的坏死。

六、颅顶结构的解剖方法

（1）从眉间沿颅顶正中矢状做皮肤切口，向后延续到枕外隆凸。切口可深达颅骨，把头皮各层一起切开。同样，从颅顶正中做一冠状切口向下到耳根上方。

（2）将皮肤、皮下组织和帽状腱膜一同翻起，然后观察和检查各层结构：①皮肤厚而致密，长有大量的毛发。②皮下组织由致密坚韧的结缔组织组成。有许多垂直纤维束把皮肤和帽腱膜连在一起，使三层结构紧密结合，宛如一层。③帽状腱膜坚韧致密，位于此区中部，它前连额肌，后接枕肌，两侧至颞区逐渐变薄，形成颞浅筋膜。④帽状腱膜下为疏松的腱膜下蜂窝组织，与颅骨外膜疏松结合，头发撕脱即自此层分离。⑤颅骨外膜与颅顶骨借疏松结缔组织相连，唯在骨缝处与骨结合紧密，不易分开。试以刀柄伸入颅骨外膜下证明之。

第二节　颅　　底

颅底在结构上有其特点，颅底损伤时除本身的症状外，还可出现邻近器官的损伤症状，因此需要了解颅底结构的特点：①颅底的各部骨质厚薄不一，由前向后逐渐增厚，颅前窝最薄，颅后窝最厚，骨质较薄的部位在外伤时易骨折。②颅底的孔、裂、管是神经血管进出的通道，而某些骨内部又形成空腔性结构，如鼻旁窦、鼓室等，这些部位都是颅底本身的薄弱点，不但外伤时容易骨折，而且常伴有脑神经和血管损伤。③颅底与颅外的一些结构不但关系密切，而且紧密连接，如翼腭窝、咽旁间隙、眼眶等，这些部位的病变，如炎症、肿瘤等，可蔓延入脑；相反，颅内病变也可引起其中某些部位的症状。④颅底骨与脑膜紧密愈着，外伤后不会形成硬膜外血肿，反而因脑膜同时发生损伤，即可引起脑脊液外漏。

颅底分为内、外两面，其中，内面有 3 个凹陷，即颅前窝、颅窝及颅后窝。

一、颅前窝

颅前窝主要由额骨形成，中间很小的一部分为筛骨，正中线前部有突出的鸡冠，其两侧的筛板有小孔，孔内有嗅丝和筛前血管、神经通过。鸡冠前方有通过导血管的盲孔，颅前窝两侧大部分是额骨的眶部，窝后小部分为蝶骨小翼。

颅前窝与额窦相邻，窝底中间的筛板是位于下方鼻腔的上壁。两侧的下方是眼眶。后面以蝶骨前端和小翼后缘（临床称蝶骨脊）与颅中窝为界，窝后缘与视交叉、垂体、颞叶前部相邻。颅窝内容纳嗅球、嗅神经和大脑额叶，由于这些邻接关系，因此不但额叶手术从颅前窝入颅，垂体、鞍区、颞叶前部等处手术也都经过颅前窝进行。

二、颅中窝

颅中窝由蝶骨和颞骨组成，中间部分是蝶鞍，系垂体所在部位。两侧窝内容纳大脑颞叶，颅中窝后部以锥体与颅后窝为分界。颅中窝前界以锐利的蝶骨脊与颅前窝分界。颅中窝的前壁有眶上裂通向眼眶，其中有动眼神经、滑车神经、眼神经和展神经通过。颅中窝的孔隙排列，从前内至后外如一斜线；视神经孔位于最前方，视神经和眼动脉由此入眶；在眶上裂的后方有圆孔，上颌神经通过此孔；圆孔的后外方有卵圆孔，内有下颌神经及连接翼丛和海绵窦的导血管通过；在卵圆孔的后外方有棘孔，为脑膜中动脉通过之处；在蝶骨体后外与锥体尖之间为破裂孔，颈内动脉由锥体尖出颈动脉管内口后通过破裂孔向上进入颅腔（图 11 – 2）。

颅中窝某些骨部还形成空腔，也是薄弱点之一，中间部分有蝶窦，锥体内有鼓室，鼓室上壁的鼓室盖很薄。另外，面神经和听神经也经内耳门进入锥体内。

三、颅后窝

颅后窝除前壁由颞骨岩部后面组成外，其余主要由枕骨组成，中间部突向前，斜坡上面有脑桥和延髓，两侧部容纳小脑半球，中央的枕骨大孔与椎管连通，孔内除延髓外，还有椎动脉和副神经的脊神经根通过，各层脑膜在此处与脊髓被膜相移行，枕骨大孔的两侧有舌下神经管，其中有舌下神经通过，颅后窝前壁有内耳门，面神经和位听神经由此进入内耳道，内耳道的后方有颈静脉孔，颈内静脉、舌咽神经、迷走神经和副神经通过此孔（图 11 - 2）。颈静脉孔向外蜿蜒的乙状沟行至颞骨乳突处折向内与横沟移行，沟中为同名的静脉窦。

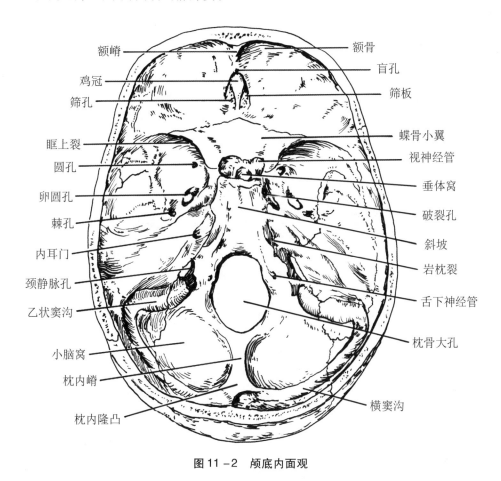

图 11 - 2　颅底内面观

第三节　颅　　腔

颅腔内容纳脑及其辅助装置。脑包括大脑、间脑、小脑、中脑、脑桥和延髓，辅助装置包括脑的被膜、脑室系统、脑脊液、脑的血液供应等。本节只介绍脑的被膜和脑的血液供应。

一、脑的被膜

脑的表面均包有 3 层被膜，称为脑膜。由外向内依次为硬膜、蛛网膜、软膜，它们有保护、支持脑和脊髓的作用。

（一）硬脑膜

硬脑膜是包被脑的硬膜，是由 2 层纤维膜合成的 1 层坚韧的纤维膜。脑膜的血管和神经行于其间。硬脑膜在颅腔顶部与颅骨粘连较松，在颅底和骨缝处则与颅骨粘连牢固。硬脑膜在脑神经出入颅处移行为神经的被膜（图 11 - 3）。

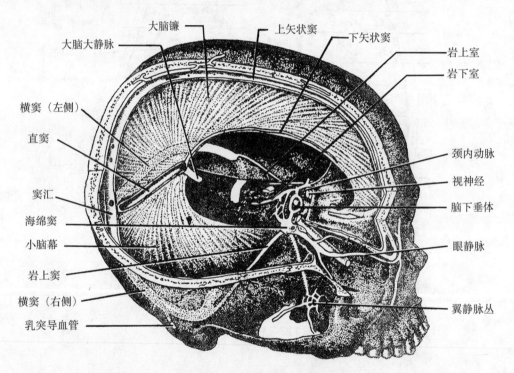

图 11 - 3　硬脑膜及静脉窦

硬脑膜在一定部位折叠形成隔幕，其中主要的隔幕有：大脑镰，呈镰刀形，沿正中线楔入大脑半球间裂，下缘游离，直到胼胝体上方。小脑幕，呈半月形，位于大脑半球与小脑之间，前缘游离，围绕中脑，称为小脑幕切迹。后缘和两侧附于枕骨和颞骨锥体上缘。小脑幕把颅腔不完全地分隔成上、下两部。

硬脑膜静脉窦为硬脑膜上某些部位两层分开的腔隙，内衬有一层内皮细胞。脑的静脉、部分硬膜本身的静脉和板障静脉等均注入窦内。窦壁中并无平滑肌，无收缩性，因此在静脉窦损伤时出血较多。

颅腔内主要的硬脑膜窦有：上矢状窦，不成对，在大脑镰上缘；下矢状窦，不成对，位于大脑镰下缘；直窦，不成对，位于大脑镰与小脑幕连接处；横窦，成对，在枕骨横沟向外前行走；乙状窦，成对，位于乙状沟内侧横窦的延续，向下通颈内静脉。上矢状窦、直窦与两侧的横窦在枕内粗隆处汇合，称为窦汇。在蝶鞍上面，硬脑膜封闭垂体窝形成鞍隔，鞍隔中央有一小孔，构成漏斗状结构。

　　海绵窦位于颅中窝蝶鞍两侧。颈内动脉颅内段和展神经的一段通过海绵窦内，而动眼神经、滑车神经、三叉神经、眼神经及上颌神经则通过海绵窦的外侧壁（图11-4）。由于面部静脉和眼静脉相互交通，故面部感染常可通过眼静脉波及海绵窦，造成海绵窦炎症和血栓形成，致累及上述神经，出现相应的症状。

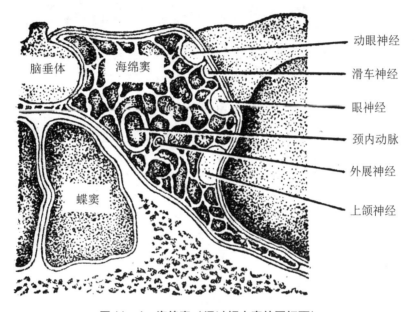

图11-4　海绵窦（通过颅中窝的冠切面）

　　岩上窦和岩下窦分别位于颞骨岩部上缘和后下缘处，岩下窦将海绵窦静脉血经颈内静脉孔引流至颈内静脉，岩上窦向后汇入乙状窦的起端。

　　硬脑膜静脉窦还通过板障静脉和穿通颅骨的导静脉与颅外静脉相交通，故头皮感染有可能蔓延至颅内。

（二）蛛网膜

　　蛛网膜位于硬膜的深面，为不具有血管的半透明薄膜，它跨越脊髓和脑的沟裂，蛛网膜与软膜之间有许多结缔组织小梁互相连结，其间存在腔隙，称为蛛网膜下腔，腔内充满循环着的脑脊髓液。蛛网膜下腔在某些地方腔隙较大，称为池，其中位于小脑与延髓之间的称为小脑延髓池（图11-5）。

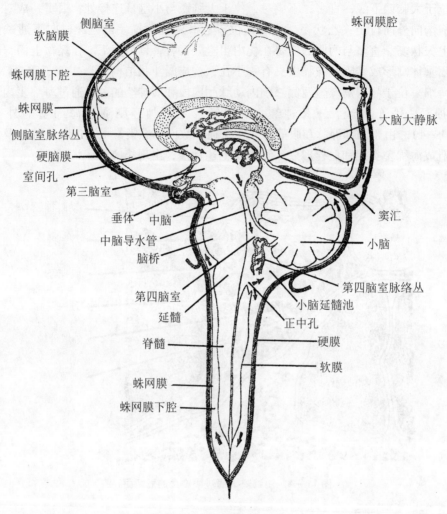

软脑膜　侧脑室　　　　　　　　　　　　　　蛛网膜腔

蛛网膜下腔

蛛网膜

侧脑室脉络丛　　　　　　　　　　　　　　　大脑大静脉

硬脑膜

室间孔

第三脑室　　　　　　　　　　　　　　　　　窦汇

垂体　中脑　　　　　　　　　　　　　　　小脑

中脑导水管

脑桥　　　　　　　　　　　　　　　　第四脑室脉络丛

第四脑室　　　　　　　　　　　小脑延髓池

延髓　　　　　　　　　　　　正中孔

脊髓　　　　　　　　　　　硬膜

　　　　　　　　　　　　　软膜

蛛网膜

蛛网膜下腔

图 11-5　脑脊髓循环模式

（三）软膜

软膜很薄，富含血管和神经，紧贴脑和脊髓表面，并深入脑和脊髓的沟、裂之中，与脑脊髓不易分离，分别称为软脑膜和软脊膜。在脑室壁，软脑膜上的血管与脑室的室管膜上皮共同突向脑室，形成脉络丛。脉络丛的室管膜上皮具有分泌脑脊液的功能，是产生脑脊液的主要结构。

二、脑和脊髓的血液供应

临床上许多中枢神经系统的疾病是由血管受损所致，因此了解脑脊髓的血管的供应和分布（图 11-6）具有重要意义。每一侧脑的动脉血液供应均有 2 个来源：颈内

　　动脉和椎动脉。前者的分支供应大脑半球的前 2/3 和间脑前半部；后者的分支主要供应脑干、小脑、间脑后半和大脑半球的后 1/3。二者供应范围大致以顶枕沟为界，临床上把脑的血液供应归纳为颈内动脉系和椎－基底动脉系，脑的这 2 个动脉系的分支又可分为皮质支（营养皮质及其下的髓质）和中央支（深入脑实质，供应丘脑，基底核和内囊等）。

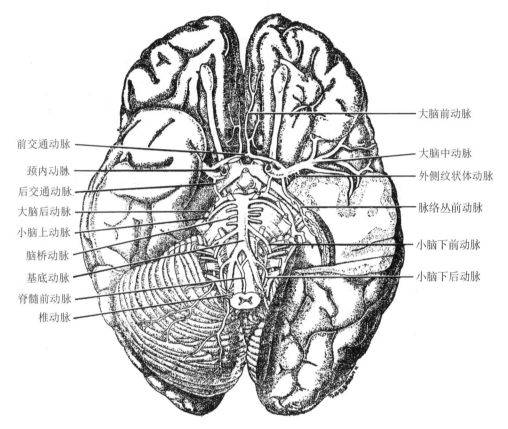

　　大脑前动脉
　　大脑中动脉
　　外侧纹状体动脉
　　脉络丛前动脉
　　小脑下前动脉
　　小脑下后动脉

前交通动脉
颈内动脉
后交通动脉
大脑后动脉
小脑上动脉
脑桥动脉
基底动脉
脊髓前动脉
椎动脉

图 11 -6　脑底面的动脉

（一）颈内动脉

　　起自颈总动脉，自颈部向上直至颅底，经颈动脉管进入海绵窦，最后穿出海绵窦行至蝶骨的前床突内侧往上后分为大脑前动脉和大脑中动脉两终支，其分支还有眼动脉（经视神经管）、后交通动脉和脉络丛前动脉。颈内动脉的海绵窦内段和前床突上段，临床上合称虹吸部，是脑动脉硬化的好发部位之一。现将颈内动脉的分支和终支分述如下（图 11 -7）。

　　（1）后交通动脉在视束下面往后行，与大脑后动脉吻合，是颈内动脉系和椎动脉系的吻合支。

　　（2）脉络丛前动脉为一细小动脉，沿视束下面向后外方，进入侧脑室下角，终止于侧脑室脉络丛。沿途发支供应视束的大部分，内囊后脚的后下部，大脑脚底的中1/3及苍白球的大部分。因该动脉细小，行程较大，故较易形成血栓而阻塞血管。

（3）大脑前动脉水平向内越过视神经的上面，进入半球间裂，与对侧的同名动脉借前交通动脉相连，然后沿胼胝体沟后行，分布于顶枕沟以前的额、顶叶的内侧面及额叶下面的一部分。其分支也至额、顶两叶上外侧面的上部。从大脑前动脉的近侧段发出返支经前穿质进入脑实质，供应尾状核，豆状核前部和内囊前肢。

（4）大脑中动脉也可视为颈内动脉的直接延续，为颈内动脉最大、最重要的分支。该动脉向外进入外侧沟内，并分出数皮质支随此沟向后外方，供应半球上外侧面的大部分（包括岛叶、额叶、额下回、中央前、中央后回的大部、顶叶下部、颞上、颞中回入枕叶一部分），这些区域内有躯体运动、感觉和语言中枢。故该动脉一旦发生栓塞或痉挛，将对机体功能产生严重的影响。此外，在其动脉的根部还发出数条细小的中央支，这些中央支垂直向上，穿入脑实质深部，供应尾状核，豆状核、内囊膝和后脚的前上部。

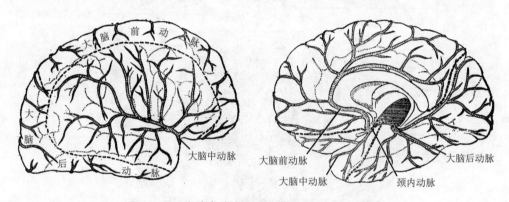

图11-7　大脑半球内侧面和背外侧面的动脉分布

（二）椎动脉

起自锁骨下动脉，发出后穿经第六至第一颈椎横突孔，经枕骨大孔入颅后窝，在脑桥延髓交界处左、右椎动脉汇合成一条基底动脉，后者继续沿脑桥腹侧面上行，至脑桥上缘分为左、右大脑后动脉。椎动脉和基底动脉的主要分支有脊髓动脉，包括小脑下后动脉、小脑下前动脉、迷路动脉和小脑上动脉等，具体分述如下：

（1）小脑下后动脉一般由两侧椎动脉在汇合成基底动脉之前处发出，主要供应延髓后外侧部和小脑下面后部，该动脉行程弯曲，较易引起血栓形成。

（2）小脑下前动脉自基底动脉始段发出，供应小脑下面前部。

（3）迷路动脉又名内听动脉，自基底动脉发出（也常从小脑下前动脉发出）。迷路动脉的管腔很细，伴随面神经和前庭蜗神经进入内耳门，供应内耳迷路。

（4）脑桥动脉为一些细小的短分支，起自基底动脉，供应脑桥基底部。

（5）小脑上动脉由近基底动脉的末端发出，是一对细小分支，供应小脑上面。

（6）大脑后动脉为基底动脉的终支，在脑桥上缘附近发出，绕大脑脚向后，沿大脑半球下面行至枕叶内侧面，发出皮质支主要分布于大脑颞叶基底部和枕叶。大脑后动脉发出的脉络丛后动脉参与形成侧脑室和第三脑室脉络丛。大脑后动脉的中央支亦起自其根部，由脚间窝入脑实质，供应背侧丘脑，内、外侧膝状体，下丘脑，底丘脑等。

（三）大脑动脉环

由前交通动脉、两侧大脑前动脉起始段，两侧颈内动脉末段，两侧后交通动脉和两侧大脑后动脉起始段，在蝶鞍之上围绕视交叉、灰结节及乳头体形成的环，称为大脑动脉环（图 11 - 8）。据此，大脑前、中、后动脉互相吻合、两侧颈内动脉系与椎 - 基底动脉系得以沟通，对调节脑血流量及建立新的平衡起着重要作用。应该指出，大脑动脉环有许多变异，不完全或异常者约占 50%。临床观察表明，动脉环有变异者，其动脉瘤的发病率较正常者可高达 2 倍之多。

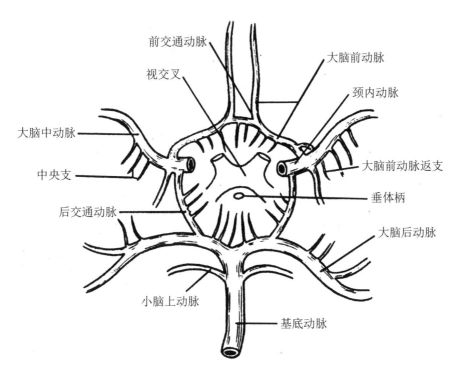

图 11 - 8　大脑动脉环的组成

（四）脑的静脉

脑的静脉一般分为浅静脉（图 11 - 9）和深静脉，它们不与动脉伴行，而是向上、向后和向下注入静脉窦，再流至颈内静脉。

脑部浅静脉收纳皮质及皮质下髓质的静脉血，并直接注入邻近的静脉窦（如上矢状窦、海绵窦、岩窦和横窦等）。

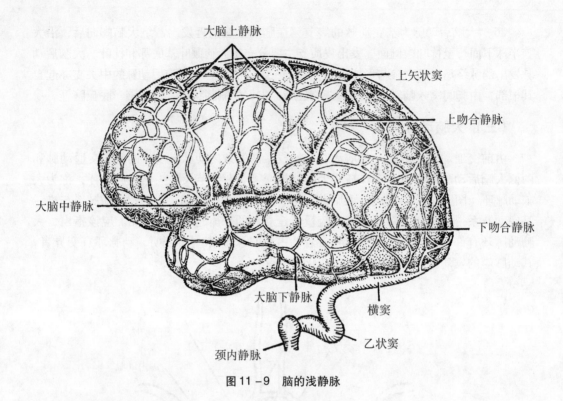

大脑上静脉

上矢状窦

上吻合静脉

大脑中静脉

下吻合静脉

大脑下静脉

横窦

颈内静脉

乙状窦

图 11 - 9　脑的浅静脉

　　深静脉收集大脑深部髓质、基底核及间脑的静脉血，最后汇成大脑内静脉，两侧大脑内静脉再汇成一条大脑大静脉，自胼胝体下方向后注入直窦。大脑大静脉的管壁很薄，易受损伤而断裂。脑深、浅静脉系之间，在脑的表面或内部均有吻合。

第四节　眶　　区

　　眶区包括眼睑、眼眶、眼球、结膜、泪器以及其他结构。

一、眼睑

　　眼睑由浅至深可分为皮肤、皮下组织、肌层、肌下疏松组织、睑板和睑结膜（图 11 - 10）。当上、下眼睑闭合时，可将眼眶封闭以保护眼球。若支配眼轮匝肌的面神经损伤，则该肌麻痹，眼睑不能闭合，此时，角膜无眼睑保护而易发生角膜炎。

二、眼眶

　　眼眶为方锥形骨质腔，位于鼻根两侧，容纳并保护视器。骨质腔的锥尖向后，有

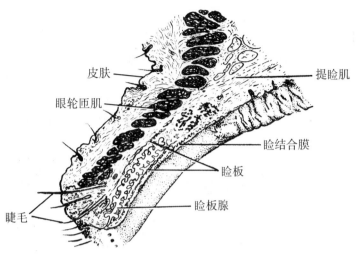

图 11 –10　眼睑矢状切面

视神经孔与颅中窝相通；锥底宽大，朝向前外。眶深约 4.5 mm，眼眶以眶下裂通颞下窝，以眶上裂通颅中窝。

眼球位于眶腔的前半部。眼球以视神经连于脑，视神经位于眶中央部。眶内的其他结构分布于眼球与视神经的周围（图 11 –11）。

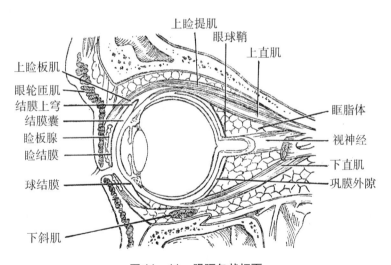

图 11 –11　眼眶矢状切面

眶上壁作为颅前窝的底，薄而脆弱，外伤可致骨折，此时，血液可流入眼眶，引起眼睑皮下或结膜下血肿，这是颅前窝颅底骨折的一个重要症状。眶下壁是上颌窦上壁，骨质也较薄，上颌窦肿瘤易侵入眶内。眶外壁虽较厚，但它的前缘较偏后，对眼球的保护较差，因此侧方的外来暴力易导致眼球受伤。眶内壁菲薄，与筛窦和鼻腔毗邻。

眼眶与鼻旁窦关系密切，上方有额窦；下方有上颌窦；内侧有筛窦；后内方有蝶窦。鼻旁窦的炎症和肿瘤常侵及眶内，导致眼球突出或偏位。

三、泪器

泪器包括泪腺、泪囊和鼻泪管等（图 11 - 12）。泪腺位于眶上壁外侧部的下方。泪囊位于眶内侧部的泪囊窝内，它的上 1/3 部分位于睑内侧韧带上方，下 2/3 部分在睑内侧韧带下方，故可利用睑内侧韧带作为寻找泪囊的标志。泪囊上端为盲囊，下端移行于鼻泪管。

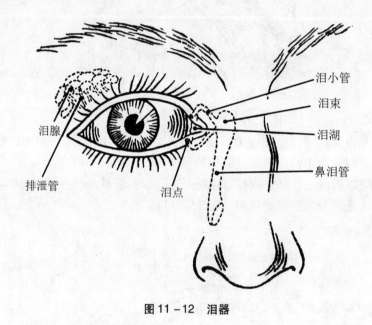

泪腺

排泄管

泪点

泪小管

泪束

泪湖

鼻泪管

图 11 - 12　泪器

四、眼眶内的肌肉

除上睑提肌外，眼外肌（图 11 - 13）包括 4 条直肌和 2 条斜肌，即上直肌、下直肌、内直肌、外直肌、上斜肌和下斜肌。以上 7 条肌肉，除下斜肌起自眶下壁前方内侧部外，都起自视神经周围的总腱环。上睑提肌在眶上壁与上直肌之间向前，止于上睑板。上、下、内、外四直肌围绕在视神经周围向前行，达眼球中纬线的前方，分别止于巩膜的上、下、内、外四处，其中内直肌距角膜边缘最近，上直肌距角膜边缘最远，在斜视矫正术时有重要意义。上斜肌在上直肌与内直肌之间向前，经滑车后，急剧斜向后外，在上直肌下方止于眼球中纬线的后外方。下斜肌起自眶下壁前方内侧角处，向后外方通过下直肌与下壁之间，附着于眼球后外部。

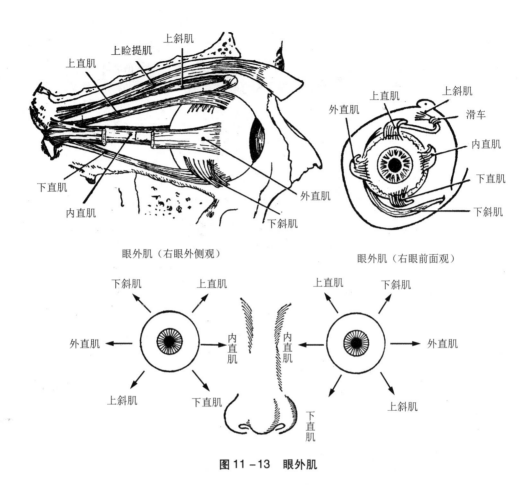

图 11 –13　眼外肌

五、眼眶内的血管和神经

　　眼动脉起自颈内动脉，它沿视神经下外侧经视神经孔进入眶内。动脉先位于视神经外侧，以后绕经视神经与上直肌之间至眶内侧再向前行。眼动脉发出的分支有视网膜中央动脉、脉络膜动脉、虹膜动脉、泪腺动脉和肌支（图 11 – 14）。

　　视网膜中央动脉在眼球后方穿入视神经，其后到达眼底。眼底的分支可通过眼底镜直接进行观察，对血管病变的诊断具有重要价值。由于它是终动脉，又是营养视网膜的血管，故一旦发生阻塞，可导致突然失明（图 11 – 15）。

　　静脉主干有 2 条。眼上静脉沿眶上壁向后经眶上裂注入海绵窦。眼上静脉可发生曲张，引起间隙性眼球突出症。眼下静脉贴眶下壁后行，一支入眼上静脉，而另一支经眶下裂入翼丛。（图 11 – 16）

　　眼静脉前方与面静脉吻合，向后可直接或间接进入海绵窦，这些静脉都缺乏瓣膜，如挤压眼部或面部化脓性病灶，可使炎症逆血流而至海绵窦，导致海绵窦炎或形成海绵窦血栓。

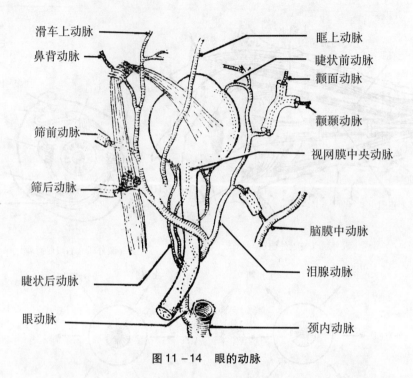

滑车上动脉

鼻背动脉

筛前动脉

筛后动脉

睫状后动脉

眼动脉

眶上动脉

睫状前动脉

颧面动脉

颧颞动脉

视网膜中央动脉

脑膜中动脉

泪腺动脉

颈内动脉

图 11 – 14　眼的动脉

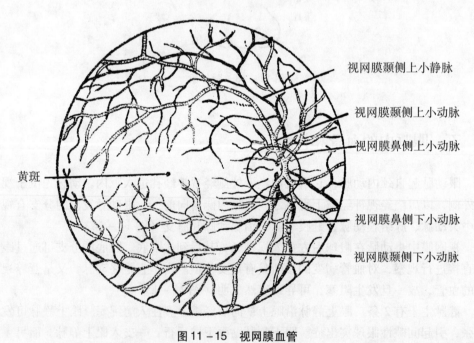

黄斑

视网膜颞侧上小静脉

视网膜颞侧上小动脉

视网膜鼻侧上小动脉

视网膜鼻侧下小动脉

视网膜颞侧下小动脉

图 11 – 15　视网膜血管

　　传入特殊感觉的视神经，联系眼球与脑。传入一般感觉的神经，主要是三叉神经的第一支眼神经，它穿过海绵窦的外侧壁，发出分支经眶上裂入眶。其分支有：泪腺神经，向外上方至泪腺和上睑；鼻睫神经，向前内方走行，有分支连到睫状神经节，

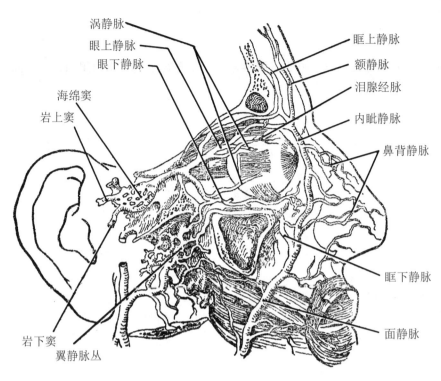

涡静脉
眼上静脉
眼下静脉
海绵窦
岩上窦
眶上静脉
额静脉
泪腺经脉
内眦静脉
鼻背静脉
眶下静脉
岩下窦
翼静脉丛
面静脉

图 11 – 16　眼静脉的交通

并有 2 条细支进入眼球。

支配眼外肌的运动神经有动眼神经、滑车神经和展神经，它们都经过海绵窦，穿过眶上裂入眶。动眼神经先位于视神经外侧，然后分为上、下二支，支配上睑提肌、上直肌、内直肌、下直肌和下斜肌。滑车神经在上斜肌的外上穿入该肌。展神经沿外直肌内侧面进入该肌。上颌神经沿眶下壁的眶下沟、管前行出眶下孔。

睫状神经节位于外直肌与视神经之间，距眼球后极 10 ～ 18 mm。它的节后纤维支配眼内肌。感觉纤维通过该节后分布于眼球。眼球手术时，必须阻滞此神经。

视神经的上方为鼻睫神经、眼动脉和眼上静脉、泪腺神经，下方为动脉神经，外方有睫状神经节。视神经在眼球后方被睫状长、短神经所围绕。这些血管、神经的周围则由脂肪和结缔组织所填充。

六、眼眶内的结缔组织性结构

(一) 眶骨膜

眶骨膜为衬在眶壁表面的薄层结缔组织，与周围的骨膜互相移行，它和骨面之间连接疏松，易于剥离，但在眶的孔、管、裂等处，连接紧密而难于剥离。

（二）眶脂体

眶脂体是充填在眼球、眼肌、泪器和神经、血管之间的脂肪组织，不但固定各软组织的位置，还有保护眶内器官的作用。

第五节　鼻　　区

鼻包括外鼻、鼻腔和鼻旁窦。

一、外鼻

外鼻位于颜面中央，略似锥体形。上端狭窄，与额部相连，称为鼻根。下端游离呈隆起状，突向前方，称为鼻尖。鼻根与鼻尖之间的圆形脊称鼻背或鼻梁。鼻背上部称鼻桥，以骨作支架，较硬而固定；下部以软骨作支架，较软而略有弹性。

（一）鼻骨及鼻软骨

外鼻骨骼是由骨、软骨和膜组成，构成外鼻的支架，是决定外鼻形状的主要基础。

1. 骨性部

骨性部位于外鼻上部，由1对鼻骨、上颌骨额突及额骨鼻部构成。

2. 鼻软骨

鼻软骨位于外鼻下部，包括鼻外侧软骨、鼻中隔软骨、鼻翼大软骨、鼻翼小软骨、鼻副软骨及犁鼻软骨，均为透明软骨，借致密的结缔组织附于梨状孔边缘，各软骨之间也借结缔组织相连。

（二）鼻肌

包括鼻孔压缩肌、鼻孔开大肌及降鼻中隔肌。由面神经颊支支配。

（三）血管和神经支配

1. 动脉

动脉鼻根、鼻背及鼻外侧面分布有眼动脉的鼻背动脉，面动脉的鼻外侧支和上颌动脉的眶下动脉等分支；鼻翼和鼻中隔下部分布有面动脉的鼻翼支和鼻中隔支。面动脉的内眦动脉与眼动脉的鼻背动脉相吻合。

2. 静脉

静脉与动脉伴行，注入面静脉和眼静脉，二者通过内眦静脉相吻合。由眼静脉注入海绵窦，故外鼻生疖肿时，不能压挤，以免炎症蔓延到海绵窦，引起海绵窦栓塞。

3. 神经支配

鼻根、鼻桥及鼻侧面上部的皮肤由三叉神经第一支（眼神经）的滑车上神经和滑车下神经的鼻外支支配。滑车下神经的鼻外支沿鼻骨内面的筛骨沟下降，穿鼻骨与鼻软骨上缘之间至鼻背。鼻下半部的皮肤由上颌神经分出的眶下神经鼻外支支配，筛前神经的鼻外支（发自眼神经）经鼻骨与外侧鼻软骨之间至鼻，分布于鼻背下部，鼻翼及鼻尖的皮肤。

二、鼻腔

鼻腔衬以黏膜和皮肤，由鼻中隔分为左、右两腔。在冠状切面上，每腔呈三角形，上窄下宽，前经鼻前孔通外界，后经鼻后孔通咽腔鼻部。每侧鼻腔包括内侧壁、外侧壁、下壁和顶。内侧壁（鼻中隔）和外侧壁由软骨、骨和黏膜构成；底为骨性；顶为筛骨筛板。鼻腔可分为前下部的鼻前庭和位于后部的固有鼻腔。

（一）鼻前庭

为鼻腔前段一小部分，较为宽阔。前为鼻缘，后为鼻内孔，外侧为鼻翼，内侧为鼻柱。在鼻前庭后上方有一弧形隆起部，称为鼻阈，由外侧鼻软骨下端形成，为鼻前庭与固有鼻腔的分界标志。鼻内孔由鼻阈（外侧）、鼻中隔、外下方的鼻腔底所组成，常小于鼻前孔，对鼻的呼吸机能有重要影响。

（二）固有鼻腔

临床简称鼻腔（狭义鼻腔），前至鼻内孔，后借鼻后孔与咽腔鼻部相通，是鼻腔的主要部分，由骨和软骨覆以黏膜而成，其形态大致与骨性鼻腔相同。

固有鼻腔的顶壁较狭窄，由鼻骨、额骨、筛骨筛板、蝶骨等构成，借薄弱的筛骨筛板与颅前窝相邻，嗅神经通过筛板的筛孔。当因外伤发生筛板骨折时，常因损伤嗅神经引起嗅觉障碍。因颅底骨折伤及脑膜及鼻腔顶部黏膜，会引起出血和脑脊液溢出，即产生脑脊液鼻漏。鼻腔内侧壁是鼻中隔。鼻腔外侧壁结构复杂。鼻腔底即硬腭，前3/4由上颌骨腭突、后1/4由腭骨水平部构成，在底的前方近鼻中隔处，左右各有一切牙管开口，腭大动脉（终支）、静脉及腭前神经等由此通过。

固有鼻腔分为呼吸部和嗅部，两部的黏膜结构不同。嗅部位于鼻腔的上部，包括鼻中隔上部，鼻腔外侧壁上鼻甲以上的部分，其余为呼吸部。

（三）鼻中隔

鼻中隔构成两侧鼻腔的内侧壁，区分为骨部、软骨部。骨性鼻中隔位于鼻中隔后部，主要由筛骨垂直板和犁骨构成。鼻中隔软骨部主要由鼻中隔软骨及鼻翼大软骨内侧脚构成，位于鼻中隔前部。

鼻中隔的血管和神经分述如下：

1. 鼻中隔的动脉

眼动脉的筛前、后动脉分布于鼻中隔上部；蝶腭动脉从上颌动脉发出后，经蝶腭孔入鼻腔，发出鼻后中隔动脉，分布于鼻中隔后下部；腭降动脉发出的腭大动脉经切牙管由口腔至鼻腔下部；面动脉的上唇动脉的中隔支分布于鼻前庭和鼻中隔皮部，上述各动脉的分支在黏膜内和黏膜下形成血管网和丛，在鼻中隔前部黏膜的浅部形成丰富吻合，为鼻出血的好发部位，临床上称为立特氏区。

2. 鼻中隔的静脉

鼻中隔的静脉大致与动脉伴行，分别经内眦静脉、筛静脉、蝶腭静脉、面静脉汇入颈内和颈外静脉。

3. 鼻中隔的神经

（1）筛前神经的鼻内支。筛前神经自眼神经的鼻睫神经分出后，向前内侧走行，经上斜肌与内直肌及筛前血管共同穿眶颅管入颅前窝，然后沿筛骨筛板和硬脑膜之间前进，至筛板正中向上突起的鸡冠附近，穿筛板中的一小裂孔，下降入鼻腔，分为2支，即鼻外支和鼻内支，其中鼻内支又分为鼻外侧支和鼻内侧支，后者向前下方走行，分布于鼻中隔前上部。

（2）鼻后上内侧支。鼻后上内侧支来自翼腭神经节的鼻后支，有2～3支，向内穿经蝶腭孔，横过鼻腔顶，达鼻中隔的后部，并分布于此。该组中最大一支为鼻腭神经，沿犁骨下面的小沟，向前下方行，经骨膜与黏膜之间，达切牙管，途中发出分支，分布于鼻中隔的黏膜。鼻中隔上部由嗅神经支配。

（四）鼻腔外侧壁

鼻腔外侧壁（图11-7）由鼻骨、上颌骨、泪骨、筛骨迷路、腭骨垂直板和蝶骨翼突等组成。其构造复杂，一般有3～4个鼻甲。它们下缘游离，其骨性突向外上方卷起，分别称为下鼻甲、中鼻甲、上鼻甲和最上鼻甲。在相应的鼻甲下方有3～4个鼻道，分别为下鼻道、中鼻道、上鼻道和最上鼻道。下鼻道位于下鼻甲与鼻腔底之间，前后部窄、中部宽而高。通常在其前上部距离鼻孔约3处有鼻泪管开口，它开口向内下方。中鼻道居中，较大，位于中鼻甲下方，有筛窦前中组、额窦、上颌窦的开口。上鼻道狭窄，介于上鼻甲与中鼻甲后半之间，有筛窦后组的开口。在上鼻甲或最上鼻甲的后上方的窝，名蝶筛隐窝。此处有蝶窦的开口。

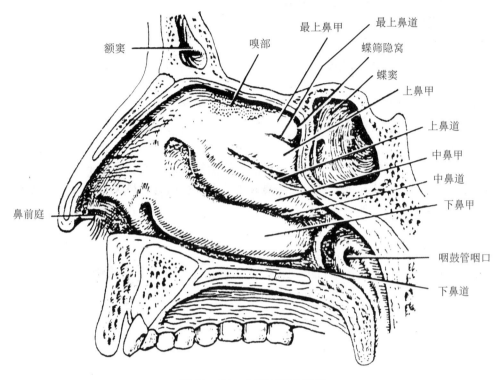

图 11-17　右侧鼻腔外侧壁

1. 外侧壁的动脉

分布于鼻腔外侧壁的动脉有筛前动脉、筛后动脉、蝶腭动脉、腭降动脉。

（1）筛前动脉。筛前动脉从眼动脉分出，与筛前神经伴行，入筛前孔后，经颅腔再入鼻腔，供应鼻腔外侧壁的前上部，与蝶腭动脉吻合。

（2）筛后动脉。筛后动脉来自眼动脉，经筛后孔入鼻腔，供应鼻腔外侧壁后上部。

（3）蝶腭动脉。蝶腭动脉是上颌动脉的分支，经蝶腭孔入鼻腔后分为 2 支。鼻后外侧动脉，供应鼻腔外侧壁的大部分，即鼻甲及鼻道的后下部，有分支与筛后动脉吻合，有较粗的分支，隐行于下鼻道外侧壁上。在下鼻甲手术或上颌窦鼻内开窗术中若被损伤，则出血甚剧。鼻后内侧动脉见前述。

（4）腭降动脉。腭降动脉在翼腭窝中从上颌动脉发出，伴随腭神经，沿翼腭管下降，分为腭大动脉和腭小动脉，经腭大、小孔入口腔。该动脉在翼腭管走行中发出分支至下鼻道后部。

2. 外侧壁的静脉

鼻腔外侧壁的静脉以静脉弓起始，各静脉支大致与同名动脉伴行。鼻腔前部的静脉经面静脉注入颈内静脉。鼻腔下部及后部的静脉，经蝶腭静脉、翼丛、上颌静脉注入颈内、外静脉；鼻腔上部的静脉经筛前静脉、筛后静脉、眼上静脉注入海绵窦，经海绵窦与鼻腔联系，故鼻腔感染易引起颅内感染。

3. 外侧壁的神经

外侧壁的神经有一般感觉神经和嗅觉神经。

（1）嗅神经。嗅黏膜内含有双极嗅细胞，其周围突有多条嗅毛伸向嗅黏膜上皮表面。

（2）一般感觉神经。一般感觉神经来自三叉神经第一支（眼神经）和第二支（上颌神经）。

4. 鼻睫神经

鼻睫神经发自眼神经，分为滑车下神经及筛前神经两终支。滑车下神经至内眦皮肤；筛前神经通过筛前孔进入鼻腔，除鼻外支分布于鼻前庭、鼻尖、鼻背外，其鼻内支又分为鼻内侧支和鼻外侧支。前者分布于鼻中隔前上部，后者分布于鼻腔外侧壁前上部，中、下鼻甲前段、筛窦及额窦。

5. 蝶腭神经

蝶腭神经通常为 2 支，来自上颌神经，其感觉神经纤维穿过或绕过翼腭神经节，通过蝶腭孔入鼻腔即分为 4 支，分布于鼻腔黏膜。

三、鼻旁窦

鼻旁窦相关内容见第一编第二章相关内容。

（吉首大学基础医学院　田荣波）
（中山大学中山医学院　初国良）

第三编

口腔颌面部的临床解剖

本编主要内容为牙体外形雕刻和口腔颌面部手术解剖。牙体外形雕刻是基于口腔医学专业学生进入临床专业学习前进行的牙体雕刻练习，为口腔临床操作训练打下良好基础。本编所介绍的牙体外形数据和雕刻方法参考了人民卫生出版社的多版实验教程，可用不同大小蜡块或石膏进行 1～3 倍牙体雕刻练习。口腔颌面部手术解剖是根据口腔颌面外科学部分典型手术操作步骤，按临床手术操作规程在尸体标本中进行练习，为学生实际参与口腔颌面部临床手术打下良好基础。

第十二章　牙体外形识别和雕刻

第一节　牙体外形识别与测量

一、牙体外部形态

从牙体外部观察，每颗牙均由牙冠、牙根和牙颈构成。

（一）牙冠

牙体外层被牙釉质覆盖的部分称为牙冠，也称为解剖牙冠，牙冠与牙根以牙颈为界。正常情况下，解剖牙冠的大部分显露于口腔，小部分被牙龈覆盖。随着年龄的增长或牙周组织发生病变，牙龈常萎缩，整个解剖牙冠暴露于口腔，部分牙根也可显露在口腔中。牙冠与牙根以龈缘为界，其中龈缘上方的牙体部分称为临床牙冠。

（二）牙根

牙体被牙骨质覆盖的部分称为牙根。前牙多为单根，磨牙通常有 2～3 个牙根，有一定的分叉度。牙根的尖端称为根尖，每个牙根尖处通常有小孔，称为根尖孔。在多根牙中，牙颈至根分叉之间的部分称为根干，其间的距离称根干长度。

（三）牙颈

牙冠与牙根交界处形成的弧形曲线，称为牙颈，又名颈缘或颈线。

二、牙的分类

牙的分类方法通常有 2 种：一种是根据牙在口腔内的存留时间分类；另一种是根

据牙形态特点和功能特性来分类。

（一）根据牙在口腔内存留时间分类

根据牙在口腔内存在时间可分为乳牙和恒牙。

1. 乳牙

出生后 6 个月左右乳牙开始萌出，至 2 岁半左右 20 颗乳牙全部萌出。6～7 岁乳牙开始逐渐脱落，12～13 岁最终为恒牙所代替。

2. 恒牙

恒牙自 6 岁左右开始萌出和替换脱落乳牙。正常情况下，全口恒牙共 32 颗。

（二）根据牙形态特点和功能特性分类

根据完成咀嚼的功能类型分类，恒牙可分为切牙、尖牙、前磨牙和磨牙；乳牙可分为乳切牙、乳尖牙和乳磨牙。

1. 切牙

切牙位于口腔前部，包括上颌中切牙、侧切牙和下颌中切牙、侧切牙。牙冠唇舌面呈梯形，邻面呈三角形，切端薄，牙根多为单根。

2. 尖牙

尖牙位于口角处，包括上颌尖牙和下颌尖牙。牙冠较厚，唇舌面呈五边形，切端有一长大的牙尖，邻面呈三角形。尖牙牙根为单根，长大并且粗壮。

3. 前磨牙

前磨牙位于尖牙与磨牙之间，包括上颌第一、第二前磨牙和下颌第一、第二前磨牙。牙冠呈立方体形，颊舌面均呈五边形，邻面呈四边形，牙根可分叉。

4. 磨牙

磨牙位于前磨牙远中，包括上颌第一、第二、第三磨牙和下颌第一、第二、第三磨牙。牙冠体积大，呈立方体形，颊舌面呈梯形，邻面呈四边形，有 4～5 个牙尖，有 2～3 个根。

三、识别与测量步骤

1）牙体外形识别。对照离体真牙和模型牙，复习各类牙的解剖形态特点，掌握各类牙的解剖标志，并能正确识别每一颗离体牙。

2）学习游标卡尺的使用和数据测量。

3）牙体测量数据（图 12 - 1、图 12 - 2）。

（1）牙体全长：从牙切缘或牙尖顶至牙根尖的垂直距离。

（2）牙冠长：从牙切缘或最高的牙尖顶至颈缘最低点之间的垂直距离。

（3）牙根长：从颈缘的最低点至根尖的垂直距离。

（4）牙冠宽：牙冠近、远中面上接触点（最突点）之间的水平距离。

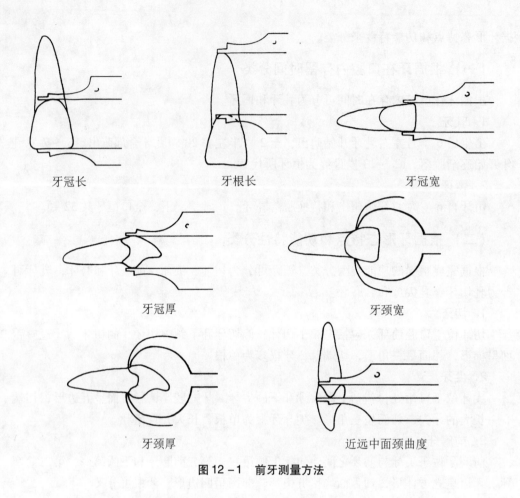

牙冠长　　　　　　　牙根长　　　　　　　牙冠宽

牙冠厚　　　　　　　　　　　牙颈宽

牙颈厚　　　　　　　　　近远中面颈曲度

图 12 - 1　前牙测量方法

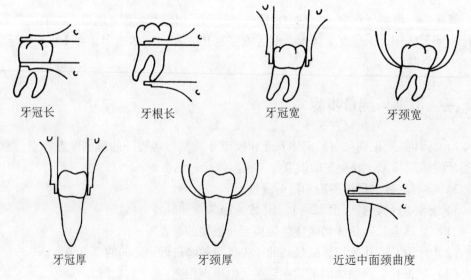

牙冠长　　　　牙根长　　　　牙冠宽　　　　牙颈宽

牙冠厚　　　　　　牙颈厚　　　　　　近远中面颈曲度

图 12 - 2　后牙测量方法

（5）牙冠厚：牙体唇（颊）面与舌面最突点之间的水平距离。

（6）牙颈宽：唇（颊）面颈缘处与远、近中缘相交点之间的水平距离。

（7）牙颈厚：牙冠唇（颊）面与舌面颈缘上最低点的水平距离。

（8）颈曲度：从近中面或远中面颈缘在唇侧和舌侧缘交点的连线与颈缘最凸点之间的垂直距离。

第二节 雕刻牙和堆塑牙常用方法

一、雕刻牙持刀方法

常用的持刀有竖切法、横削法和握笔法（图12-3）。竖切法主要用于切蜡；横削法主要用于修蜡，让切面平整；握笔法主要用于蜡形雕刻。

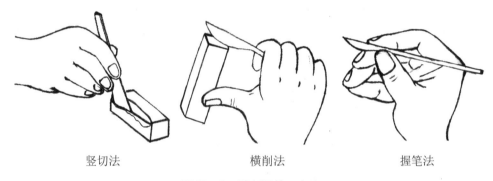

竖切法　　　　　　　　横削法　　　　　　　　握笔法

图12-3　雕刻牙持刀方法

（一）竖切法

食指按于刀背，其余四指平握刀柄，手掌的小部分压住刀柄的远侧部，此法主要用于切蜡和蜡形的初修。

（二）横削法

将刀柄全部握在第二、三、四、五指内，刀的根部位于食指的二、三指间关节。用刀时，刀口向着雕刻者，对准蜡块，同时用另一只手握住蜡块，以握刀手的拇指顶住蜡块做支点。此法主要用于修切蜡面，让蜡面平整。

（三）握笔法

握笔法是最常见的一种方法，与握钢笔的方法相似，用拇指、食指、中指握刀，以无名指和小指为支点，也可以将中指作为支点。此法雕刻比较精细，主要用于蜡形雕刻。

二、堆蜡法练习

（一）线状堆蜡法

将雕刻器在火上烤热，立即置于蜡上，粘带适量的蜡液，做三角形、方形、圆形、曲线进行各种图形练习，以便在牙模上形成各种嵴、沟。

（二）直立堆蜡法

将雕刻器在火上烤 1 分钟后置于蜡上，粘带适量的蜡液，然后将雕刻器竖直，使蜡缓缓流向尖端。当液态蜡在尖端呈水滴状时，置铅板上，并轻轻做小圆圈运动，在蜡凝固前移开雕刻器，形似圆锥体的蜡堆形成。

直立堆蜡法是堆牙尖的关键，应在铅板或硬纸板上做直立堆蜡练习。除熟练地掌握用雕刻器应用外，也应注意支点的应用。掌握移开雕刻器的时机，太快蜡堆高度不够，太慢蜡堆尖顶残缺似火山爆发。

第三节　切牙的雕刻

一、上颌中切牙牙冠外形特点

上颌中切牙是切牙中最大的一个牙齿，牙冠为楔形。唇面近似梯形，切颈径大于近远中径，近中缘和切缘较直，远中缘略突，颈缘呈弧形，切 1/3 有两条纵形发育沟，颈 1/3 处略突出形成唇面颈嵴。切缘与近中缘相交形成的近中切角近似直角，与远中缘相交形成的远中切角略显圆钝。舌面小于唇面，中央为舌窝，颈侧为圆的舌面隆突，近中边缘嵴比远中边缘嵴稍长，近舌线角较锐，远舌线角较钝。近中面似三角形，顶为切端，底为弧形颈曲线，近中接触区在切 1/3 靠近切角。远中面似近中面，略小，远中接触区在切 1/3 距切角稍远，远中颈曲度小于近中颈曲度。近中接触区位于切 1/3 内靠切缘，远中接触区在切 1/3 内靠中。切嵴唇侧较平称切缘，舌侧圆突形成切嵴，切嵴位于牙体长轴的唇侧。

二、雕刻步骤

1. 上颌中切牙各部位尺寸

上颌中切牙各部位尺寸见表 12 – 1。

表 12 – 1　上颌中切牙各部位尺寸

上颌中切牙	牙体值/mm	牙体 2 倍值/mm
冠长	10.5	21.0
冠宽	8.5	17.0
颈宽	7.0	14.0
冠厚	7.0	14.0
颈厚	6.0	12.0
近中颈曲度	3.5	7.0
远中颈曲度	2.5	5.0
根长	13.0	26.0

2. 蜡块选择

雕刻牙体 2 倍值上颌中切牙，选择长、宽、高分别大于 50 mm、20 mm、20 mm 的表面平整蜡块。

3. 描绘唇面形态（牙体 2 倍值）

（1）选择蜡块最平整一面，确定牙体长轴线（牙体中线），作垂直于牙体长轴线的线，冠长线，根长线，然后以牙体长轴线为中心，画出冠宽线、颈宽线。

（2）将牙冠唇面切颈方向分为三等份，在切 1/3 处分别确定近中与远中接触区并标出"×"（近中接触区距切角近，远中接触区距切角远）。在颈 1/3 处附近确定颈宽点的位置并标出"×"。

（3）根据右上颌中切牙体唇面外形特点，进行外形轮廓描绘。近中缘较直，近中切角近似直角，远中缘较突，远中切角较圆钝，颈缘线圆滑，牙根较粗直，根尖点略偏远中。

4. 唇面初步蜡形雕刻

描绘唇面外形轮廓，垂直削除牙冠和牙根近中面和远中面多余之蜡（使舌面与唇面相似）。留下的蜡形比唇面稍大 1 mm（留下轮廓线）。

5. 描绘近中面形态

（1）确定牙体长轴线（牙体中线），作垂直于牙体长轴的线、冠长线、根长线，然后以牙体长轴线为中心，画出冠厚线、颈厚线。

（2）将牙冠近中面切颈方向分为三等份，在颈 1/3 处分别找出唇面、舌面外形高点并标出"×"。在切 1/3 处找出切缘的厚度和位置标出"×"（切点位于牙体长轴的唇侧）。

（3）根据上颌中切牙近中面冠根外形特点，进行外形轮廓描绘。唇面较平，有颈嵴，显弓形，舌面有舌窝、舌隆突，显凹形，根尖位于牙体长轴上。

6. 近中面初步雕刻

依据描绘的近中面外形轮廓，垂直削除牙冠和牙根唇、舌多余之蜡（使远中面与近中面相似），留下的蜡形比近中面大 1 mm（留下轮廓线）。

7. 形成雏形

完成上述蜡形雕刻后，进行舌面及远中面的雕刻，使舌面及远中面外形轮廓明显小于唇面和近中面。将各面相交的线角刻圆钝，并注意保护各轴面的合适外形高度及接触点，形成中切牙的雏形。使唇面较舌面略大，近中面较远中面略大，圆三角形根。切缘平直，厚度为 1.5～2.0 mm，位于唇面，近中切角直角，远中切角稍圆钝，切缘远中略偏向舌侧。

8. 颈缘曲线雕刻

在牙冠的各面绘出颈曲线，近中颈曲度为 7.0 mm。远中颈曲度为 5.0 mm，完成颈部雕刻，使牙冠在颈缘处显得较牙根稍圆而突出。

9. 各面精雕刻

（1）唇面形态。唇面平直，略呈弓形，雕刻 2 条发育沟，注意不宜雕刻太深，不能太长。

（2）舌面形态。画出舌窝的位置和形态，用雕刻刀雕出舌窝、切嵴、边缘嵴和舌隆突。注意舌隆突偏远中，近中边缘嵴较远中边缘嵴长，并注意勿伤及牙冠和牙根的厚度。

（3）牙根外形。由颈缘向根尖方向刮去，注意牙根在颈 1/3 处为最大，圆三角形，唇面明显大于舌面，根尖偏远中。

10. 检查调整

检查各部尺寸，突出各面的特征。

上颌中切牙周雕刻图示见图 12－4。

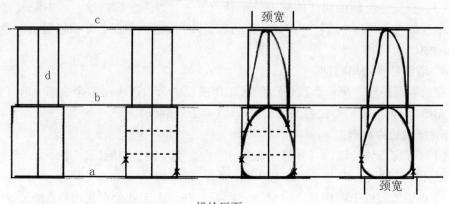

描绘唇面

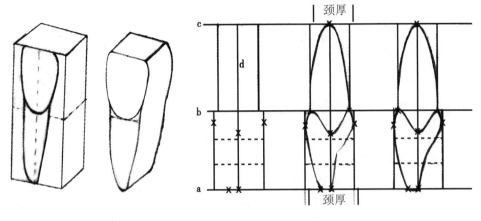

初步形成唇面　　　　　　　　　描绘近中面形态

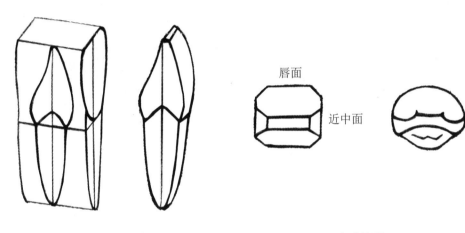

初步形成近中面　　　　　　　　　完成雏形

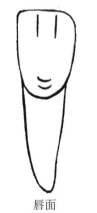

唇面

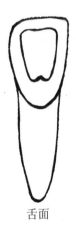

舌面

修整完成

图 12 - 4　上颌中切牙雕刻图解

三、其他切牙外形特点和雕刻

各切牙雕刻步骤与上颌中切牙相同，尺寸和特点各异。

（一）上颌侧切牙牙冠外形特点

与上颌中切牙相比，上颌侧切牙的牙冠小，圆突，近、远中切角较圆钝，舌窝窄而深，唇面发育沟不明显。

上颌侧切牙形态与上颌中切牙相似，稍小。主要区别为：唇面牙冠较窄小、圆突，发育沟不明显，近中缘稍长，近中切角似锐角，远中缘较短与切缘弧形相连，远中切角呈圆弧形，切缘明显斜向远中，舌面边缘嵴较明显，舌窝较深而窄，切嵴向远中舌侧的倾斜度较大，似与远中面连续。上颌侧切牙各部位尺寸见表12-2。

表12-2 上颌侧切牙各部位尺寸

上颌中切牙	牙体值/mm	牙体2倍值/mm
冠长	8.5	17.0
冠宽	7.5	15.0
颈宽	6.0	12.0
冠厚	6.0	12.0
颈厚	5.0	10.0
近中颈曲度	3.0	6.0
远中颈曲度	2.0	4.0
根长	11.0	22.0

（二）下颌中切牙牙冠外形特点

下颌中切牙是全口牙中体积最小的牙。下颌中切牙牙冠较窄，近远中径是上颌中切牙的2/3左右。其唇面平坦、光滑，舌面无明显的边缘嵴及舌面隆突，舌窝较浅。下颌中切牙左右对称，近中缘与远中缘突度、长度大致相等，近中切角与远中切角无明显差别。切缘平直，邻面观基本位于牙体长轴上。下颌中切牙各部位尺寸见表12-3。

表12-3 下颌中切牙各部位尺寸

下颌中切牙	牙体值/mm	牙体2倍值/mm
冠长	10.0	20.0
冠宽	6.5	13.0
颈宽	5.0	10.0

续上表

下颌中切牙	牙体值/mm	牙体 2 倍值/mm
冠厚	6.0	12.0
颈厚	5.0	10.0
近中颈曲度	2.5	5.0
远中颈曲度	2.0	4.0
根长	11.0	22.0

（三）下颌侧切牙牙冠外形特点

与下颌中切牙相似，体积较下颌中切牙大，不对称。牙冠比下颌中切牙稍宽。切缘略向远中倾斜，近中缘较直，远中缘稍突，远中切角较近中切角圆钝。舌面与下颌中切牙相似，略大而不对称。邻面似三角形，近中接触区在切 1/3 近切角处；远中接触区在切 1/3 距切角稍远处。下颌侧切牙各部位尺寸见表 12 - 4。

表 12 - 4　下颌侧切牙各部位尺寸

下颌侧切牙	牙体值/mm	牙体 2 倍值/mm
冠长	10.0	20.0
冠宽	7.0	14.0
颈宽	5.5	11.0
冠厚	7.0	14.0
颈厚	6.0	12.0
近中颈曲度	3.0	6.0
远中颈曲度	2.5	5.0
根长	11.0	22.0

第四节　尖牙的雕刻

一、上颌尖牙牙冠外形特点

上颌尖牙的牙尖长，占牙冠长度的 1/3，牙尖由四峰和四斜面构成。唇面似圆五边形，近中缘长，近中斜缘短，远中斜缘长，远中缘短，颈缘为弧形。近、远中斜缘在牙尖顶端相交成的角约为 90°。唇面由牙尖顶伸至颈 1/3 的突起形成唇轴嵴，唇轴嵴两侧各有1条发育沟。唇面的外形高点在中1/3与颈1/3交界处的唇轴嵴上。舌面小于唇面，近中边缘嵴较远中边缘嵴长而直，近中牙尖嵴短于远中牙尖嵴，舌面隆突显著。舌轴嵴将舌窝分成较小的近中舌窝和较大的远中舌窝。邻面似三角形，远中面比近中面短小。近中接触区距近中切角较近，远中接触区则距远中切角稍远。

二、雕刻步骤

1. 上颌尖牙各部位尺寸
上颌尖牙各部位尺寸见表12-5。

表12-5　上颌尖牙各部位尺寸

上颌尖牙	牙体值/mm	牙体2倍值/mm
冠长	10.0	20.0
冠宽	7.5	15.0
颈宽	5.5	11.0
冠厚	8.0	16.0
颈厚	7.0	14.0
近中颈曲度	2.5	5.0
远中颈曲度	1.5	3.0
根长	17.0	34.0

2. 蜡块选择
雕刻牙体2倍值上颌尖牙，选择长、宽、高分别大于50 mm、20 mm、20 mm的表面平整蜡块。

3. 描绘唇面形态（牙体2倍值）
（1）选择蜡块最光滑平整一面，按上颌尖牙牙体2倍值的数据，以上颌中切牙描绘唇面形态的方法，描绘上颌尖牙唇面外形图，画出冠宽线（15 mm）、颈宽线（11 mm）。

（2）将牙冠唇面切颈方向分为三等份，在切1/3处分别确定近中与远中接触区并标出"×"（近中接触区距切缘近，远中接触区距切缘远）。

（3）根据上颌尖牙唇面外形特点，进行外形轮廓描绘。近中缘长，近中斜缘短，远中斜缘长，远中缘短，颈缘为弧形，近、远中斜缘在牙尖顶端相交成的角约为90°，牙尖高度不超过牙冠长1/3（切1/3的2/3高）。

4. 唇面初步蜡形雕刻
根据描绘的唇面外形轮廓，垂直削除牙冠和牙根近中面和远中面多余之蜡（使舌面与唇面相似）。留下的蜡形比唇面稍大1 mm（留下轮廓线）。

5. 描绘近中面形态
（1）按上颌尖牙牙体2倍值的数据，以上颌中切牙描绘近中面形态的方法，描绘上颌尖牙近中面外形图，画出冠厚线（16.0 mm）、颈厚线（14.0 mm）。

（2）将牙冠近中面切颈方向分为三等份，在颈 1/3 处分别找出唇面、舌面外形高点标出"×"。在切 1/3 处找出切缘的厚度和位置标出"×"（切点位于牙体长轴的唇侧）。

（3）根据上颌尖牙近中面冠根外形特点，进行外形轮廓描绘。唇面较平，有颈嵴，显弓形，舌面有舌窝、舌隆突，显凹形。

6. 近中面初步蜡形雕刻

根据描绘的近中面外形轮廓，垂直削除牙冠和牙根唇、舌多余之蜡（使远中面与近中面相似），留下的蜡形比近中面大 1 mm（留下轮廓线）。

7. 形成雏形

完成上述蜡形雕刻后，进行舌面及远中面的雕刻，使舌面及远中面外形轮廓明显小于颊面和近中面。将各面相交的线角刻圆钝，并注意保护各轴面的合适外形高度及接触点，形成上颌尖牙的雏形。使唇面较舌面略大，近中面较远中面略大。牙尖厚度为 1.5～2.0 mm，位于唇面。

8. 颈缘曲线雕刻

在牙冠的各面绘出颈曲线，近中颈曲度为 5.0 mm，远中颈曲度为 3.0 mm，完成颈部雕刻，使牙冠在颈缘处显得较牙根稍圆而突出。

9. 各面精雕刻

（1）唇面形态。雕刻唇面的唇轴嵴及两斜面，使唇面切 2/3 的部分出现近、远中 2 个斜面及唇轴嵴（唇轴嵴偏近中，近中斜面小于远中斜面）。

（2）舌面形态。画出舌窝的位置和形态，用雕刻刀雕出舌轴嵴、近中舌窝、远中舌窝、近中边缘嵴、远中边缘嵴、近中牙尖嵴、远中牙尖嵴和舌隆突。注意近中边缘嵴较远中边缘嵴长而直，近中牙尖嵴短于远中牙尖嵴，舌面隆突显著。舌轴嵴将舌窝分成较小的近中舌窝和较大的远中舌窝。

（3）牙尖形态。雕刻尖牙的牙尖的近、远中牙尖嵴，唇轴嵴，舌轴嵴及相应的 4 个斜面，使牙尖的唇舌径要稍厚。

10. 检查调整

检查各部尺寸，突出各面的特征。将牙冠表面各处削刮光滑，牙根各面垂直向下削刮光滑，不做雕刻，即完成全部雕刻。

上颌尖牙雕刻图解见图 12 - 5。

三、下颌尖牙牙冠外形特点和雕刻

雕刻步骤与上颌尖牙相同，尺寸和特点各异。下颌尖牙较上颌尖牙窄而薄，牙体显得细长。唇面为较窄长的五边形，较平坦，唇轴嵴、颈嵴及发育沟不如上颌尖牙明显。近中缘长，与牙体长轴接近平行，远中缘较短，近中斜缘短，远中斜缘长，近、远中斜缘的交角大于 90°。舌面小于唇面，舌轴嵴不如上颌尖牙明显，外形高点在舌

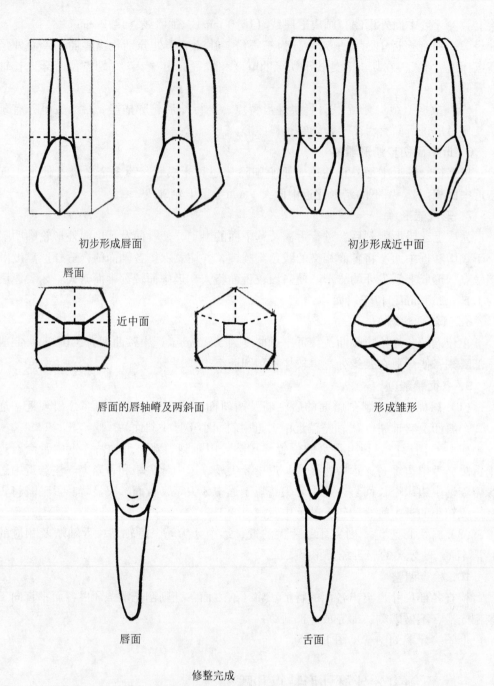

初步形成唇面　　　　　　　　初步形成近中面

唇面　　　　　　　　　　　　　　　　　　　　　　　形成雏形
近中面

唇面的唇轴嵴及两斜面

唇面　　　　　　　　　舌面

修整完成

图 12 –5　上颌尖牙雕刻图解

隆突。邻面似三角形，近中接触区距近中切角较近，远中接触区则距远中切角稍远，牙尖顶偏近中更明显。下颌尖牙各部位尺寸见表 12 – 6。

表 12 -6　下颌尖牙各部位尺寸

下颌尖牙	牙体值/mm	牙体 2 倍值/mm
冠长	10. 0	20. 0
冠宽	7. 0	14. 0
颈宽	5. 5	11. 0
冠厚	7. 5	15. 0
颈厚	7. 0	14. 0
近中颈曲度	2. 5	5. 0
远中颈曲度	1. 5	3. 0
根长	15. 0	30. 0

第五节　上前磨牙的雕刻

一、上颌第一前磨牙牙冠外形特点

上颌第一前磨牙是前磨牙中体积最大的牙。颊面与尖牙唇面相似，牙冠较短小，颊尖偏远中，近中斜缘长于远中斜缘。颊面有纵行的颊轴嵴，嵴两侧有发育沟，外形高点在颈 1/3 的颈嵴。舌面较颊面小，舌尖短小，偏近中，外形高点在舌面中 1/3 处。邻面似四边形，颈部较宽，近中面近颈部凹陷，近中边缘嵴有近中沟从𬌗面跨过至近中面，远中面较圆凸、光滑，近、远中接触区均靠𬌗缘偏颊侧。𬌗面似六边形，颊侧宽于舌侧，颊舌径大于近远中径。𬌗面有颊、舌二尖，颊尖偏远中，舌尖偏近中，颊尖较长大锐利，舌尖较短小圆钝。三角嵴包括颊尖三角嵴和舌尖三角嵴等。窝、沟和点隙包括有中央窝、中央沟、近中沟和近、远中点隙等。

二、雕刻步骤

1. 上颌第一前磨牙各部位尺寸
上颌第一前磨牙各部位尺寸见表 12 -7。

表 12 - 7　上颌第一前磨牙各部位尺寸

上颌第一前磨牙	牙体值/mm	牙体 2 倍值/mm
冠长	8.5	17.0
冠宽	7.0	14.0
颈宽	5.0	10.0
冠厚	9.0	18.0
颈厚	8.0	16.0
近中颈曲度	1.0	2.0
远中颈曲度	0.0	0.0
根长	14.0	28.0

2. 蜡块选择

雕刻牙体 2 倍值上颌第一前磨牙,选择长、宽、高分别大于 50 mm、20 mm、20 mm 的表面平整蜡块。

3. 描绘颊面形态(牙体 2 倍值)

(1)选择蜡块最光滑平整一面,按上颌第一前磨牙牙体 2 倍值的数据,以上颌尖牙描绘唇面形态的方法,描绘上颌第一前磨牙外形图,画出冠宽线(14.0 mm)、颈宽线(10.0 mm)。

(2)将牙冠颊面切颈方向分为三等份,在切 1/3 处分别确定近中与远中接触区并标出"×"(近中接触区距切缘近,远中接触区距切缘远)。

(3)根据上颌第一前磨牙颊面外形特点,进行外形轮廓描绘。近中斜缘长,远中斜缘短,颈缘为弧形,颊尖偏远中,牙尖高度不超过牙冠长 1/3(切 1/3 的 2/3高)。

4. 颊面初步蜡形雕刻

根据描绘的颊面外形轮廓,垂直削除牙冠和牙根近中面和远中面多余之蜡(使舌面与颊面相似)。留下的蜡形比颊面稍大 1 mm(留下轮廓线)。颊面的颊轴嵴和斜面的形成同上颌尖牙唇面的唇轴嵴和斜面的形成方法,只是颊轴嵴不如上颌尖牙唇轴嵴明显。

5. 描绘近中面形态

(1)按上颌第一前磨牙牙体 2 倍值的数据,描绘近中面形态,画出冠厚线(18 mm)、颈厚线(16.0 mm)。

(2)将牙冠近中面切颈方向分为三等份,在颈 1/3 处找出颊面高点标出"×",在中 1/3 处舌面外形高点标出"×",在切缘颊舌尖位置标出"×"。

(3)根据上颌第一前磨牙近中面冠根外形特点,描绘外形轮廓。颊舌面均显弓形,较平。颊面外形高点在颈 1/3 处,舌面外形高点在中 1/3 处,颊尖高于舌尖。

6. 近中面初步蜡形雕刻

根据描绘的近中面外形轮廓,垂直削除牙冠和牙根唇、舌多余之蜡(使远中面与近中面相似），留下的蜡形比近中面大 1 mm（留下轮廓线）。

7. 形成锥形

完成上述蜡形雕刻后，进行舌面及远中面的雕刻，使舌面及远中面外形轮廓明显小于颊面和近中面。将各面相交的线角刻圆钝，并注意保护各轴面的合适外形高度及接触点，形成上颌第一前磨的锥形。唇面较舌面略大，近中面较远中面略大。颊面外形高点颈 1/3 处，舌面外形高点中 1/3 处，颊尖高于舌尖，颊尖偏远中，舌尖偏近中。

8. 颈缘曲线雕刻

在牙冠的各面绘出颈曲线，近中颈曲度为 2.0。远中颈曲度为 0，完成颈部雕刻，使牙冠在颈缘处显得较牙根稍圆而突出。

9. 𬌗面雕刻

（1）形成近远中沟：如图 12－6 所示，画出近中面线，沟底约位于至颊、舌侧边缘的距离相等处或颊边缘 3/5 距离（或颊边缘 2/3 距离），沟底深度不超过𬌗 1/3 的 2/3 长度，用雕刻刀雕出两斜面，形成近、远中沟。

（2）形成𬌗面锥形：确定颊尖、舌尖顶的位置，颊尖顶偏远中，舌尖顶偏近中，由颊尖顶至舌尖顶画一连线，为颊舌尖三角嵴的标志。然后在三角嵴线两旁画出三角嵴近远中窝及边缘嵴的位置，根据近远中窝、边缘嵴的位置，雕刻近远中边缘嵴，沿三角嵴标志线分别斜向近远中两侧雕刻出近、远中 2 个斜面，形成三角嵴，完成𬌗面锥形。注意颊舌尖、三角嵴、近远中窝及沟的大小、长宽，以及同各个轴角和近、远中边缘嵴的关系，𬌗面窝及沟的深度一定要适当，颊舌尖三角嵴连接处应低于边缘嵴。

10. 检查调整

检查各部分尺寸，突出各面的特征。将牙冠表面各处削刮光滑，并雕刻颊面发育沟和近中面近中沟。牙根各面垂直向下削刮光滑，不做雕刻，即完成全部雕刻。

三、其他前磨牙的雕刻

雕刻步骤与上颌第一前磨牙相同，尺寸和特点各异。

（一）上颌第二前磨牙牙冠外形特点

与上颌第一前磨牙形态相似，但牙冠小而圆突，主要区别：舌与颊面大小相似或略小，差异不如上颌第一前磨牙明显；颊、舌轴嵴和发育沟均不明显，颈部较宽；颊、舌尖圆钝，偏近中面，颊偏近中；邻面似四边形，近远中接触区均在近𬌗缘偏颊侧；𬌗面轮廓不如上颌第一前磨牙明显，各角较圆钝，牙尖较圆钝；颊舌尖的高度、大小相近，颊舌二尖均偏近中；中央窝较浅，中央沟短，无近中沟跨过近中边缘嵴至近中面。上颌第二前磨牙各部位尺寸见表 12－8。

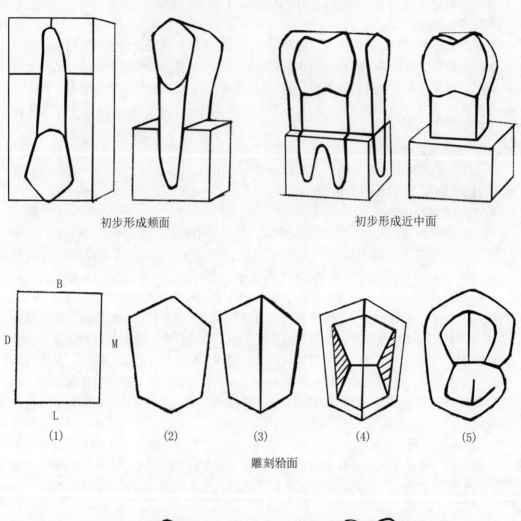

初步形成颊面 　　　　　初步形成近中面

B

D　　　　　　M

L

(1)　　　(2)　　　(3)　　　(4)　　　(5)

雕刻殆面

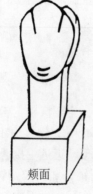

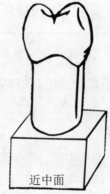

颊面 　　　　　近中面

修整完成

图 12 -6　上颌第一前磨牙图解

表 12 - 8　上颌第二前磨牙各部位尺寸

上颌第二前磨牙	牙体值/mm	牙体 2 倍值/mm
冠长	8.0	16.0
冠宽	7.0	14.0
颈宽	5.0	10.0
冠厚	8.5	17.0
颈厚	7.5	15.0
近中颈曲度	1.0	2.0
远中颈曲度	0.0	0.0
根长	14.0	28.0

（二）下颌第一前磨牙牙冠外形特点

下颌第一前磨牙是前磨牙中体积最小的牙。牙冠颊舌径与近远中径相近，显得较方圆。颊面似下颌尖牙，颊尖长大而尖锐，偏近中。颊轴嵴在颈 1/3 处明显，外形高点位于颈 1/3 处。舌面短小，只有颊面的 1/2。舌尖明显小于颊尖，外形高点位于中 1/3 处。邻面四边形，牙冠明显向舌侧倾斜，颊尖顶位于牙体长轴上。近远中接触区均靠殆缘偏颊侧。殆面显卵圆形，颊侧明显宽于舌侧。颊尖长大而舌尖短小，二尖均偏近中。颊尖三角嵴和舌尖三角嵴相连形成横嵴。有较大圆形远中窝和较小的三角形近中窝。近中舌沟跨过边缘嵴至舌面。下颌第一前磨牙各部位尺寸见表 12 - 9。

表 12 - 9　下颌第一前磨牙各部位尺寸

下颌第一前磨牙	牙体值/mm	牙体 2 倍值/mm
冠长	9.0	18.0
冠宽	7.5	15.0
颈宽	5.0	10.0
冠厚	8.0	16.0
颈厚	7.0	14.0
近中颈曲度	1.0	2.0
远中颈曲度	0.0	0.0
根长	14.0	28.0

（三）下颌第二前磨牙牙冠外形特点

下颌第二前磨牙较下颌第一前磨牙体积大，牙冠外形方圆，颊、舌面大小约相等。颊面颈部较宽，颊轴嵴圆突。颊尖圆钝，偏近中。舌面有一尖或两尖。两尖则舌面宽于颊面，两舌尖之间有舌面沟通过，近中舌尖大于远中舌尖；一尖则较颊尖小，舌尖偏近中。邻面近、远中接触区均位于靠殆缘偏颊侧。殆面有 2 种类型：①两尖型。两尖型殆面为椭圆形，颊、舌尖各 1 个，两尖均偏近中，发育沟为"H"形或"U"形。②三尖型。三尖型殆面为方圆型，有 1 个颊尖和 2 个舌尖，近中舌尖大于远中舌尖，发育沟为"Y"形。下颌第二前磨牙各部位尺寸见表 12 - 10。

表 12 - 10　下颌第二前磨牙各部位尺寸

下颌第二前磨牙	牙体值/mm	牙体 2 倍值/mm
冠长	7.0	14.0
冠宽	7.5	15.0
颈宽	5.0	10.0
冠厚	8.0	16.0
颈厚	7.5	15.0
近中颈曲度	1.0	2.0
远中颈曲度	0.0	0.0
根长	12.0	24.0

第六节　上颌磨牙的雕刻

一、上颌第一磨牙牙冠外形特点

上颌第一磨牙是上颌牙弓中体积最大的牙。牙冠颊面似梯形，近远中宽度大于殆颈高度，近中缘长，远中缘短，殆缘宽度长于颈缘宽度。近中颊尖大于远中颊尖，两尖之间有颊沟，外形高点在颈 1/3 处。舌面比颊面稍小，近中舌尖大于远中舌尖，远中舌沟由两舌尖间延伸至舌面 1/2 处，外形高点在舌中 1/3 处，近中舌尖的舌侧有第五牙尖。邻面似四边形，近中面大于远中面，近中接触区在殆 1/3 与颊 1/3、中 1/3 交界处，远中接触区在殆 1/3 与中 1/3、舌 1/3 交界处。殆面外形轮廓呈斜方形，近中舌尖最大，其次是近中颊尖、远中颊尖，远中舌尖最小。颊尖较尖锐，舌尖较圆钝。4 个牙尖各有 1 个三角嵴。近中舌尖三角嵴与远中颊尖三角嵴斜形相连形成斜嵴。近中窝较大，又名中央窝，窝内有中央点隙；远中窝较小。殆面有 3 条发育沟，颊沟由二颊尖之间跨过颊殆边缘嵴至颊面，近中沟在近中窝内由中央点隙伸向近中并止于近中边缘嵴，舌沟在两舌尖之间跨过舌殆边缘嵴至舌面。

二、雕刻步骤

1. 上颌第一磨牙各部位尺寸

上颌第一磨牙各部位尺寸见表 12 – 11。

表 12 – 11　上颌第一磨牙各部位尺寸

上颌第一磨牙	牙体值/mm	牙体 2 倍值/mm
冠长	7.3	14.6
冠宽	10.1	20.2
颈宽	7.6	15.2
冠厚	11.3	22.6
颈厚	10.5	21.0
近中颈曲度	1.0	2.0
远中颈曲度	0.0	0.0
根长	12.4	24.8

2. 蜡块选择

雕刻牙体 2 倍值上颌第一磨牙，选择长、宽、高分别大于 50 mm、23 mm、23 mm 的表面平整蜡块。

3. 描绘颊面形态（牙体 2 倍值）

（1）选择蜡块最光滑平整一面，按上颌第一磨牙牙体 2 倍值的数据，以上颌第一前磨牙描绘颊面形态的方法，描绘上颌第一磨牙外形图，画出冠宽线（20.2 mm）、颈宽线（15.2 mm）。

（2）将牙冠颊面切颈方向分为三等份，在切 1/3 处分别确定近中与远中接触区并标出"×"（近中接触区距切缘近，远中接触区距切缘远）。

（3）根据上颌第一磨牙颊面外形特点，进行外形轮廓描绘。颊面近梯形，近远中宽度大于殆颈高度，近中缘长而直，远中缘稍短而突，颈缘为平直。

4. 颊面初步蜡形雕刻

根据描绘的颊面外形轮廓，垂直削除牙冠和牙根近中面和远中面多余之蜡（使舌面与唇面相似）。留下的蜡形比颊面稍大 1 mm（留下轮廓线）。

5. 描绘近中面形态

（1）按上颌第一磨牙牙体 2 倍值的数据，描绘近中面形态，画出冠厚线（22.6 mm）、颈厚线（21.0 mm）。

（2）将牙冠近中面切颈方向分为三等份，在颈 1/3 处找出颊面高点标出"×"，在中 1/3 处舌面外形高点标出"×"，在切缘颊舌尖位置标出"×"。

（3）根据上颌第一磨牙近中面冠根外形特点，描绘外形轮廓。颊舌面均显弓形，较平。颊面外形高点在颈 1/3 处，舌面外形高点在中 1/3 处，颊尖高于舌尖。

6. 近中面初步蜡形雕刻

根据描绘的近中面外形轮廓，垂直削除牙冠和牙根唇、舌多余之蜡（使远中面与近中面相似），留下的蜡形比近中面大 1 mm（留下轮廓线）。

7. 形成雏形

完成上述蜡形雕刻后，进行舌面及远中面的雕刻，使舌面及远中面外形轮廓稍小于颊面和近中面。颊面向远中舌侧倾斜，远中面较近中面略小且突。初步修整，使牙冠𬌗面形成斜方形，各轴面相交线角圆钝，并注意保护各轴面的合适外形高度及接触点，形成上颌第一磨牙的雏形。

𬌗面雏形要求：斜方形，近、远中边缘直，彼此平行，近中颊𬌗角与远中舌𬌗角为锐角，近中舌𬌗角及远中颊𬌗角为钝角，颊侧高于舌侧，近中高于远中。

8. 颈缘曲线雕刻

在牙冠的各面绘出颈曲线，近中颈曲度为 2.0 mm。远中颈曲度为 0，完成颈部雕刻，使牙冠在颈缘处略突出于根部。

9. 𬌗面雕刻

（1）形成近远中沟：如图 12-7 所示，画出在近远中面沟线，沟底位于至颊侧边缘与至舌侧边缘的距离比为 2∶3 处，沟底深度不超过𬌗 1/3 的 2/3 长，按画线雕出两斜面，形成近远中沟。

（2）形成𬌗面轮廓：确定 4 个牙尖的大小和位置，使颊尖靠近颊侧边缘，标出发育沟和三角嵴走行方向。近、远中边缘处留出近、远中边缘嵴宽度，雕出斜面，斜面将与颊舌侧三角嵴斜面形成近远中窝。根据三角嵴及发育沟走行方向线，分别沿三角嵴线向两旁雕出斜面，两斜面相交凸起形成三角嵴，凹下为发育沟，初步形成𬌗面。

（3）牙尖雕刻：在颊面及舌面并参照𬌗面每个牙尖大小位置，画出 4 个牙尖的牙尖嵴、颊、舌轴嵴的标志线，按照标志线由牙尖顶向下雕刻，形成斜面。颊面的两斜面相交凸起形成颊轴嵴，两颊轴嵴间凹陷处形成颊沟；舌面的舌轴嵴及舌沟用相同方法雕刻。形成各个牙尖初步雏形。

（4）𬌗面精雕刻：按照𬌗面形态特点，仔细修所雕刻𬌗面的尖、窝、沟、嵴形态，并使相交的棱角修整圆钝，𬌗面各部位光滑。使近中舌尖最大，其次是近中颊尖、远中颊尖、远中舌尖最小；颊尖尖锐，尖较圆钝；近中颊尖三角嵴斜向远中舌侧至中央窝，近中舌尖三角嵴斜向远中颊侧至𬌗面中央，远中颊尖三角嵴斜向舌侧略偏近中至𬌗面中央，远中舌尖三角嵴较小，斜向颊侧略偏近中至𬌗面中央；近中舌尖三角嵴与远中颊尖三角嵴斜形相连形成斜嵴；近中窝占𬌗面的 2/3，远中窝较小，占𬌗面的 1/3。

10. 检查调整

检查各部的尺寸，突出各面的特征。将牙冠表面各处削刮光滑。牙根各面垂直向下削刮光滑，不做雕刻，即完成全部雕刻。

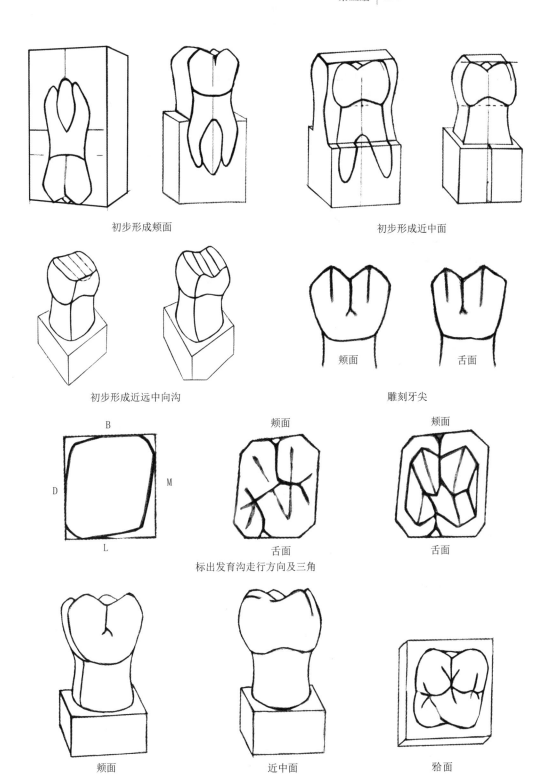

初步形成颊面　　　　　　　　　　初步形成近中面

初步形成近远中向沟　　　　　　　雕刻牙尖

颊面　　　　　　舌面

B

D　　　　M

L

标出发育沟走行方向及三角

颊面　　　　　　　颊面

舌面　　　　　　　舌面

颊面　　　　　　近中面　　　　　　殆面

修整完成

图 12-7　上颌第一磨牙图解

三、上颌第二磨牙牙冠外形特点和雕刻

雕刻步骤与上颌第一磨牙相同，尺寸和特点各异。上颌第二磨牙与上颌第一磨牙形态相似，较上颌第一磨牙稍小。远中颊尖明显缩小，近中颊轴嵴较远中颊轴嵴突出。远中舌尖更小，近中舌尖占舌面的大部分，无第五牙尖。𬌗面无斜嵴，有远中沟横过近中舌尖三角嵴与远中颊尖三角嵴间，远中舌沟不明显。近中舌尖大，而远中舌尖小，舌面明显小于颊面。上颌第二磨牙各部位尺寸见表 12 – 12。

表 12 –12　上颌第二磨牙各部位尺寸

上颌第二磨牙	牙体值/mm	牙体 2 倍值/mm
冠长	6.8	13.6
冠宽	9.6	19.2
颈宽	7.1	14.2
冠厚	11.3	22.6
颈厚	10.5	21.0
近中颈曲度	1.0	2.0
远中颈曲度	0.0	0.0
根长	12.0	24.0

第七节　下颌磨牙的雕刻

一、下颌第一磨牙牙冠外形特点

下颌第一磨牙是下颌牙弓中体积最大的牙。牙冠颊面似梯形，𬌗缘长于颈缘，近远中径大于𬌗颈径。𬌗缘有近中颊尖、远中颊尖和远中尖的 3 个牙尖，颊沟和远颊沟。颊颈嵴与颈缘平行，外形高点在颊颈 1/3 处。舌面似梯形，比颊面小，有近中舌尖、远中舌尖和舌沟，舌轴嵴不明显，外形高点在舌中 1/3 处。邻面似四边形，牙冠向舌侧倾斜，舌尖较颊尖高。远中面小于近中面，近、远中接触区均靠近𬌗 1/3 偏颊侧。𬌗面外形轮廓略似长方形，颊𬌗边缘嵴长于舌𬌗边缘嵴，近中边缘嵴长于远中边缘嵴。有 5 个牙尖，舌尖长于颊尖，颊尖圆钝，远中尖最小，位于颊面与远中面交界处。有 5 条三角嵴，以远中颊尖三角嵴为最长，近中颊尖三角嵴最宽，远中尖三角嵴最短。𬌗面有中央窝和近中窝，窝内分别有中央点隙和近中点隙。中央窝位于近中颊、舌尖三角嵴的远中与远边缘嵴内侧。近中窝是位于近中边缘嵴内侧与近中颊、舌

尖三角嵴近中的较小的三角形窝。有 5 条发育沟：颊沟在近、远中颊尖之间；舌沟在近、远中舌尖之间，自中央点隙至舌面；近中沟自中央点隙伸向近中，止于近中边缘嵴；远中沟由中央点隙伸向远中，止于远中边缘嵴；远颊沟从远中颊尖与远中尖之间从远中沟分出，向远颊方向至颊面。

二、雕刻步骤

1. 下颌第一磨牙各部位尺寸

下颌第一磨牙各部位尺寸见表 12 – 13。

表 12 –13　下颌第一磨牙各部位尺寸

下颌第一磨牙	牙体值/mm	牙体 2 倍值/mm
冠长	7.5	15.0
冠宽	11.0	22.0
颈宽	9.0	18.0
冠厚	10.5	21.0
颈厚	9.0	18.0
近中颈曲度	1.0	2.0
远中颈曲度	0.0	0.0
根长	14.0	28.0

2. 蜡块选择

雕刻牙体 2 倍值下颌第一磨牙，选择长、宽、高分别大于 50 mm、23 mm、23 mm 的表面平整蜡块。

3. 描绘颊面形态（牙体 2 倍值）

（1）选择蜡块最光滑平整一面，按下颌第一磨牙牙体 2 倍值的数据，以上颌第一磨牙描绘颊面形态的方法，描绘下颌第一磨牙外形图，画出冠宽线（22.0 mm）、颈宽线（18.0 mm）。

（2）将牙冠颊面切颈方向分为三等份，在切 1/3 处分别确定近中与远中接触区并标出"×"（近中接触区距切缘近，远中接触区距切缘远）。

（3）根据下颌第一磨牙颊面外形特点，进行外形轮廓描绘。颊面似梯形，𬌗缘长于颈缘，近远中径大于𬌗颈径，近中缘直，远中缘突，颈缘为平直。

4. 颊面初步蜡形雕刻

根据描绘颊面外形轮廓，垂直削除牙冠和牙根近中面和远中面多余之蜡（使舌面与唇面相似）。留下的蜡形比颊面稍大 1 mm（留下轮廓线）。

5. 描绘近中面形态

（1）按下颌第一磨牙牙体 2 倍值的数据，描绘近中面形态，画出冠厚线

（21.0 mm）、颈厚线（18.0 mm）。

（2）将牙冠近中面切颈方向分为三等份，在颈 1/3 处找出颊面高点标出"×"，在中 1/3 处舌面外形高点标出"×"，在切缘颊舌尖位置标出"×"。

（3）根据下颌第一磨牙近中面冠根外形特点，描绘外形轮廓。颊、舌面均显弓形，较平。颊面外形高点在颈 1/3 处，舌面外形高点在中 1/3 处，舌尖高于颊尖。

6. 近中面初步蜡形雕刻

根据描绘的近中面外形轮廓，垂直削除牙冠和牙根唇、舌多余之蜡（使远中面与近中面相似），留下的蜡形比近中面大 1 mm（留下轮廓线）。

7. 形成雏形

完成上述蜡形雕刻后，进行舌面及远中面的雕刻，使舌面及远中面外形轮廓稍小于颊面和近中面。颊面向远中舌侧倾斜，远中面较近中面略小且突。初步修整，使牙冠𬌗面形成似长方形，各轴面相交线角圆钝，并注意保护各轴面的合适外形高度及接触点，形成下颌第一磨牙的雏形。

𬌗面雏形要求：长方形，颊面向远中舌侧倾斜，远中颊𬌗角较圆钝。舌侧高于颊侧，近中高于远中。颊缘宽于舌缘，近中边缘长直，远中边缘短突。

8. 颈缘曲线雕刻

在牙冠的各面绘出颈曲线，近中颈曲度为 2.0 mm，远中颈曲度为 0，完成颈部雕刻，使牙冠在颈缘处略突出于根部。

9. 𬌗面雕刻

（1）形成近远中沟：如图 12 - 8 所示，画出近远中面沟线，沟底位于至颊侧边缘与至舌侧边缘的距离比为 3∶2 处，沟底深度不超过𬌗 1/3 的 2/3 长，按画线雕出两斜面，形成近远中沟。

（2）形成𬌗面轮廓：确定 5 个牙尖的大小位置，标出发育沟走行方向及三角嵴的标志线。近远中边缘处，留出近远中边缘嵴宽度，雕出斜面，此斜面将与颊舌侧三角嵴斜面形成近远中窝。雕刻所画的三角嵴及发育沟标志线，三角嵴向两旁雕出斜面，两斜面相交凸起为三角嵴，相交凹下为发育沟。

𬌗面各尖和三角嵴位置特点为：颊尖接近中线，且三颊尖位置排列是弧线而不是直线，远中颊尖向颊侧凸出，远中尖位于颊面和远中面的交角线，舌尖接近舌侧边缘。颊沟位于颊面的稍近中，舌沟接近中线处。三角嵴以远中颊尖三角嵴最长，远中尖的三角嵴最短。

（3）牙尖雕刻：参照每个牙尖大小位置在颊面及舌面上画出 5 个牙尖的牙尖嵴、颊、舌轴嵴的标志线，按照标志线由牙尖顶向下雕刻，并形成斜面。颊面的两斜面相交凸起形成颊轴嵴，两颊轴嵴间凹陷处形成颊沟；舌面的两斜面相交凸起形成舌轴嵴，两舌轴嵴间凹陷处形成舌沟。

（4）𬌗面精雕刻：按照𬌗面形态特点，仔细修雕刻𬌗面的尖、窝、沟、嵴形态，并使相交的棱角修整圆钝，𬌗面各部位光滑。使𬌗面颊𬌗边缘嵴长于舌𬌗边缘嵴，近中边缘嵴较长直，远中边缘嵴较短突；颊尖短而圆钝，舌尖长而尖锐，远中尖最小；

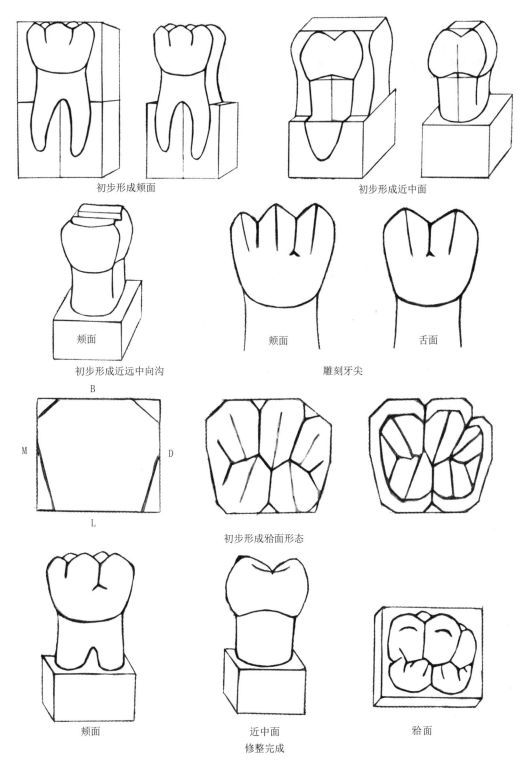

初步形成颊面　　　　　　　　　初步形成近中面

颊面

初步形成近远中向沟

B

M　　　　　　　　　D

L

初步形成牙尖

颊面　　　　　　　　　舌面

雕刻牙尖

初步形成𬌗面形态

颊面　　　　　　　　近中面　　　　　　　　𬌗面
　　　　　　　　　修整完成

图 12-8　下颌第一磨牙图解

5 条三角嵴伸向𬌗面中央，以远中颊尖三角嵴最长，远中尖三角嵴最短。𬌗面有中央窝和近中窝，中央窝位于近中颊、舌尖三角嵴的远中与远边缘嵴内侧，窝内有中央点隙；近中窝是位于近中边缘嵴内侧与近中颊、舌尖三角嵴近中的较小的三角形窝，窝内有近中点隙。

10. 修整完成

对照表 12 - 13，使近中舌尖最大，其次是近中颊尖、远中颊尖，远中舌尖最小；颊尖尖锐，尖较圆钝；近中颊尖三角嵴斜向远中舌侧至中央窝，近中舌尖三角嵴斜向远中颊侧至𬌗面中央，远中颊尖三角嵴斜向舌侧略偏近中至𬌗面中央，远中舌尖三角嵴较小，斜向颊侧略偏近中至𬌗面中央；近中舌尖三角嵴与远中颊尖三角嵴斜形相连形成斜嵴；近中窝占𬌗面的 2/3，远中窝较小，占𬌗面的 1/3。

11. 检查调整

检查各部分尺寸，突出各面的特征。将牙冠表面各处削刮光滑。牙根各面垂直向下削刮光滑，不做雕刻，即完成全部雕刻。

三、下颌第二磨牙外形牙冠特点和雕刻

雕刻步骤与下颌第一磨牙相同，尺寸和特点各异。下颌第二磨牙与下颌第一磨牙形态相似，牙冠𬌗面呈方圆形，可分为四尖型和五尖型，四尖型为主要类型，包括近中颊尖、远中颊尖、近中舌尖和远中舌尖。其中近中颊、舌尖大于远中颊、舌尖，无远中尖。𬌗面有 4 条发育沟，呈"＋"形分布，包括颊沟、舌沟、近中沟和远中沟。发育沟和边缘嵴使整个𬌗面似一"田"字形。五尖型与下颌第一磨牙相似，但稍小。下颌第二磨牙各部位尺寸见表 12 - 14。

表 12 - 14 下颌第二磨牙各部位尺寸

下颌第二磨牙	牙体值/mm	牙体 2 倍值/mm
冠长	7.0	14.0
冠宽	10.5	21.0
颈宽	8.5	17.0
冠厚	10.5	21.0
颈厚	9.0	18.0
近中颈曲度	1.0	2.0
远中颈曲度	0.0	0.0
根长	14.0	28.0

第八节　上颌第一前磨牙𬌗面的堆塑

通过堆塑练习，掌握雕塑的基本方法和要领，为进一步堆塑牙体形态打下基础。通过对前磨牙𬌗面的堆塑，使学生进一步掌握前磨牙的特点，同时比较前磨牙组各个牙的解剖形态，更有效地学习牙体解剖形态，明确形态与功能的关系。堆塑步骤（图 12 - 9）如下：

1. 确定牙尖顶、边缘嵴和三角嵴的位置

选择削去𬌗面的 2 mm 厚的上颌第一前磨牙的塑料牙模，参考上颌第一前磨牙的𬌗面解剖特点，用铅笔在塑料模画出上颌第一前磨牙牙尖顶、三角嵴和边缘嵴的位置。

2. 堆塑牙尖

应用直立堆蜡法，在所定牙尖位置处堆高牙尖，其形态似圆锥体形。先堆颊尖，后堆舌尖，修去多余部分，使颊尖高于舌尖。

3. 堆塑边缘嵴

应用线状堆蜡法，在所定边缘嵴位置上，由颊尖近中边缘开始堆塑，然后依次堆塑近中、舌侧、远中、远中颊侧边缘。

4. 堆塑三角嵴、颊舌面轴嵴

应用线状堆蜡法，根据上颌第一前磨牙颊尖三角嵴和舌尖三角嵴位置的高度、方向和外形，在所定三角嵴位置加蜡形成各三角嵴，并雕刻完成三角嵴，完成颊舌面轴嵴的堆塑。

5. 堆塑窝与沟

用烧热的雕刻器蘸微量蜡液，缓流到窝、沟位置上。在中央部分形成下凹状窝，形成中央窝，窝最深处形成中央沟。中央沟向近中和远中形成近中沟和远中沟，沟的近中和远中小窝形成近中和远中窝。修整完成中央沟、近中沟、远中沟、近中窝和远中窝。

6. 修整完成

参考同名牙的形态特点，用蜡堆加颊面、舌面、近中面、远中面，完成各面的外形堆塑。反复检查修整，使其完全符合该牙的解剖特点。

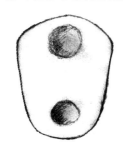 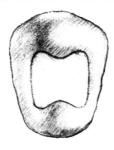 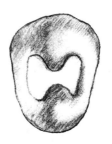 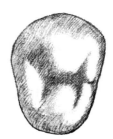

形成牙尖　　　　　堆塑边缘嵴　　　　　堆塑三角嵴　　　　　修整完成

图 12 - 9　上颌第一前磨牙𬌗面堆塑图解

第九节　上颌第一磨牙殆面的堆塑

通过雕塑上颌第一磨牙殆面，掌握第一恒磨牙殆面的解剖特点，更有效地学习牙体解剖形态，明确形态与功能的关系，以便用于临床实践。堆塑步骤（图 12 - 10）如下：

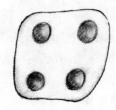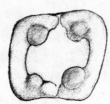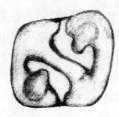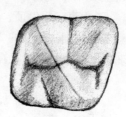

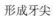　　形成牙尖　　　　　　堆塑边缘嵴　　　　　　堆塑三角嵴　　　　　修整完成

图 12 - 10　上颌第一磨牙殆面堆塑图解

1. 确定牙尖、边缘嵴和三角嵴的位置

选择削去殆面处 2 mm 厚的上颌磨牙塑料牙模，参考上颌第一磨牙的殆面解剖特点，用铅笔在塑料模画出上颌第一磨牙牙尖顶、三角嵴和边缘嵴的位置。

2. 堆塑牙尖

应用直立堆蜡法，在所定牙尖位置处堆高牙尖，其形态似圆锥体形。堆塑牙尖的顺序依次是近中颊尖、远中颊尖、近中舌尖和远中舌尖。蜡堆高度是近中颊尖最高，远中颊尖、近中舌尖其次，远中舌尖最低，颊尖距颊侧边缘近。添加或修整多余部分，完成牙尖的形态。

3. 堆塑边缘嵴

磨牙边缘嵴的堆塑方法，与前磨牙的堆塑类似。从近中颊尖的近中边缘嵴开始，依次是堆近中边缘、舌侧边缘、远中边缘和远中颊侧边缘，即围绕牙冠殆面的周围堆塑边缘嵴，修整边缘嵴外形，使其符合上颌第一磨牙形态特点。

4. 堆塑三角嵴

应用线状堆蜡法，根据上颌第一磨牙牙尖三角嵴的高度、方向和解剖外形，从尖顶沿所画三角嵴方向堆加蜡，使形成三角嵴；添加或修整多余部分，使远中颊尖与近中舌尖三角嵴相连形成斜嵴。完成三角嵴和斜嵴的堆塑。

5. 堆塑窝与沟

用烧热的雕刻器蘸微量蜡液，缓流到窝、沟位置上。蜡液流入过多应修去，过少应添加。在中央部分下凹形成中央窝，近中和远中下凹部分形成近中窝和远中窝，参考同名牙窝及沟的走行方向，修整颊沟、远舌沟、近中沟和远中沟的外形，完成沟的堆塑和雕刻。

6. 修整完成

用雕刻器对颊面、舌面、近中面、远中面进行堆塑，参考同名牙外形，结合该牙的正常解剖特点，反复修整，使其更符合该牙的解剖特点，具有真实感。

（中山大学光华口腔医学院　李春阳 何宏文）

第十三章　口腔颌面部手术解剖

通过头颈部应用解剖学的学习，较全面地了解口腔颌面外科常见典型手术的目的、方法、内容及术区的解剖结构。教学方法上，在熟悉局部区域解剖结构的基础上，应用尸体标本操作和练习口腔颌面部区域的典型手术，进一步掌握该区的解剖结构及其临床意义。按临床手术操作规程进行练习，态度严谨，操作正规，层次清楚，不随意破坏解剖结构。

第一节　颌下腺摘除术解剖

一、颌下腺解剖结构

颌下腺位于颌下区，该区实为颌下三角。颌下三角上界为下颌骨下缘，下界为舌骨，前界为二腹肌前腹，后界为二腹肌后腹及茎突舌骨肌。表面有皮肤、皮下组织、颈浅筋膜、颈阔肌及颈深筋膜浅层。深面是下颌舌骨肌后部。颌下三角大部分被颌下腺占据，三角内逐有面动脉、面静脉及颌下淋巴结，舌神经及舌下神经，有时面神经下颌缘支也经过颌下腺浅面。

颌下腺为混合腺，呈扁椭圆形，分为大的浅部和小的深部（或延伸部）两部分，此二部以下颌舌骨肌后缘为分界线。颌下腺虽于颌下三角内，但常越过二腹肌前腹或后腹以外。浅部形状如核桃，可分为三面，外侧面紧贴于下颌骨内侧的颌下腺窝和翼内肌的下前份；下面为颈深筋浅层覆盖；内侧面前部与下颌舌骨肌相邻，后部由茎突舌肌、茎突舌骨肌及舌咽神经将其与咽侧壁隔开。浅部后缘在下颌角部，借茎突下颌韧带与腮腺隔开。深部状似小舌，甚小，实为颌下腺的延长部分，此部绕下颌舌骨肌后缘延伸于舌骨舌肌、茎突舌肌与下颌舌骨肌之间，向前达口底舌下腺后方。

颌下腺导管长约 5 cm，从颌下腺深部发出，向前行于下颌舌骨肌和舌骨舌肌、颈舌肌之间，经舌下腺内侧，开口于舌系带旁的肉阜。颌下腺导管行程方向是自后下斜向前上，虽然开口较大，但唾液排出仍缓慢。

二、手术步骤

（一）体位

采取仰卧头侧位（偏向非手术侧）。临床上常将病人肩部垫高使颌下区暴露。

（二）切口

为不损伤面神经下颌缘支，右下颌角和下颌骨下缘以下 1.5～2.0 cm 处做 6～8 cm 长的切口，微向上前到颏部。分层次切开皮肤、皮下组织、颈阔肌、颈深筋膜浅层。

（三）处理颌外动脉和面前静脉

从颈深筋膜浅层深面自上而下行钝性分离，暴露颌下腺表面，再在嚼肌附着前缘的下颌骨下缘附近寻找面前静脉和颌外动脉，此处常有 1～3 个颌下淋巴结与它们相伴（查体此处可扪及颌外动脉搏动）。在下颌骨下缘内侧钳住动、静脉并剪断予以结扎（此处结扎的是颌外动脉的远心端）。

（四）分离颌下腺

用 2 个甲状腺拉钩将切口上、下缘的皮肤、皮下组织、颈阔肌、颈深筋膜浅层分别向上和向下牵引，充分暴露颌下腺。用食指使颌下腺上部与下颌内侧面游离，随之使颌下腺下部与二腹肌、舌骨舌肌、下颌舌骨肌的浅面游离。牵引颌下腺向前上方向，找到从二腹肌后腹深面出来的颌外动脉，并用 2 把血管钳住动脉，切断、结扎和缝扎。到此颌下腺的浅部被完全分离。

用甲状腺拉钩牵引下颌舌骨肌后缘向前，并提拉腺体向后，充分暴露颌下腺深部、颌下腺导管和舌神经。在颌下腺导管上方找到舌神经和颌下神经节，在颌下神经节处将舌神经与颌下腺分离，鉴别清楚舌神经和颌下腺导管后，在近口底前份切断导管，并结扎导管远心端的残端。到此颌下腺深部全被游离，整个腺体就能完整摘除。

（五）缝合创口

分层缝合颈阔肌、皮下组织和皮肤。安置引流。

三、手术过程解剖结构

（1）行颌下区手术时，为避免损伤面神经下颌缘支造成口角歪斜，切口一定要在下颌角和下颌骨缘以下 1.5～2.0 cm 处，颌下区包块可导致该神经变位，术中应注意。

（2）分离颌下腺深部，切断颌下腺导管前，一定要注意舌神经与导管的解剖关系，仔细辨认后，方可切断导管。

（3）术中要保护舌下神经，以免术后出现舌运动障碍。但在恶性肿瘤与舌下神经粘连时，为手术彻底，也可切断舌下神经。

（4）为避免术中、术后出血，面动脉应做 2 次结扎、缝扎：一次为嚼肌附着前缘下端及下颌骨下缘处的远心端结扎、缝扎；一次为顺茎突舌骨肌与二腹肌后腹上缘进入颌下三角处的近心端结扎缝扎。为防止近心端血管残端缩入深部，结扎线脱落后大出血，最好将此残端缝在二腹肌后腹上。分离颌下腺后缘时须谨慎，避免粗暴，以免将进入颌下三角的颌外动脉剪断而回缩入深部，造成大出血。

（5）颌下淋巴结因炎症、肿瘤肿大时，不要将此肿大的淋巴结误当成了颌下腺。但口腔恶性肿瘤病人做颌下淋巴结切除时，常常都要将颌下腺一并切除。

（6）由于颌下腺导管自后下行向前上，唾液排出缓慢，易滞留浓缩，导管口开口大，异物也易进入，因此颌下腺导管内容易产生结石。

第二节　腮腺切除术解剖

一、腮腺解剖结构

腮腺和嚼肌位于腮腺嚼肌区。上界为颧弓、外耳道下方；下界为下颌骨下缘，前界为嚼肌前缘；后界为颞乳突及胸锁乳突前缘；内侧界为咽旁间隙；外侧界为皮下组织和皮肤。此区包括腮腺、面神经、颈外动脉、面后静脉、腮腺淋巴结、嚼肌及嚼肌间隙等重要解剖结构，颊间隙与之毗邻。

腮腺是最大的一对涎腺，属浆液腺，形状为不规则锥形，其底向外，尖向内，此尖又称咽突或下颌后突，腮腺包在结缔组织的腮腺鞘内，腮腺鞘由颈深筋膜浅层向上延续形成，覆盖在腮腺外侧浅面的鞘致密，向上连颧弓；向前与嚼肌筋膜融合，故又叫腮腺嚼肌筋膜；向后接胸锁乳突肌筋膜。此颈深筋膜浅层与腮腺十分紧密，并深入到腺体内形成许多小隔，将腮腺分成无数小叶，包绕腮腺内侧深面的鞘薄弱而不完整，附着于茎突，下颌枝内侧面和颞骨鼓部。

以下颌支和面神经为标志，腮腺又有 2 种不同的分法。以下颌支为标志，下颌支后缘为界的分法：下颌支和嚼肌浅面的腮腺组织为前部；下颌支翼内肌深面的腮腺组织为后部；下颌支后缘连结前部和后部的腮腺组织为浅部，深面的腮腺组织为深部。位于面神经丛网孔内，连接浅和深部的腺组织为峡部。浅部腺组织大，可为三角形、方形、椭圆形、半月形和不规则形。经腮腺浅部上缘穿出的神经血管，从后往前分别是颞浅静脉、耳颞神经（有时在颞浅静脉后）、颞浅动脉、面神经颞支及颧支。腮腺浅部前缘穿出的神经血管，由上往下分别是：面横动脉及静脉、面神经颧支、面神经上颊支、腮腺导管、面神经下颊支及下颌缘支。腮腺浅部下缘穿出的神经血管从前往后分别是：面神经下颌缘支、面神经颈支、面后静脉。在腮腺深部后内面，茎突及其肌肉（茎突隔）的深处有颈内动、静脉及舌咽神经、迷走神经、副神经和舌下神经等脑神经。

腮腺总导管长 5～7 cm，管腔直径约为 3 mm，管壁厚而坚韧。在颧弓以下平均1.5 cm 处腮腺前缘，与颧弓平行向前，经面神经上、下颊支之间，横过嚼肌表面达该肌前缘，几乎成直角转向内侧，斜行穿过颊脂体、颊肌及黏膜，开口于上颌第二磨牙平面颊黏膜处的腮腺导管乳突，有的人在腮腺浅部前缘与嚼肌前缘之间，总导管上方，存在副腮腺。副腮腺形态变化大，多呈椭圆形，其导管直接汇入腮腺导管。

二、面神经解剖结构

面神经主干自茎乳孔穿出，分出耳支后，在茎突和乳突间时，距表面皮肤 2～4 cm，向前进入外耳道软骨部和二腹肌后腹的夹角内，处在腮腺深面，再往茎突根部浅面发出二腹肌支和茎突舌骨肌支，大约在颞颌关节以下 25 cm 处，从腮腺后内侧上方穿进腮腺。在腮腺内经颈外动脉和面后静脉的浅面分为颞面干（上行支）和颈面干（下行支）。面神经主干长约 2 cm，面神经在腮腺内的分支有 5 种类型：二叉型、三叉型、四叉型、五叉型和干线型（即一主干分出 5 支）。中国人以二叉型为主。一般情况下，腮腺内颞面干分出颞支、颧支和上颊支；颈肌干分出下颊支、下颌缘支和颈支，腮体内二干及各分支间吻合形成腮腺丛。由腮腺丛发出 5 组终支（6～15 条神经）出腮腺辐射到面前部各表情肌。

1. 颞支

颞支在距耳屏前 1.0～1.5 cm 处从腮腺上缘出来，在紧贴骨面的皮下组织中越过颧弓后段浅面，向前上方分布于耳、额肌和眼轮匝肌上份。

2. 颧支

颧支从腮腺上、前缘穿出。细的上部分支越过颧骨表面到上下眼轮匝肌；粗的下部分在颧弓下大约 1.3 cm 向前至颧骨和上唇方肌。

3. 颊支

颊支从腮腺前缘穿出，紧贴嚼肌筋膜向前。以导管为界，颊支分为上颊支和下颊支，上下颊支也可行于导管深或浅面，或与之并行。上下颊支间有吻合。颊支行至口角，分布于颧肌、笑肌、上唇方肌、尖牙肌、颊肌、鼻肌和口轮匝肌。

4. 下颌缘支

下颌缘支见颌下区解剖结构。

5. 颈支

颈支由腮腺下缘穿出，自颈阔肌深面行于下颌缘支后方，在下颌角和胸锁乳突肌间行向下前方到颌下三角，沿途分布于颈阔肌。颈支有分支与颈皮神经交通形成颈浅袢。

三、手术步骤

（一）体位

采用仰卧头偏非手术侧位。

切口

常采用"L"形切口。在耳屏前稍上方开始，垂直下行绕耳垂下方到颞乳突尖前方，再转向下经颌后区至下颌角下 1.5～2.0 cm 处，转向前行约 3 cm。切开皮肤、皮下组织及颈阔肌。必要时上下末端切口可适当延长。

（二）翻瓣

在腮腺嚼肌筋膜浅面，用脉镊或组织剪将皮肤、皮下组织向前掀起，直到暴露腮腺上、下、前缘。此时可察看颊间隙周界：颧弓、下颌骨下缘、口轮匝肌、嚼肌前缘、颊肌及内容物。

（三）解剖面神经

有 2 种方法，即从周围支到主干或从主干到周围支。从临床实践看，先找到腮腺导管，在导管周围找到面神经颊支，再沿颊支平面解剖其他各分支达主干的方法是易掌握而稳当的方法。具体手术方法如下：

1. 寻找腮腺导管，解剖颊支

鼻翼根到口角连线中点至耳垂的连线，是腮腺导管的行径路线。在此平面，用钝性分离找导管，并解剖至嚼肌前缘入颊部处，双重结扎剪断导管。以导管为标志找到上颊支或下颊支。提起导管近心残端，解剖导管及面神经颊支。

2. 寻找并解剖颧支

在腮腺上前缘，颧弓以下 1.3 cm 处找到颧支下支，并向近心端钝性解剖，再找到颧支的上支。

3. 寻找并解剖下颌缘支

可解剖颊支和颧支到面神经颞面干（上行支）和颈面干（下行支）后，再沿颈面干下行解剖下颌缘支。也可从以下 3 个位置找到下颌缘支远心部分，再解剖到颈面干：腮腺下缘下颌角上方嚼肌表面处、下颌角以下面后静脉处及嚼肌前下角与颌外动脉相交处。

4. 解剖颞支和颈支

在解剖颧支和下颌缘支过程中，颞支和颈支就被解剖出来了。

5. 解剖面神经总干

从面神经各分支解剖到颞面干和颈面干后，再沿颞面干和颈面干解剖到面神经总干。

(四) 切除腮腺组织

在解剖面神经各支的过程中，浅部腺组织即被翻起，将此部先切除。深部腺组织中，有颈外动脉和面后静脉，若要将深部整块切除，需连同动、静脉一并切除；若保留颈外动脉和面后静脉，就顺动、静脉进行解剖，分别将腺组织切除。

(五) 缝合创口

复位皮瓣，分层间断缝合颈阔肌及皮下组织、皮肤。

四、手术过程解剖结构

(一) 涉及面神经解剖的有关问题

腮腺组织与面神经及其四周组织颜色相近，为更好地区别，可从腮腺导管口注入1%亚甲蓝溶液，使腮腺组织染成蓝色。这样腮腺组织就能与四周组织区别。为便于寻找腮腺导管，可从腮腺导管口导入一根塑料管到导管中，有了比衬，就容易找到导管。

面神经颊支与腮腺导管关系恒定，总是行于导管附近，这有利于面神经的解剖。同时，颊支在腺体内分支多，吻合丰富，术中即使损伤个别小支，也不会影响表情。若面神经颊支损伤，可出现鼻唇沟变浅及唇功能障碍。下颌缘支分支少，吻合也少，同时细而行程长，术中易受损，造成口角歪斜。颧支位置最恒定，并较粗大，容易发现，不易损伤，若受损则可出现闭眼障碍。颞支受损造成的同侧额部皱纹消失对美观影响不大，颈支受损仅影响颈阔肌功能，妨碍微笑。因此，颞颈二支的临床意义不如颧支、下颌缘支及颊支大。

面神经主干位置恒定，标志也清楚，对先由主干的面神经解剖术是有利的，但面神经主干距皮肤深达 2～4 cm，且术野窄小，使手术相当困难，行主干面神经一定要谨慎细致。

面神经及其分支从周围组织获得血供。为避免阻断面神经的血供，导致神经轴索退变，在解剖面神经术中，不宜过多挫伤面神经干周围及茎乳孔附近的软组织，也不宜钳夹和过多牵扯分支神经。

(二) 特殊情况下的面神经处理问题

当由于手术或外伤造成新鲜的面神经切断而神经又无缺损或缺损很小时，可即行切断面神经的端对端吻合术。若神经缺损段长，可用一段耳大神经或腓肠神经做移植术。若神经干部分损伤无法吻合，或茎乳孔以上面神经损伤而远心端神经未变性，而肌又无萎缩，则可采用副神经或舌下神经与神经远心端交叉吻合。

当肿瘤累及面神经时，为防止肿瘤复发，在不得已的情况下也可以考虑切除面神经。

（三）腮腺嚼肌区手术应注意的问题及并发症

通常把与腮腺深部相邻的茎突，起于茎突的肌肉，以及颈内动、静脉，舌咽神经，迷走神经，副神经，舌下神经合称为"腮腺床"。当腮腺肿瘤深入到"腮腺床"附近并与之有粘连，或颈淋巴组织整块切除涉及此区域时，应特别谨慎，避免损伤"腮腺床"的重要血管、神经结构。

位于下颌支内侧，腮腺深部的大型腮腺肿瘤（如多形性腺瘤），常因上方有外耳道下壁及颞乳突，前外侧有下颌支，后内侧有颈椎，手术野无法暴露，无合适的出入路。这种情况可在下颌角处将下颌骨锯断，以扩大手术野及出入路。切除肿瘤和腮腺组织后，复位切断的下颌骨断端，用不锈钢丝骨间固定。

累及腮腺的病变也可累及副腮腺。因为副腮腺与腮腺的组织结构一致，所以手术治疗腮腺肿瘤时，为防止术后复发，副腮腺也应一并切除。

口腔颌面部恶性肿瘤，多沿淋巴系统转移，很可能转移到腮腺淋巴结，因此在颈淋巴组织整块切除术中，常将聚集在面后静脉周围的腮腺下端内、外的腮腺淋巴结和腮腺下端切除。

对于化脓性腮腺炎，由于腮腺组织与颞下颌关节及外耳道紧邻，因此不仅会导致张口受限，还会因脓液得不到引流而流入外耳道。又由于腮腺嚼肌筋膜十分致密，并深入腺体内，将腮腺分成若干小叶，因此在化脓性腮腺炎时张力不易得到缓解，致使疼痛加剧，并以小叶形成多数散在脓肿。这种脓肿扪不到波动感，也不容易穿破表面微密的腮腺嚼肌筋膜而向毗邻的颊间隙、咽旁间隙和颈部扩散。鉴于以上情况，对于化脓性腮腺炎，应即时切开引流，并将各小叶脓肿扩开，使之得以彻底引流。

在面侧部的手术中，应避免在腮腺浅部和颊部做垂直过深切口，以防损伤行于腮腺内、出腮腺浅部前缘的面神经分支和腮腺导管，造成面瘫、腮腺腺体瘘及导管瘘。

腮腺切除术后，常出现耳颞神经综合征（味觉出汗综合征或 Frey 综合征），其症状表现为咀嚼、饮食或刺激唾液分泌时，耳前下区出汗和皮肤潮红，咀嚼进食后一段时间即消失。一般认为是由于术中切断了副交感分泌神经纤维，与皮肤汗腺及表浅血管的交感神经纤维，发生错位再连接，从而使咀嚼需要分泌唾液时表现为出汗和皮肤潮红。

（四）其他

当腮腺嚼肌区病变压迫，刺激耳颞神经时，不仅出现病损区疼痛，还会顺耳颞神经放射到耳、颞颌关节及颞部，使这些部位出现疼痛。

颊间隙位于腮腺嚼肌区前方，腮腺感染、嚼肌间隙感染、下颌支骨髓炎均可向前扩散累及颊间隙。颊间隙感染多继发于牙源性感染。由于颊肌起自上下颌牙槽间，因此牙源性感染所形成的脓肿都在颊肌与黏骨膜间的口内龈颊沟处，与之相反，形成的脓肿就在颊面以外的面颊部。

第三节 下颌骨切除术解剖

一、下颌骨的解剖结构

下颌骨为面下 1/3 的唯一能动骨，分为下颌体及下颌支二部。

（一）下颌体

下颌体为下颌骨的水平部分，呈弓形有内外两面及上下缘。

1. 外面

外面在下颌第一、二双尖牙之间的下方或第二双尖牙的下方，下颌骨上下缘之间有颏神经血管。下颌体正中的直嵴称正中联合，其两旁近下颌下缘处有颏结节，从颏结节颏孔之下延向后上与下颌支前缘相连形成斜线，有下唇方肌、三角肌附着。外斜线之下有颈阔肌附着。

2. 内面

内面近中线处有上颏棘，为颏舌肌起点。其下方有下颏棘，为颏舌骨肌起点。自颏棘下方向后上有与外斜线相应的内斜线，为下颌舌骨肌起点。该线之后端有翼颌韧带附着。内斜线上方，颏棘两侧有舌下腺窝，与舌下腺相邻。内斜线下方、中线两侧近下颌骨下缘处有二腹肌窝、二腹肌前腹的起点。该窝的后上方有颌下腺窝与颌下腺毗邻。

3. 上下缘

上缘为齿槽缘，有齿槽窝容纳下牙根。下缘圆钝较厚，为下颌骨最坚实处，是颈部的上界，颌下区切口的重要标志。

（二）下颌支

下颌支为下颌骨的垂直部，分为前后二突及内外两面。

1. 前突

前突称为喙突，呈扁三角形，有颞肌和嚼肌附着。颞肌腱经颧弓深面止于喙突的内面、尖、前缘、后缘，以及下颌支前缘，直到第三磨牙后份。

2. 后突

后突又称髁状突，周围借关节囊及关节韧带与颞骨的下颌关节凹组成颞颌关节。髁状突的下方为髁颈，其前方有翼肌窝，为翼外肌的附着处。喙突与髁状突之间为乙状切迹，有嚼肌神经血管通过。

3. 内面

内面的下颌支中央稍后上方有下颌孔，其前方有下颌小舌，茎突下须韧带附着孔之后上方有下颌神经沟，下齿槽神经血管经沟进入下颌孔、再入下颌管，分支至下颌诸牙、出颏孔称为颏神经。下齿槽神经阻滞麻醉应在下颌孔上方 1 cm 处。下颌支下份骨面粗糙，为翼内附着处。

4. 外面

下颌支外面上份平滑，下部粗糙为嚼肌附着处。下颌支与下颌体交界处称为下颌角，有嚼肌及茎突下颌韧带附着。嚼肌附着的前下角有颌外动脉及面前静脉经过，面神经下颌缘支也在此处越过血管进入面部。

下颌骨的血供主要为颌内动脉分出的下齿槽动脉。下颌骨外侧软组织有颌下动脉分布。在翼内外肌周围有翼静脉丛。

（三）下颌骨周围的筋膜间隙

1. 嚼肌间隙

嚼肌间隙位于下颌外侧骨壁与嚼肌之间。前界为嚼肌前缘，后界为下颌支后缘，上平颧弓下缘，下为嚼肌在下颌支的附着。间隙内有嚼肌神经血管及少量脂肪组织。该间隙的特点为内有致密的下颌骨外板，外有坚厚的嚼肌，感染不易扩散引流，易引起颌骨边缘性骨髓炎。嚼肌间隙与颞浅间隙连成一体。借嚼肌神经血管周围蜂窝组织与翼颌间隙相通。此外尚可与颊间隙、颞下间隙相通连。

2. 翼颌间隙

翼颌间隙位于下颌支内侧骨壁与翼内肌之间。前界为颞肌、颊肌及翼下颌缝，后界为腮腺，上界为翼外肌下缘，下界为下颌支下缘，间隙内主要有下齿槽神经、血管及舌神经。翼颌间隙向上与颞下间隙及颞间隙相通，向前通颊咽旁间隙，向外通嚼肌间隙。

下颌骨周围尚有毗邻的颌下间隙。舌下间隙、颊间隙及下颌后窝（腮腺区）等，在相应区域解剖内叙述。

二、手术步骤

（一）手术体位

患者平卧、垫肩使头后仰并偏向健侧。

（二）切口

沿下颌角下及下颌下缘下 1.5 cm，向前直至颏中点。以切骨范围大小决定切口长短。为充分暴露术区的大范围切骨术，也可酌情延长切口至下唇正中，翻开唇颊瓣，但为术后美观，尽量不切开下唇。

（三）翻瓣

沿切口逐层分离并切开颈阔肌，由颈阔肌深面向上翻起组织瓣，直至下颌骨下缘。此时应注意寻找并保留面神经下颌缘支，随同组织瓣向上翻起。在嚼肌前下角处解剖显露面动脉及面前静脉，面神经下颌缘支由此越过血管的浅面进入面部。分别切断缝扎面动脉及面前静脉。此时下颌骨下缘在骨膜下清楚扪及。用手术刀沿下颌骨下缘切开骨膜及嚼肌附丽，用骨膜分离器在下颌骨外侧面掀起骨膜及嚼肌，在颏孔处切断结扎颏神经血管。继续向上分离至下牙龈缘。同法分离下颌骨内侧骨膜及肌附着，包括翼内肌、下颌舌骨肌及中线的颏舌肌、颏舌骨肌等，直至下牙舌侧龈缘。紧贴下颌支后缘分离，易损伤腮腺及其内的面神经、下颌后静脉、颈外动脉及其分支。从口内沿下牙颊侧缘切开，直至磨牙后区。

（四）切除下颌骨

按术前设计的切骨范围，先拔除切骨线上的牙齿，用大弯脉镊将线锯从拔牙窝的下颌骨内侧引入，绕拔牙窝从下颌骨外侧引出，拉动线锯切断下颌骨。将下颌骨向外牵引，沿下牙舌侧龈缘切开，并与颊侧龈缘切口在磨牙区连接。逐渐剥离主下颌支部的中份，显示下颌孔处的下齿槽神经血管束，用血管钳钳头切断结扎。用骨膜分离器或组织剪紧贴下颌支前至喙突、分离切断颞肌，将下颌骨向外下移动，剥离髁状突颈部的翼外肌附着、关节韧带及关节囊，下颌骨即可全部摘除。

（五）缝合创口

先分层缝合口内创口，彻底冲洗创面，分层缝合口外创口，注意消除死腔。

三、手术过程解剖结构

（一）下颌骨切除术

以下颌骨病变的性质和部位而决定切骨部位范围及手术设计。必须熟悉下颌骨及其周围的解剖结构，才能顺利切除病变骨面而不损伤邻近的重要解剖结构。

（二）下颌骨摘除术

术中要紧贴下颌骨分离下颌骨周围的组织，若肿瘤已破坏颌骨，则应在肿瘤以外的正常组织内分离，因此在操作中要注意勿损伤翼内外肌周围的翼静脉丛，分离下颌支后缘时勿损伤腮腺及其内的重要结构，如面神经、下颌后静脉颈外动脉及其分支等。

（三）下颌骨囊肿刮除术

采用颌下切口，按下颌骨摘除术的方法暴露下颌骨后，去除下颌骨外板显露囊肿后刮除。

（四）下颌骨的正畸手术

多在下颌支上行骨切开，如斜行骨切开术、矢状骨切开术等。应注意下颌孔的位置并在切骨时予以保护，这样才能达到预期目的而不损伤下齿槽神经及其血管。

第四节　腭裂整复术解剖

腭裂修复术是腭部手术中的常见手术。手术方法诸多。现仅以二度腭裂的典型两瓣手术方法为例，以正常人尸体标本代替腭裂病人。

一、腭部解剖结构

腭部构成了口腔顶部，将口腔和鼻腔隔开，腭部由硬腭和软腭构成。

（一）硬腭

硬腭为骨性组织，位于腭的前部，由上颌骨的腭骨水平板组成。

硬腭前端和两侧为齿槽嵴，后端为上颌结节。正中一纵行骨缝是腭中缝，其最前端，相当于中切牙腭侧以后，腭中缝与两侧尖牙的连线的交点上，有门齿孔，后端有鼻后棘。邻近两侧硬腭后缘处有腭大孔，距硬腭后缘约 0.5 cm，距腭中缝和上颌磨牙后缘的距离大致相等。多数位于上颌第三磨牙腭侧，其次在上颌磨牙后缘的距离大致相等。多数位于上颌第三磨牙腭侧，其次在上颌第二磨牙腭侧，在上颌第二、三磨牙间腭侧最少。有上颌第三磨牙者，此孔基本位于此牙腭侧，无上颌第三磨牙萌出者，一般位于上颌第二磨牙腭侧。腭大孔之后方有腭小孔。腭大、小孔之后外方是蝶骨的翼突钩，在上颌第三磨牙后内 1.0～1.5 cm 处，可以触到一骨性隆突，即是翼突钩。

硬腭表面覆盖着软组织黏膜，在前方和腭中缝区域，致密的纤维组织把黏膜与骨膜紧密牢固地连接在一起。在中切牙以后的门齿孔处，黏膜形成一卵圆形突起，为腭乳突。腭乳突和腭中缝前份两侧横向外侧延伸的黏膜皱褶称为横壁。在硬腭后方，腭中缝与牙龈之间区域，黏膜与骨膜虽然联系紧密不能移动，但有黏膜下层和较厚的固有膜。在连接黏膜和骨膜的纤维结缔组织之间，有脂肪和黏液腺组织。此区域以两侧第一磨牙连线为分界线，前部含的是脂肪组织，后部含的是黏液腺组织。由于有脂肪和腺组织作衬垫，腭大动脉和腭前神经（又称腭大神经）伴行从腭大孔穿出，动脉位于内侧，神经位于外侧前行。腭前神经的纤维在尖牙平面，与从门齿孔出来的鼻腭神经纤维吻合。因为腭大动脉穿入门齿孔，所以腭部的血供主要来自腭大动脉。鼻腭神经分布于上颌尖牙平面以前，硬腭前 1/3 区的黏骨膜和牙龈。腭前神经分布于上颌第一双尖牙以后、硬腭后 2/3 的龈、腭腺和黏骨膜。硬腭的静脉回流汇入翼丛。淋巴引流至咽后和颈深淋巴结。

（二）软腭

软腭是硬腭向后的延伸部分。前端与硬腭后缘相接。前端正中有一对腭小凹。后缘游离称作腭帆。中央延长形成悬雍垂。后部向两侧形成两皱襞，前方与舌相连者称舌腭弓，后方与咽侧壁相连者称咽腭弓，两弓之间为扁桃窝。腭帆、舌腭弓和舌根部构成了咽门。

软腭主要由黏膜、黏膜下组织、腭腱膜、腭肌肉构成。

软腭黏膜与硬腭黏膜连续，但硬腭黏膜较厚、细密有皱，为角化上皮，黏膜下层中含有较多的黏液腺。

腭腱膜主要由腭帆张肌腱膜组成。其他腭肌也附着于腭腱膜上。腭腱膜位于软腭前 1/3，构成软腭支架，前附着硬腭后缘，此部分较坚实，向后就变薄，后连软腭后 2/3 的腭肌。

软腭的肌肉十分纤细、灵活，由 6 对肌肉构成，分别是咽上缩肌、腭咽肌、悬雍垂肌、腭帆提肌、腭帆张肌和腭舌肌。

二、手术步骤

（一）体位

使标本处于头后仰位，术者可位其右侧或头侧，助手位于左侧。

（二）切口

用 15 号刀片在两侧腭黏膜上，距龈缘约 2 mm 处，做外侧切口。前端从侧切牙腭侧起始，向后延伸达上颌结节后外方。切口在大孔出来的神经血管束的外侧，切口深达骨面。再做正中黏膜切口（在病人身上为裂隙处切开）。在双尖牙平面的腭中缝处开始，从前往后直到悬雍垂尖端。硬腭部分切口深达骨面，软腭部分从口腔黏膜面到鼻腔黏膜面全层切开。然后做外侧切口和腭正中切口的起始端连接切口，使切口深达骨面。到此腭部切口完成，在腭部两侧形成了 2 个组织瓣。

（三）剥离黏骨膜瓣

用腭裂骨膜分离器，从侧切口深入，将黏骨膜瓣掀起，游离骨面。腭部的黏膜和骨膜连接十分紧密，很容易掀起使其游离。但在腭大孔处，要特别小心，勿撕裂、撕断神经血管束，也要注意不撕碎黏骨膜瓣。

（四）凿断翼钩及剪断腭腱膜

在侧切口的上颌结节后内侧，腭大孔的后份稍外侧的深部，扪触到翼钩，在其根部放置小骨凿，用小锤敲击小骨凿即可凿断翼钩，使腭帆张肌的张力失去，软腭就易向中线移位。翼钩断后，用骨膜分离器将翼颌韧带向后推移，深入到咽腔，填塞纱条（临床上常用碘仿纱条）。然后在硬软腭交界处，分离腭骨后缘暴露腭腱膜，并将鼻腔面的黏骨膜与骨面分离，在硬腭后缘前方 1 cm 处，横向剪断鼻腔面的黏骨膜。在硬腭后缘剪断腭腱膜。在操作过程中，切勿损伤下鼻甲和腭大神经血管束。腭腱膜断后，软腭就容易向后退移。

（五）解剖神经血管束

翻转腭黏骨膜瓣，暴露腭大孔四周，顺神经血管束两侧做切口，只切开黏骨膜，采用小弯脉镊从一侧切口深入做分离，再从另一侧切口穿入做进一步分离，并在腭大孔后，将神经血管束与黏骨膜瓣完全分离开，而神经血管束的前端仍与黏骨膜瓣相联系。神经血管束一经解剖后，黏膜膜瓣内移，后退活动度就更大。

手术步骤（三）、（四）、（五）在一侧完成后，再在另一侧进行。

（六）缝合伤口

分鼻腔黏膜、肌层和口腔黏膜三层缝合。先用黑丝线缝合鼻腔黏膜，再用白丝线缝合肌层，以上两层采用间断缝合方式。最后从悬雍垂、软腭到硬腭的黏膜，用黑丝线做褥式和间断相交替的缝合。黏膜和肌层缝合，两侧的位置要相当，不能错位。

（七）堵塞栓丝固定

临床上可用碘仿纱条，标本上可采用纱条，堵塞咽侧松弛切口的创腔、硬腭两侧暴露的骨面及整个腭顶。最后用不锈钢丝做牙间栓结固定纱布。

三、手术过程解剖结构

（1）神经从门齿孔和腭大孔穿出，在尖牙区吻合，形成了上牙槽神经丛内环。上颌牙的拔除术及硬腭部的某些手术的局部麻醉，都要涉及此神经内环。因此，门齿孔、腭大孔是重要的解剖标志。

（2）硬腭的骨膜与黏膜附着十分紧密，形成一黏骨膜，虽能耐摩擦，但移动性极小。在临床上，硬腭因肿瘤切除或外伤，造成硬腭黏骨膜缺损，即使范围很小，要想通过创口的直接缝合关闭创口也是不可能的。常常采用创口四周缝线，再包扎碘仿纱布来覆盖创面，或碘仿纱布覆盖创面，加用不锈钢丝牙间栓结固定，以达到止血和保护创口的目的。

（3）正常人说话、吞咽、吹奏乐器都得依赖于正常的腭咽闭合，将口咽部和鼻咽部隔开。鼻咽闭合又是通过腭肌和咽肌的协调运动，软腭上提与咽后壁接触，咽侧壁向内运动来完成的。因此任何影响到腭咽闭合的因素，都会造成语言、吞咽及鼓气功能障碍。

（4）因手术、外伤、感染等造成硬腭部的口、鼻腔穿通后，虽然软腭功能正常，腭咽闭合不受影响，但也会因口、鼻腔气流交通影响到语言、吞咽、鼓腮功能。因此，需要进行手术或赝复体修复。

（5）在硬腭的后方，软腭的前份是含黏液腺组织的主要区域，因此也是腭部混合瘤发生的常见区域。

第五节　上颌骨区应用解剖

一、上颌骨区解剖结构

上颌骨位在颜面中部，左右各一，互相对称并相连接。与相邻颅骨和面部其他骨组成了眶底、口腔顶、鼻腔底及外侧、颞下窝、翼腭窝、翼上颌裂和眶下裂。上颌骨似三棱锥形，底向鼻腔，尖延续至颧突。上颌骨由额突、颧突、牙槽突、腭突及上颌骨体组成。上颌骨体有前外面、后外面、上面、内面，骨体中心为上颌窦腔。在上颌骨前面有眶下间隙，后面有颞下间隙，后面下方有咽旁间隙。

（一）上颌骨体的面及上颌窦

1. 前外面

前外面又称颊面、脸面。上界为眶下缘，下界为牙槽突，后界为颧牙槽嵴，内界为鼻切迹至牙槽突。双尖牙根尖以上的深凹为尖牙窝。在此窝的上内方、眶下缘中点下方0.5～0.8 cm处有眶下孔，此孔向后外上进入眶下管。眶下神经、血管通过眶下管出眶下孔。

2. 后外面

后外面又称颞下面，是颞下窝前壁的一部分。颧牙槽嵴为后外面与前外面的分界。在上颌最后一个磨牙的后上方，骨质粗糙隆起为上颌结节。上颌结节上方有数个牙槽孔，上牙槽后神经、血管由此进入。后外面后部与蝶骨翼突连接，并与翼突前面、腭骨共同组成了翼腭管，腭大孔通此管，腭大动脉、神经由此穿出。

3. 上面

上面又称眶面，是眶底的一部分，上颌窦的顶，呈三角形。在中部有前行的眶下沟，向前延续形成向前、内、下行的眶下管，最后开口于眶下孔。三叉神经的上颌神经眶内段，经眶下沟入眶下管，在眶下管的后端，发出上牙槽中神经，向前下行于上颌窦前外侧壁后份。该神经出眶下管之前又发出上牙槽前神经，行于上颌窦前外侧壁前份。终末眶下神经出眶下孔。

4. 内面

内面又称鼻面，是鼻腔外侧壁的一部分。后上方为大而不规则的上颌窦裂孔。裂孔由筛骨、腭骨、下鼻甲等骨掩盖，封闭不完全的部分由骨膜和黏膜遮盖，遗留一上颌窦口与中鼻道相通。上颌窦裂孔的前方有泪沟，它与下鼻甲和泪骨构成鼻泪管。在裂口后方，斜向前下方的翼腭沟与腭骨的垂直板相接，构成了翼腭管，管内有腭降动脉和腭神经通过。

5. 上颌窦

上颌窦位于上颌体内，是最大的鼻副窦，呈锥状。其底是上颌体的内面（鼻面），尖在颧突，上壁为上颌体眶面，下壁为牙槽突，前外侧壁为上颌体前外面，后外侧为上颌体后外面。上颌窦各壁都薄，尤其是后外侧壁更薄，窦壁被覆 1 层黏膜。下壁由前向后盖过 $\dfrac{8-5\ \vert\ 5-8}{}$ 的根尖，其牙根尖与上颌窦之间骨质也很薄，有时甚至无骨质，仅有 1 层黏膜。上颌窦开口于中鼻道。

（二）上颌骨的突

1. 颧突

颧突为一锥形突起，自上颌体前外面和后外面之间向上外延续，与颧骨连接。

2. 额突

额突是一坚细骨板，在上颌骨内上方，与额、鼻、泪骨连接。额突外面形成眼眶内缘和鼻背的一部分；内面形成鼻腔外侧壁的上部分。

3. 腭突

腭突是上颌体与牙槽突向内延伸形成的水平骨板，在腭中缝与对侧腭突连接，在后方腭横缝与腭骨水平板连接形成硬腭。腭突前部较厚，后部较薄。腭突口腔面粗糙不平，有许多滋养血管小孔。腭突后外方近牙槽突外，有一纵行沟，腭前神经、血管经过此沟。腭突鼻腔面光滑呈横向凹陷，中线上向上突起一骨嵴称鼻嵴，是鼻中隔的附着处。鼻嵴前端侧方有切牙管的鼻腔侧开口。此开口通入切牙管，两侧切牙管向下、前、内合为一共同的开口——门齿孔。鼻腭神经以及腭大动脉经门齿管出入门齿孔。

4. 牙槽突

牙槽突是上颌体向下延伸、包绕牙根的突起部分。内外平行的孤行骨板，在最后一个磨牙后方会合，形成牙槽结节。在中线与对侧牙槽突结合，整体形成一马蹄弓形。牙槽突外侧骨板向上，与上颌骨的后外面和前外面连续。内侧骨板延续到腭突。内侧骨板在腭突后方延续至上颌骨的内面（鼻面）。容纳牙根的窝称牙槽窝，牙槽窝被牙槽间隔分开。多根牙根周围的骨嵴叫牙根间隔。前、后牙的牙槽窝大小、形态、数目不同。前牙、双尖牙的唇、颊侧骨板都较薄，并有多数小孔与骨板质相通，因此在这些部位做局部浸润麻醉的效果是很好的。牙根的固有牙槽骨的骨质细密，在光片上呈白色线状影像（硬板）。

上颌骨的血循环十分丰富，动脉主要来自上颌动脉（颌内动脉）的分支上齿槽后动脉、眶下动脉、上齿槽前动脉、腭降动脉和蝶腭动脉，这些血管互相吻合。神经支配为上颌神经，淋巴回流至颌下淋巴结、颈深淋巴结和咽后淋巴结。

二、手术步骤

（一）体位

仰卧位。

（二）切口

手术者和助手，用左手拇指和食指紧捏人中嵴两侧的上唇，这样，临床上可减少出血，标本上有利于切开。用手术刀顺人中嵴全层切开上唇，达鼻小柱旁。再从内眦下 1 cm 处做起始，沿鼻面沟，绕鼻翼外侧，顺唇交界线，直至鼻小柱旁，与上唇切口相连接。切口深到骨面。最后，由外侧眦下 1 cm 到内眦下切口的起点，做横行的眶部切口，深度达骨面。口内从唇黏膜切口的顶点，沿龈颊沟（也可沿龈乳突平面）切开，直至上颌结节，同样深达骨面。到此切口完成。

（三）翻瓣

用骨膜分离器，将整个颊部组织瓣，从中线到上颌结节，自骨面掀起。当暴露到眶下缘、眶下孔时，应切断下神经血管束，并予以结扎。上颌骨的前外面、后外面，与鼻骨、额骨、颧骨的连接部也都显露出来。此时观察眶下间隙。鼻旁纵切口部位是眶下间隙的内界，为此部位切口起点处，其垂直向下的平面相当于眶下间隙外界，眶下缘为上界，龈颊沟切口处为下界，尖牙窝为间隙中心区。此间隙的内容物，已包含在组织瓣内。

（四）切骨

在鼻骨下缘平面，用骨剪或骨凿，将上颌骨突和泪骨切断。将钢丝锯沿颧骨后面，顺眶下裂引入眶内，再将眶内钢丝锯头引到眶外，牵拉铜丝锯，切断眶外侧缘下部的颧骨和上颌骨。也可用凿劈开此部。拔除术侧的中切牙，以拔牙创起，从前往后沿腭中缝切开黏骨膜达硬软腭交界处，再沿硬腭后缘横行切开软腭全层，继续绕上颌结节，与龈颊沟切口相连接。将钢丝锯从鼻前孔导入，经鼻腔，由硬腭后缘引出到口腔外，用锯锯开硬腭，当然也可用骨凿凿开硬腭。用骨凿或骨剪，将上颌结节与蝶骨翼突连接处分离开。到此上颌骨及眶板完全游离，即可去除。

在上下颌骨已被去除的标本上，观察颞下、咽旁二间隙。

上颌骨去除后，颞下间隙的前界上颌骨的后外面就被消除。找到外耳道口，在外耳道口前和内侧方，可见到颞颌关节凹，此部以下即后界髁状突部位，扪到后界的茎突，在术区上方、眶下裂后方，可见到上界蝶骨大翼的颞下面及下界翼突下端往后的平面。内界翼外板，在切除的上颌结节所在处之后方，翼外肌附着处可扪到。外侧界下颌支已被去除，但能见到颧弓。

在标本上，将翼内肌掀起，即把咽旁间隙的外侧界打开，找到颅底、舌骨、颈椎、颊咽筋、翼下颌韧带和咽上缩肌，就找出了咽旁间隙的上、下、后、前、内界。再找到茎突及其附着的肌，以此为界，前方为咽旁前间隙，后方为咽旁后间隙。重点观察咽旁后间隙内的重要解剖结构：颈内动脉、颈内静脉、舌咽神经、迷走神经、副神经和舌下神经。在咬牙后平面区，颈内静脉在外，颈内动脉居内，副神经位在后，颈内动、静脉之间有舌咽、迷走和舌下神经。三者的位置是舌下神经在前方，舌咽神经在后方外侧，迷走神经在后方内侧。

（五）缝合

将唇颊组织瓣复位，分层缝合肌层，皮下组织和皮肤，软腭创面采用鼻腔、口腔黏膜创缘对合缝合。在临床上，创底部和颊部还应植入中厚断层皮片，填塞碘仿纱布，反包扎加压。

三、手术过程解剖结构

（1）上颌骨四面及上颌突下壁，骨质都很薄。这一特点在临床上，有时是有益处的，但有时会产生一些不利之处。上颌骨前外侧面的尖牙窝，骨质甚薄，因此很有利于在此处行上颌突开窗术，进入上颌窦内。上颌第三磨牙在上颌牙槽突最后端，这对该牙的拔除，尤其是阻生齿的拔除，造成了一定程度的困难，但是由于上颌骨后外面及上颌第三磨牙牙周骨质薄，骨阻很小，因此只要合理使用牙挺，就能轻松拔除上颌第三磨牙或阻生牙。

由于上颌骨上面（眶面）骨质薄，因此在上颌窦化脓性感染没得到及时引流时，上面骨质很容易破坏，脓液扩散入眶内，引起眶内蜂窝组织炎，甚至眼炎。上颌下壁正在双尖牙和磨牙的根尖以上，下壁与根尖之间的骨质也薄，尤其是第一磨牙根尖部位，有时无骨质，仅有1层黏膜，因此这些牙的根尖感染很容易扩散到上颌窦内，引起牙源性上颌窦炎。拔牙断根，摘除断根时，也容易把断根推入上颌窦内，或造成上颌窦口腔瘘。

（2）上颌窦壁的骨质薄，上颌窦的恶性肿瘤很容易突破各壁，产生相应的一些症状，从内侧壁突破时，出现鼻阻、鼻衄，分泌物增多从鼻孔流出，鼻泪管阻塞，出现流泪；自上壁突破时，眼球突出，出现复视；自前外壁突破时，眶下神经受累，出现眶下区及上唇麻木，眶下区隆起；自后外侧壁突破时，影响喙突运动，出现张口受限；自下壁突破时，引起牙痛、松动。

（3）受暴力打击时，上颌骨与额骨、鼻骨、泪骨、颧骨、蝶骨和筛骨等骨的连接缝处及牙槽突，最容易发生骨折。暴力也容易传导到颅脑，造成颅脑损伤。上颌骨四周有口腔、鼻腔、眼眶、上颌窦、额窦等结构，打击力通过连接骨和腔缓解和消失，而不一定发生上颌骨骨折，对脑部也起到了保护作用。上颌骨血循环十分丰富，发生骨折虽然出血量比较大，但愈合能力却很强。因此，上颌骨骨折后，应尽早复位、固定，避免发生错位愈合。

（4）上牙槽前神经、中神经和后神经互相吻合，共同形成了上颌牙槽神经丛外环，此神经外环与上颌牙槽神经丛内环是牙槽外科手术麻醉要涉及的重要神经结构。

眶下孔在眶下缘中点下方 0.5～0.8 cm 处，从眶下孔进眶下管的走向是后、外、上。在做眶下神经的阻滞麻醉时，一定要注意这一特点。找准刺入点——眶下孔，注意刺入方向与眶下管的方向一致。

第六节　舌下腺切除术解剖

临床上，常因舌下腺囊肿做舌下腺切除术。舌下腺囊肿是因损伤、炎症、涎石等因素，造成舌下腺导管狭窄、堵塞、唾液滞留，导管膨胀形成的囊肿。只有把舌下腺切除，才可能把舌下腺阻塞部分完全切除，不致复发。

一、舌下区解剖结构

舌下区位于下颌骨、舌黏膜和下颌舌骨肌，舌骨舌肌间，又称舌下间隙，前界和两外侧是下颌舌骨肌线以上的下颌骨体内侧面，后界是舌骨平面，下界是下颌舌骨肌，上界是口底黏膜，舌下间隙又可分为 3 个间隙，即舌下阜间隙和左、右颌舌沟间隙。

舌下阜间隙在舌尖下方，为三角形，是舌下间隙的浅在部分。上界是口底前方黏膜，下界是颏舌肌和颏舌骨肌，前界是下颌骨体正中的内侧面，后界是舌体的前方，舌系带在正中，两侧的乳突为颌下和舌下腺导管开口，舌下阜间隙通两侧颌舌沟间隙。

颌舌沟间隙位于舌体两侧下方，是舌下间隙的深在部分，上界是口底两侧黏膜，下界是下颌舌骨肌，外侧界是下颌舌骨肌线以上，双尖牙和磨牙部位的下颌骨体内面，内侧界是舌体，此间隙顺颌下腺延伸部，通过下颌舌骨肌后缘向下与颌下间隙相通，顺舌神经向上与翼颌间隙相通。沿茎突舌骨肌往后内方与咽旁间隙相通。间隙内有舌下腺、颌下腺深部及导管、舌神经、舌下神经、舌动脉和舌静脉等。

二、舌下腺

舌下腺为混合腺体，在口底黏膜舌下皱襞的深面，下颌舌骨肌以上，外侧是下颌骨体内侧面，内侧后分为茎突舌骨肌和舌骨舌肌，内侧前分为颏舌肌。两侧舌下腺前端在颏舌肌前缘相通。后端与颌下腺深部毗邻而分界不清。

舌下腺上缘发出大约 12 支小导管，直接开口于舌下皱襞。在舌下腺前缘，许多小腺管集合成大的导管。经颌下腺导管外侧，与颌下腺导管共同开口于舌下阜乳突；或单独开口于此，舌下腺导管开口都很小。

三、手术步骤

（一）体位

临床上采用端坐位，仰卧位亦可，口底易暴露。

（二）切口

在大开口的情况下，用骨膜分离器将舌推向对侧。暴露出一侧口底，在颌舌沟舌下皱襞外侧黏膜上，沿颌舌沟方向，用 11 号尖刀片切开黏膜，切口前端近正中，后端到下颌第一、二磨牙处。

（三）分离及摘除腺体

用小弯脉钳或骨膜分离器伸入切口，在黏膜下做仔细分离。在切口内侧做分离时，注意不要损伤颌下腺导管、舌深动脉、舌深静脉和舌神经。将位于颌下腺导管前端的舌下腺主导管及其通向口底黏膜的分支导管剪断。将舌深动脉、舌深静脉、颌下腺导管及深面的舌神经，用骨膜分离器推向内，予以保护。游离舌下腺内侧面、外侧面、前份及深面。继续分离舌下腺后份，达下颌舌骨肌后缘。此处舌下腺与颌下腺延伸部分界限不清。用脉镊钳住舌下腺后端，并剪断腺体，结扎与颌下腺相连的浅端。摘除舌下腺。

（四）缝合伤口

沿黏膜切口做间断缝合，关闭伤口，临床上还要置橡皮引流条引流。

四、手术过程中的解剖结构

（1）在舌下区手术中，黏膜切口应距下颌骨内侧面一定距离。避免切口外侧黏膜过少，或只有紧贴下颌骨的黏膜，使关闭伤口困难。操作过程中，注意看清楚并保护颌下腺导管、舌神经、舌动脉和舌深静脉。

（2）两侧舌下间隙彼此通连，并与颌下间隙、翼颌间隙、咽旁间隙相沟通，因此一侧舌下间隙的感染可扩散到对侧舌下间隙，同时还可扩散到前述与之通连的间隙，前述通连间隙的感染亦可累及舌下间隙。在摘除舌下腺后，看清楚舌下间隙与通连间隙的关系。

大型舌下腺囊肿可沿颌下腺延伸部，经下颌舌骨肌后缘，进入颌下三角区。由于囊液向下流和重力的关系，颌下三角区的舌下腺囊肿部分，反比口内部分大，有时口内部分甚至不明显，因此常被误诊为"颌下腺囊肿"。

（3）下颌切牙、尖牙、双尖牙的根尖，都在下颌骨的下颌舌骨肌线以上。第一磨牙根尖可在此线以上或以下。第二、三磨牙根尖在此线以下。因此，当切牙、尖牙的根尖感染形成的骨膜脓肿从下颌骨内板穿破时，会在舌下阜间隙形成。双尖牙和第一磨牙（根尖在下颌舌骨肌线以上者）的骨膜脓肿会在颌舌沟间隙形成。第一磨牙（根尖在下颌舌骨肌线以下者）和第二、三磨牙的根尖骨膜下脓肿则在颌下间隙形成。

（4）由于舌下腺导管细小，开口也小，因此不容易发生逆行感染，但易阻塞形成潴留性舌下腺囊肿。

（5）舌和舌下区的血循环十分丰富，舌下间隙组织也比较疏松，外伤、下颌骨骨折、舌和口底手术，都有可能在口底形成血肿，加之外周是坚固的下颌骨，血肿过大会推移舌根，口底组织向后，造成呼吸道梗阻。

第七节　全颈淋巴整块切除术解剖

颈淋巴组织整块切除术又称颈淋巴清扫术，适用于口腔颌面部恶性肿瘤临床发现或疑有颈淋巴结转移的患者，以及一些恶性程度高、发展快、易经淋巴结转移的患者。尽管临床上未扪及增大淋巴结也可行选择性颈淋巴清扫术，但颈淋巴清扫术是指同时切除一侧颈前部6个三角区内的全部淋巴组织。切除范围上界为下颌骨下缘，腮腺下极及乳突下，下界是锁骨平面以上，前界为颈中线带状肌群外缘，后界为斜方肌前缘。浅面为颈阔肌以下，深面为椎前筋膜浅面，切除内容包括胸锁乳突肌，肩胛舌骨肌，颈内、外静脉及其属支。副神经、颈神经丛、颌下腺、腮腺下极在内的所有淋巴组织和脂肪结缔组织，但需保留颈部动脉、颈内动脉、迷走神经、膈神经、舌下神经、舌神经及面神经下颌缘支。

一、颈部淋巴系统的解剖结构

颈部淋巴结淋巴管较为丰富。引流头、颈、上肢和胸部淋巴液。根据淋巴结所在部位分为5个群。

（一）颏下淋巴结

颏下淋巴结位于颏下三角内，颈深筋膜浅层的深面，下颌舌骨肌浅面，收纳下唇中部、颏部、舌尖、口底和下颌骨的淋巴液，其输出管主要汇入颌下淋巴结或颈深淋巴结。

（二）颌下淋巴结

颌下淋巴结位于颌下三角内，有 4～6 个，收纳颏下淋巴结、面淋巴结输出管，引流面中线附近和舌前 2/3，上下颌牙及牙根等区淋巴输出管汇入颈深上淋巴结。

（三）颈前淋巴结

颈前淋巴结分深浅两群，浅群沿颈前静脉排列，深群分布于颈部器官周围，称为气管前淋巴结，输出管汇入颈深下淋巴结。

（四）颈浅淋巴结

颈浅淋巴结位于胸锁乳突肌浅面，颈外静脉周围，紧邻腮腺淋巴结，有 1～4 个，收纳枕淋巴结、腮腺及耳后淋巴，汇入颈深上、下淋巴结。

（五）颈深淋巴结

颈深淋巴结为颈部最大淋巴结群，有 15～30 个，主要沿颈内静脉，脊副神经和颈横动脉排列，按其位置可分为 4 组：

1. 脊副淋巴结

脊副淋巴结沿脊副神经排列，部分淋巴结为胸锁乳突肌所遮盖，部分淋巴结随脊副神经至颈后三角，达斜方肌深面，主要收纳枕、耳后、肩胛上淋巴结的输出管及颈外侧部的淋巴，输出管入颈深下淋巴结、右淋巴导管或胸导管。

2. 锁骨上淋巴结

锁骨上淋巴结又称颈横淋巴结，列于颈横动、静脉浅面，数目变化较大，收纳脊副淋巴结及锁骨下淋巴结的输出管，汇入颈深下淋巴结。

3. 颈深上淋巴结

颈深上淋巴结位于肩胛舌骨肌下腹与颈内静脉交叉的上方，沿颈内静脉排列，分为：①颈二腹肌淋巴结（角淋巴结）。颈二腹肌淋巴结位于二腹肌后腹至面总静脉汇入颈内静脉处，与舌下神经颈内动脉紧密相邻。②甲状淋巴结。甲状淋巴结位于颈内静脉的前方，沿甲状腺上静脉排列。③颈肩胛舌骨肌淋巴结。颈肩胛舌骨肌淋巴结位于肩胛舌骨肌下腹上方，在肩胛舌骨肌跨越颈内静脉处。④颈深上淋巴结。颈深上淋巴结收纳枕淋巴结、耳后淋巴结、腮腺淋巴结、颌下淋巴结的输出管，汇入颈深下淋巴结或颈淋巴干。

4. 颈深下淋巴结

颈深下淋巴结即肩肌舌骨肌下腹以下的颈深淋巴结。与颈内静脉、甲状腺颈干和膈神经紧密相邻。输入管来自颈深上淋巴结、颈前淋巴结、锁骨上淋巴结、脊副淋巴结、颌下淋巴结、颏下淋巴结、腮腺淋巴结等。其输出管形成左、右颈淋巴干。

二、手术步骤

(一) 体位

患者仰卧位，头转向健侧，后仰，肩部稍垫高，使锁骨上凹变平。

(二) 切口

切口设计较多，应以能充分暴露手术野，保证皮瓣血供，以利伤口愈合为主要目的，常用的切口为类矩形切口。由颏中点至颞乳突尖下约 2 cm，沿下颌下缘下 2 cm 处做横切口，继而转向下沿斜方肌前缘作纵形切口，至该肌前缘中下 1/3 交界处，距锁骨上 3～4 cm，再转向下前。达锁骨中点往下终于锁骨下 3 cm 处。三切口连成一类矩形切口。此切口能充分暴露手术野，形成的单蒂瓣血供良好。切口隐蔽且距颈动脉较远，不致因创口愈合不良而暴露颈动脉，避免了多个皮瓣相交缝合的缺点，为创口的愈合及术后早期进行放疗创造了有利条件。

(三) 翻瓣

按切口设计，切开皮肤、皮下组织（用组织剪钝分离），切断颈阔肌，自颈阔肌深面连同该肌由后向前翻起类矩形的皮肤肌肉瓣。向前直至暴露颈前正中线，将颏下切口的上创缘在同一深度向上分离至下颌骨下缘。

(四) 切断胸锁乳突肌及颈内静脉下端

用弯脉镊自胸锁乳突肌前后缘至肌筋膜深面行钝分离或用手指轻柔地分离。避免在肌纤维内分离，将肌肉和其深面的重要组织分开。切勿损伤其深面的颈内静脉、颈总动脉及迷走神经，在锁骨上 1.0～1.5 cm 处用大弯脉镊分别夹住该肌的胸骨头和锁骨头，予以切断，并分别缝扎两断端，将胸锁乳突肌上断端向上翻开，暴露颈动脉鞘。用组织镊小心夹起切开颈鞘。见颈内静脉位于颈总动脉的前外侧，迷走神经位于颈动、静脉之间的深面。用止血钳细心分离出颈内静脉，在锁骨上 1 cm 和 2 cm 处，用粗丝线分别结扎以上 2 处。再用 2 把止血钳于 2 个结扎点之间夹住颈内静脉，在 2 把止血钳之间切断颈内静脉，并分别缝扎两断端，将下断端缝扎固定在胸锁乳突肌的下残端上。

(五) 解剖手术下界

掀起颈内静脉远心端，在锁骨上 1 cm 处用分离钳夹切断脂肪结缔组织，在颈内静脉稍外侧寻得位于前斜角肌浅面、椎前筋膜下的膈神经，予以保护，此时已达到手术区的底界，切不可深入到椎前筋膜深面。沿此深度向外在锁骨上缘约 1 cm 处先后结扎切断颈外静脉下端，肩胛上动脉，颈横动、静脉及锁骨上缘平面的脂肪结缔组织直至斜方肌前缘与肩胛舌骨肌后腹交界处，并结扎切断肩胛舌骨肌后腹，手术下界已全部游离。

（六）解剖手术区的前界

顺胸骨舌骨肌外侧缘剪开颈深筋膜浅层，将胸锁乳突肌、颈内静脉、肩胛舌骨肌和脂肪结缔组织由椎前筋膜、颈总动脉、迷走神经的浅面向上外翻起。沿肩胛舌骨肌分离至舌骨附着处，切断结扎该肌，此时手术野的前界已暴露完毕。

（七）解剖手术区后界

沿斜方肌前缘，由下向上解剖。用止血钳夹住切断缝扎斜方肌前缘的脂肪结缔组织、颈横及肩胛上动脉的分支。在斜方肌前缘中下 1/3 交界处，切断副神经，若欲保留副神经，则沿神经解剖至胸锁乳突肌。在分离解剖整块切除组织底面的过程中，切断由椎前筋膜穿出的颈丛神经各支，注意勿损伤膈神经。沿途切断结扎颈内静脉各属支，向上直解剖至颞乳突部。用组织剪或手术刀锐解剖游离胸锁乳突肌上端。在颞乳突下 1 cm 处切断缝扎胸锁乳突肌上端附着，平乳突平面切断腮腺下极，缝扎断端以免术后形成涎瘘，还应注意穿行于腮腺极的颈外静脉及面后静脉，分别予以切断结扎。在解剖二腹肌后腹时，为最大限度地显示颈内静脉上端，可将二腹肌后腹向上牵拉，必要时可切断该肌。争取于颅底颈静脉孔以下 1～2 cm 平面处，双重结扎后切断颈内静脉。此时注意清除颈深最上淋巴结。由下往上在椎前筋膜及颈总动脉、颈内外动脉浅面将整块组织往上分离。

（八）解剖颌下三角及颏下三角

颌下三角的解剖详见颌下腺摘除术中所述。颌下三角解剖结束后，继续沿下颌舌骨肌浅面向前解剖至对侧二腹肌的前腹近中缘。将颏下三角内的淋巴结脂肪结缔组织游离与颈部整块切除组织一并切除。此时一侧颈淋巴组织清除术已告完成。

三、手术过程解剖结构

（1）在切口和翻瓣时应注意保护面神经下颌缘支，仔细找到后连同周围的结缔组织一并向上翻起。

（2）在翻瓣时一般先不损伤颈外静脉，应与颈部应切除的组织整块切除，但根据手术方案的设计，为保证头颈部静脉的回流和修复的需要也可能保留颈静脉。

（3）在切断胸锁乳突肌时，将肌肉和其深面的重要组织分开，避免损伤其深面的颈内静脉、颈总动脉及迷走神经。

（4）切断胸锁乳突肌的下残端，此时应注意勿损伤胸导管或淋巴导管，如有损伤应仔细缝扎，以免术后发生乳糜瘘。

（5）切断由椎前筋膜穿出的颈丛神经各支，注意勿损伤膈神经。

（6）在解剖前后界时，勿损伤迷走神经和舌下神经。

（7）口腔颌面外科的颈部疾患在诊断和治疗时均要考虑其与颈部器官间的密切关系。临床医师必须仔细检查了解病变的性质、部位与该区的解剖毗邻，才能做出较准确的诊断，制定治疗方案和手术设计。因此，掌握颈部解剖知识是口腔颌面外科医师应具有的基本功。

（8）在典型的颈淋巴组织整块切除术应切除的组织中，也可根据临床诊断及手术设计而决定保留一些组织，具体为：①为保持颈部的功能和外形以及头颈部静脉回流，可采用保留胸锁乳突肌及颈内静脉的功能性颈淋巴组织清扫术，也可采用只保留胸锁乳突肌的颈淋巴清扫术。②为有利于颅内及头颈部的静脉回流，在做同期双侧颈淋巴清扫术时，可保留双侧颈外静脉，以减轻颅高压的危险及术后头面部水肿。③为整复癌切除后的缺损，常运用颈部的肌皮瓣修复。若采用斜方肌肌皮瓣，则应保留颈横动静脉及颈外静脉，以保证肌皮瓣的血供及静脉回流，还应保留副神经以利肌皮瓣的功能。若采用胸锁乳突肌肌皮瓣整复缺损，则应保留胸锁乳突肌及其供给的动脉和回流静脉。

（9）颈深筋膜是充填于颈部器官之间的结缔组织，它包被了颈部的重要器官、血管、神经、淋巴组织等。掌握颈筋膜的解剖知识，有助于外科医师在手术中寻找血管神经，辨认器官和选择合理的手术途径。筋膜之间存在着较多的潜在的筋膜间隙，是感染蔓延扩散的途径，对临床诊断和治疗具有重要意义。因此，通过以上颈部典型手术操作，进一步认真复习和掌握颈筋膜及筋膜间隙的解剖是十分重要的。

第八节　气管切开术

气管切开术是解除上呼吸道梗阻有效的急救措施，是颌面外科常用的急救手术之一，根据其适应证可分为紧急气管切开术和预防性气管切开术。

一、气管颈段

由第6颈椎下缘起，上连喉的下端，下至颈静脉切迹平面与气管胸段相连。长约6.5cm，有6～8个气管环，可随头的运动而上、下、左、右移动。气管切开时，须严格保持头的正中位，以免误伤气管旁的其他结构。切开第1、2气管环为高位气管切开术，切开第3、4、5气管环则为低位气管切开术。气管颈段的前面，由浅入深为皮肤、浅筋膜、颈深筋膜浅层以及舌骨下肌群和气管前筋膜。第2～4气管环的前方有甲状腺峡，峡的下方有甲状腺下的静脉丛。气管颈段前可能出现的结构有胸腺、甲状腺最下动脉、头臂干、左头臂静脉、高位主动脉弓。气管颈段的两侧上份有甲状腺的侧叶，后方为食管，二者之间的沟内有喉返神经；下份两侧有颈总动脉和胸膜顶。

二、手术步骤

（一）体位

患者仰卧，肩下垫枕，头后仰伸并保持正中位，使气管向前突起，位置变浅。

（二）切口

从环状软骨下缘至胸骨切迹稍上方，沿颈正中线做长为 4～5 cm 的纵形切口，切开皮肤和皮下组织。结扎浅层组织中的小血管。

（三）分离显露气管

用止血钳或组织剪沿颈白线做上下方向逐步深入分离，将颈深筋膜胸骨舌骨肌及胸骨甲状肌向两侧分开。切勿进入肌组织内，以免扰乱正常解剖标志。用相等力量将肌肉向两侧拉开，并保持气管于正中位，并注意结扎可能出现的横行静脉支，以手指扪触气管。肌肉分开后即可扪到和看到气管环。气管前筋膜不需分离。甲状腺峡部常覆盖于第 2～3 气管环前壁，切勿损伤。若妨碍气管切口，可向上做钝分离，牵开峡部；若峡部过宽过低，可沿正中线切开峡部后缝扎。

（四）切开气管

确认显露第 3～4 气管环后，不必先切开气管前筋膜，也不做广泛分离，以免切开气管后发生皮下或纵隔气肿。常规应在第 3～5 气管环内切开气管，用 11 号尖刀片刺入气管前壁，向上反挑；或用 10 号镰形刀片向上挑开 1～2 个气管环。切勿损伤气管后壁或食管。

（五）插管

切开气管后，立即用气管扩张钳撑开切口，及时抽吸出分泌物或血液，选用适当的气管套管带上管芯。沿气管长轴向下轻轻插入气管切口。顺气管壁向下转动直至套管全部插入后，迅速取出管芯及扩张钳。观察气管套管口是否有分泌物喷出或用手、少量棉纤维探查呼吸是否通畅以判断套管是否在气管内。若未进入气管，则应立即拔出重新插入。

（六）固定套管

皮肤创口一般不予缝合，若切口过长可在套管上方切口缝合 1～2 针。在套管和皮肤间垫一开口纱布保护创口。将布带绕颈牢固结扎固定，防止钩脱致使套管滑脱。

三、手术过程解剖结构

(一) 周围血管的保护

气管切开保持颈正中位，并注意牵开两侧软组织的力量相等，分离过程中不宜损伤气管两侧胸锁乳突肌覆盖的颈内静脉、颈总动脉。切开气管软骨环的部位不宜低于第5环，因为在第7~8气管环处有头臂干和头臂静脉斜行越过气管前壁，上述大血管损伤后可引起致命性并发症。

(二) 气管后壁及食道的保护

气管由16~20个蹄铁形有弹性的透明软骨构成，气管后部软骨缺口处为纤维组织和平滑肌，与食道前壁紧密相连，咳嗽及吸入性呼吸困难时气管后壁常向前突入管腔。预防性气管切开时一般不会出现食道损伤，但在施行紧急气管切开术中，若未注意刀尖插入深度及切开气管环的方式，则可能刺伤气管后壁和食道前壁，引起气管食道瘘。

(三) 喉返神经的保护

左侧喉返神经位于气管与食道之间的沟槽，右侧喉返神经与气管侧壁毗邻。避免气管侧面的分离可不致损伤该神经。对局麻施术的患者，局部浸润麻醉应限于中线，以免麻药扩散麻醉喉返神经致声带麻痹，进一步加重已有的呼吸困难。

(四) 手术操作技巧和解剖结构

1. 保持头后仰、颈正中位

气管颈段（环状软骨至胸骨上端）的长度，因年龄、头的位置及颈的长短而异。气管的喉端位置较浅，胸骨柄处位置较深，距皮肤3~4 cm。头后仰时气管的位置变浅，且较长。因此，气管切开术常使患者取仰卧位，头后仰并保持正中位，使气管向前突出，便于显露。

对儿童和婴儿做气管切开应特别注意体位，因为小儿的气管细软，头部稍有转动，气管便不易摸到。若因头部转动或气管被拉向一侧，误将颈总动脉认为是气管，则可能导致致命性出血。

2. 注意分离深度

显露气管时过分向下分离，可能损伤胸膜，引起气胸。右侧胸膜顶位置较高，尤其是儿童。术中发现胸膜顶向上膨隆时应以钝拉钩保护之。为了防止气肿或气肿发展至纵隔，不应分离气管前筋膜，也不应使气管前筋膜切口小于气管切口，否则空气易沿气管前筋膜向下扩展至胸部纵隔。

3. 气管造口部位适当

一般在第2~4气管处，自下向上挑开2个气管环。气管切开部位过高，损伤环状软骨，术后可造成喉狭窄，致拔管困难。如果气管切口过小，气管套管插入困难，或预计放置套管较久的成年人，可在切口两侧切除少许气管软骨，使气管切口呈椭圆形。对小儿则不宜切除软骨，否则术后会出现气管狭窄。

（中山大学光华口腔医学院　范文国 何宏文）

参 考 文 献

[1] SICHER H. Oral anatomy［M］. 7th ed. St. Louis：Mosby Co，1980.

[2] WILLIAMS P L. Gray's Anatomy［M］. 38th ed. New York：Churchill Livingstone，1995.

[3] NELSON S J，ASH M M. Wheeler's Dental Anatomy，Physiology，and Occlusion［M］. 10th ed. St. Louis：Saunders，2015.

[4] 中国医科大学. 局部解剖学［M］. 北京：人民卫生出版社，1978.

[5] 中山医科大学. 解剖学教程［M］. 广州：中山大学出版社，1997.

[6] 王大章. 口腔颌面外科学［M］. 北京：人民卫生出版社，2003.

[7] 王嘉德. 口腔医学实验教程［M］. 2版. 北京：人民卫生出版社，2004.

[8] 皮昕. 口腔解剖生理学［M］. 6版. 北京：人民卫生出版社，2007.

[9] 王兴，张志愿. 口腔颌面外科临床解剖学［M］. 济南：山东科学技术出版社，2011.

[10] 王美青，李春芳. 口腔解剖生理学［M］. 7版. 北京：人民卫生出版社，2012.

[11] 柏树令，应大君. 系统解剖学［M］. 8版. 北京：人民卫生出版社，2013.